医学参考测量实践指导

主　审

胡晓波

主　编

居　漪

副主编

欧元祝　李　卿　金中淦

徐　翀　宋　颖　王　青　郭晓俊

上海科学技术出版社

图书在版编目（CIP）数据

医学参考测量实践指导 / 居漪主编. -- 上海 : 上海科学技术出版社, 2025. 9. -- ISBN 978-7-5478-7323-6

Ⅰ. R194

中国国家版本馆CIP数据核字第2025HA4200号

医学参考测量实践指导

主　审　胡晓波
主　编　居　漪
副主编　欧元祝　李　卿　金中淦
　　　　徐　翀　宋　颖　王　青　郭晓俊

上海世纪出版（集团）有限公司 出版、发行
上海科学技术出版社
（上海市闵行区号景路159弄A座9F-10F）
邮政编码 201101　www.sstp.cn
常熟市华顺印刷有限公司印刷
开本 787×1092　1/16　印张 16
字数 370千字
2025年9月第1版　2025年9月第1次印刷
ISBN 978-7-5478-7323-6/R·3351
定价：128.00元

本书如有缺页、错装或坏损等严重质量问题，请向印刷厂联系调换

内容提要

本书由上海市临床检验中心从事医学参考测量的团队依据国家与国际标准、推荐文献,并结合团队自身二十余年参考测量实验室建设实践经验精心编写。全书共五章,内容聚焦医学参考测量领域,涵盖参考测量体系建设相关标准、参考测量相关技术和操作要求等,从理论到实操全面覆盖。

本书实用性强、涵盖面广,旨在为医学参考测量从业者提供专业指导,助力从事常规检测的检验人员深入理解参考测量体系,携手推动检验医学标准化进程。

编委会名单

主 审
胡晓波

主 编
居 漪

副主编
欧元祝　李 卿　金中淦
徐 翀　宋 颖　王 青　郭晓俊

编 委
（以姓氏笔画为序）

王 青　王 茗　冯雪晴　朱宇清　孙贺伟　李 卿　宋 颖
张素洁　范霄宇　林康佳　欧元祝　罗夏琳　金中淦　周 维
居 漪　赵 强　胡晓波　徐 翀　郭晓俊　诸佩超　葛丹红
韩姣姣　虞科颖　虞啸炫　缪颖波

编写秘书
罗夏琳

前 言

近年来,随着大健康理念的深化、创新发展的驱动,检验医学发展迅猛,多功能、多用途、自动化、快速化、智能化的检测技术遍布临床化学、临床免疫学、临床血液学、临床微生物学和临床分子生物学各个专业,在满足临床诊疗需求的同时,检验结果的标准化问题也随之而来,面临着巨大挑战。医学参考测量体系建设,为确立临床检验结果的正确性,实现计量溯源性,推进标准化起到极为重要的作用。2002年成立的国际检验医学溯源联合委员会(JCTLM)搭建了以参考测量程序、参考物质和参考测量实验室为基础的溯源平台,国际标准化组织(ISO)发布了相应的国际标准,推动了全球检验医学标准化进程。我国的参考测量体系建设紧跟国际发展,在老一辈检验医学专家们的积极努力下,业内人士对医学参考测量体系的认知和重要性逐年提升,建立和获得中国合格评定国家认可委员会(CNAS)认可的参考测量实验室数量也逐步增加,参考物质和参考测量程序的研究也逐见成效。参考测量体系的建立为促进检验结果标准化、检验结果互认、提升医疗质量奠定了基础。

医学参考测量体系建设可谓是一项艰巨的工程,每个参与其中的参考测量实验室人员,既要有全面的参考测量的理论基础,又要有扎实的实操能力,以确保测量结果的精准性。编撰本书是希望以上海市临床检验中心(以下简称"本中心")二十多年参考测量实验室建设的经历和经验,对有意致力于参考测量体系建设的同仁有所帮助,同时,也可以让从事常规检测的同仁了解参考测量体系,共同推进检验医学的标准化。

本书由五章组成:第一章概论介绍了医学参考测量体系的发展历程和相关的标准。第二章介绍了光谱、色谱、质谱、颗粒计数和流式细胞术等参考测量的技术。第三章介绍了酶学、蛋白质、离子、代谢物底物、激素、维生素和血细胞等类别的 26 个项目的参考测量程序标准操作规程。第四章和第五章分别介绍了测量不确定度评定基本原则和方法性能评价基本要求,并列举了多个示例。本书最后将涉及的术语和定义、参考物质列表和危险化学品分类表等编制成4个附录,供读者参考。

本书由本中心从事参考测量体系建设的全体同仁共同编写,是集体智慧的结晶,他们对参考测量体系建设事业严谨的态度和敬业的精神值得称赞。本中心参考测量体系建设得到了上海市卫生健康委员会和上海市财政的资源保障,也得到了诸多领导和专家的支持和帮助,在此一并表示感谢!特别感谢原国家卫生健康委员会临床检验中心主任杨振华教授、陈文祥教授和原上海市临床检验中心主任冯仁丰教授的前瞻性引领。感谢本中心张锦锋主任、陈悦主任、吕元主任、王华梁主任和钟建明书记等历任领导的大力支持。感谢中国合格评定国家认可委员会胡冬梅主任、原南通大学附属医院检验科主任王惠民教授、原北京航天总医院检验科主任陈宝荣教授和广东省中医院检验科主任黄宪章教授等专家的无私帮助。还要特别感谢原国际临床化学和检验医学联合会糖化血红蛋白网络(IFCC HbA$_{1c}$ Network)负责人 Cas Weycamp教授,他对本中心以及我国的糖化血红蛋白参考测量实验室建设提供了指导和帮助,对推进我国糖化血红蛋白标准化起到了关键作用。

编写医学参考测量的专著对我们来说还是初次尝试,由于经验、理解力、能力、精力的局限,本书难免有错漏和不足之处,恳请广大读者不吝赐教,提出宝贵意见和建议,以便我们不断完善。

"长风破浪会有时,直挂云帆济沧海。"2024年正值上海市临床检验中心成立70周年,借由本书的出版作为献礼之一,希望本中心在检验医学质量管理领域积极耕耘,持续精进,以高质量的管理水平促进检验医学高质量发展,造福广大百姓。

编 者

2024年10月

目 录

第一章 概论 ··· 1
  第一节 医学参考测量体系发展简介 ·· 1
  第二节 计量学溯源性要求介绍 ··· 6
  第三节 参考测量程序介绍 ·· 10
  第四节 参考物质介绍 ·· 13

第二章 参考测量技术 ·· 17
  第一节 分光光度法 ··· 17
  第二节 液相色谱串联质谱技术 ··· 20
  第三节 气相色谱质谱联用技术 ··· 25
  第四节 电感耦合等离子体质谱仪技术 ··· 29
  第五节 电阻抗法颗粒计数分析技术 ·· 33
  第六节 流式细胞术 ··· 35
  第七节 其他参考测量技术 ··· 40

第三章 参考测量程序标准操作规程 ··· 45
  第一节 标准操作规程编写基本要求 ·· 45
  第二节 碱性磷酸酶 ··· 45
  第三节 丙氨酸氨基转移酶 ··· 52
  第四节 α-淀粉酶 ·· 59
  第五节 γ-谷氨酰基转移酶 ··· 66
  第六节 糖化血红蛋白 ·· 72
  第七节 钙 ··· 78
  第八节 氯 ··· 82
  第九节 钾 ··· 86
  第十节 钠 ··· 91

第十一节	肌酐	96
第十二节	葡萄糖	101
第十三节	胆固醇	107
第十四节	尿酸	114
第十五节	尿素	119
第十六节	17α-羟基孕酮	125
第十七节	17β-雌二醇	131
第十八节	皮质醇	138
第十九节	睾酮	144
第二十节	总三碘甲状腺原氨酸	150
第二十一节	25羟基维生素 D_3/D_2	158
第二十二节	红细胞计数	164
第二十三节	白细胞计数	169
第二十四节	血红蛋白浓度测定	173
第二十五节	血小板计数	178
第二十六节	红细胞比积测定	183

第四章 测量不确定度评定 187

第一节 测量不确定度评定基本原则 187
第二节 γ-谷氨酰基转移酶测量不确定度评定示例 192
第三节 肌酐测量不确定度评定示例 197
第四节 17β-雌二醇测量不确定度评定示例 202
第五节 红细胞和白细胞计数测量不确定度评定示例 207

第五章 方法性能评价 212

第一节 方法性能评价基本要求 212
第二节 γ-谷氨酰基转移酶方法性能验证示例 218
第三节 血铅方法性能验证示例 224
第四节 17α-羟基孕酮方法性能验证示例 227
第五节 血细胞分析参考方法性能验证示例 232

附录 236

附录A 术语和定义 236
附录B 国际参考物质列表 239
附录C 国家标准物质列表 243
附录D 危险化学品分类表 243

第一章 概 论

第一节 医学参考测量体系发展简介

一、医学参考测量体系建立的意义

在检验医学中,检测人类样品目的就是出具检验结果使得临床医生能够评估疾病风险、诊断并做出治疗决定。无论采用何种测量程序,在不同的实验室、使用不同的体外诊断医疗器械(in vitro diagnostic medical devices, IVD MD)检测样品的结果应该是等效的(equivalent),这对于支持临床实践是十分有用的,等效结果可以在各实验室使用统一的医学决定限值和参考区间,从而减少由不等效检测结果导致的医疗决策的伤害风险。

检验医学科学技术的快速发展,为临床实验室带来了大型自动化、小型快速等各式检测设备。为满足临床诊治的需求,检测项目和检测数量也迅速增加。同时,国产的 IVD 企业也在迅速崛起。面对国内外种类繁多、性能、方法不一的仪器、试剂,如何保证检验结果的准确、一致,这对临床实验室、IVD 企业和监管机构均提出了新的挑战。

建立参考测量体系(reference measurement system, RMS)简称"参考体系"、开展标准化工作是实现临床实验室检验结果等效一致、实现溯源性的重要途径。检验结果的溯源性是评价 IVD 产品和临床实验室检验质量的重要指标,也是达成医院间检验结果互认的重要基础之一。

二、国际医学参考测量体系的发展

在检验医学领域,欧、美、日发达国家的标准化工作开展较早,可见于 20 世纪 70 年代开始的酶学标准化工作、90 年代美国血脂标准化计划、1995 年国际临床化学与检验医学联合会(International Federation of Clinical Chemistry and laboratory medicine, IFCC)糖化血红蛋白标准化计划和 1996 年美国糖化血红蛋白标准化计划等,逐渐形成了一套较为完善的医学参考测量体系,该体系包括参考测量程序(reference measurement procedure, RMP;简称"参考方法")、参考物质(reference material, RM)和参考测量实验室(reference measurement laboratory, RML;简称"参考实验室")三大部分,国际标准化组织(ISO)发布了相应的标准 ISO 15193、ISO 15194、ISO 15195,来明确相关要求,指导参考体系建设和应用。

进入 21 世纪以来,临床检验标准化的发展更加迅速,关键在于欧洲议会和理事会签署了于 2003 年 12 月生效的关于体外诊断器具的指令(Directive 98/79/EC),体外诊断器具的校准物质和(或)质控物定值的溯源性必须通过已有的高一级的参考方法和(或)参考物质予以保证。而 ISO 分别于 1999 年和 2003 年发布了 ISO/IEC 17025:1999 检测和校准实验室能力的通用要求,以及 ISO 15189:2003 医学实验室质量和能力的专用要求,从实验室的整体质量管理上对检验结果的溯源性提出了明确要求。2012 年和 2017 年分别修订后的 ISO 15189：2012 医学实验室质量和能力要求,以及 ISO/IEC 17025：2017 检测和校准实验室能力的通用要求更是强化了检验结果量值溯源性的要求"计量学溯源性应追溯至可获得的较高计量学级别的参考物质或参考程序"及"实验室应通过相应方式确保测量结果溯源到国际单位制(International System of Units,SI),技术上不可能计量溯源到 SI 单位时,实验室应证明可计量溯源至适当的参考对象"。

为了指导和促进临床检测结果在世界范围内的可比性和等效性,以改进临床诊疗,为检验医学测量标准溯源提供全球化平台,2002 年,国际计量局(International Bureau of Weights and Measures,BIPM)、国际临床化学与检验医学联合会、国际实验室认可合作组织(International Laboratory Accreditation Cooperation,ILAC)三大组织联合成立了国际检验医学溯源联合委员会(Joint Committee for Traceability in Laboratory Medicine,JCTLM)。JCTLM 的一项重要工作就是鉴别和遴选国际上急需开展溯源性和可比性的检验指标,鼓励合适的机构建立 RMP、研制有证 RM 并提供参考测量服务。成立之初设置了 2 个工作组,工作组 1(WG-1)是 RMP 和 RM 工作组,工作组 2(WG-2)负责 RML 工作,指导国际参考实验室能力验证计划(external quality assessment scheme for reference laboratories in laboratory medicine,RELA)开展。2016 年,JCTLM 将这两个工作组合并为数据库工作组(Database Working Group,DBWG),同时成立了一个新的溯源工作组(Working Group on Traceability,TEPWG)。DBWG 的任务是评审 RMP、RM 和 RML 的参考测量服务,满足要求的实验室被列入 JCTLM 数据库,按分析物的不同分别设有 13 个评审小组,包括药物、非肽激素、凝血因子、感染性疾病、蛋白质、非电解质金属、质量体系、代谢物和底物、血细胞计数和分型、酶、核酸、电解质和血气、维生素和微量营养素。TEPWG 主要进行量值溯源推广和教育工作,以减少方法学的差异及改善临床结果和患者安全。2018 年又新成立了第 3 个工作组,即参考测量体系应用工作组(Task Force on Reference Measurement System Implementation,TF-RMI)。TF-RMI 主要负责参考测量体系的整理工作,评价其计量溯源完整性。根据 JCTLM 网站显示,截止到 2023 年 11 月,全球列入 JCTLM 数据库列表的参考测量程序有 217 个,参考物质有 290 种,参考实验室可提供的参考测量服务有 247 项。

三、我国医学参考测量体系的发展

我国检验医学领域的标准化和参考测量体系工作晚于欧美等国家,于 1996 年成立了国家临床检验标准专业委员会,主要负责组织制定、修订与临床检验有关的国家及卫生行业标准,除了制定学科的常规技术标准和指南,还制定我国常用、重要检测项目的参考体系标准。

2002 年,李建斋教授组建的卫生部北京医院老年医学研究所生化室成为国际上第一个临床化学参考方法网络实验室——美国疾病控制与预防中心(Centers for Disease Control and Prevention,CDC)血脂参考方法实验室网络(CRMLN)成员。

2004 年 3 月,原卫生部临床检验中心主任杨振华召集了南京军区总医院、南通医学院附属医院、北京协和医院、北京铁路总医院、北京医院、北京大学第一附属医院、北京广安门医院、解放军总医院、上海市临床检验中心等机构在南京召开了酶学参考体系建立研讨会,开启了中国医学参考体系规模性建设征程。

2007 年,由中国计量科学研究院、国家卫生健康委临床检验中心、中国合格评定国家认可委员会(China National Accreditation Service for Conformity Assessment,CNAS)、中国食品药品检定研究院等机构联合成立了全国临床医学计量技术委员会,为推动行业量值溯源工作、提高产品准确性起到了积极作用。

2011年11月,上海市临床检验中心参考实验室通过IFCC参考实验室网络比对和同行评审,获得IFCC糖化血红蛋白标准化工作组批准,正式成为该网络全球第13家、发展中国家第1家、中国第1家IFCC参考实验室。

2011年,CNAS启动了我国医学参考测量实验室ISO/IEC 17025和ISO 15195认可;2012年3月,北京航天总医院参考实验室正式获得认可,成为国内第1家通过CNAS认可的医学参考测量实验室。2013年12月,北京航天总医院参考实验室正式通过国际同行评审,进入JCTLM参考测量服务列表,成为全球第12家、中国第1家进入该列表的参考实验室。

根据CNAS网站显示,截止到2023年11月,我国有29家机构的参考测量实验室通过了ISO/IEC 17025和ISO 15195认可(1家暂停认可),其中有15家获国际同行评审,进入JCTLM参考测量服务列表,参考实验室名单见表1-1-1;有3个机构的12个项目的13种参考测量程序进入JCTLM参考方法列表,参考方法名单见表1-1-2;有3个机构的21个项目的23个参考物质进入JCTLM参考物质列表,参考物质名单见表1-1-3。

表1-1-1 中国医学参考测量实验室名单

序号	CNAS认可的参考实验室	JCTLM列表的参考实验室
1	迈克生物股份有限公司	Maccura Biotechnology Co., Ltd.
2	上海市临床检验中心	Shanghai Center for Clinical Laboratory
3	广东省中医院	Guangdong Provincial Hospital of Chinese Medicine
4	美康生物科技股份有限公司	Ningbo Medical System Biotechnology Co., Ltd.
5	北京航天总医院	Beijing Aerospace General Hospital
6	广州万孚生物技术股份有限公司	Guangzhou Wondfo Biotechnology Co., Ltd.
7	国家卫生健康委临床检验中心	National Center for Clinical Laboratories
8	北京安图生物工程有限公司	Beijing, Autobio Biochemistry Co., Ltd.
9	深圳迈瑞生物医疗电子股份有限公司	Shenzhen Mindray Bio-Medical Electronics Co., Ltd.
10	南通大学附属医院*	Affiliated Hospital of Nantong University
11	北京利德曼生化股份有限公司	Beijing Leadman Biochemistry Co., Ltd.
12	复星诊断科技(上海)有限公司	Fosun Diagnostics (Shanghai) Co., Ltd.
13	北京九强生物技术股份有限公司	Reference Laboratory of Beijing Strong Biotechnologies Inc.
14	上海科华生物工程股份有限公司	Shanghai Kehua Bio-engineering Co., Ltd.
15	迪瑞医疗科技股份有限公司	Dirui Industrial Co., Ltd.
16	北京市医疗器械检验研究院	/
17	浙江夸克生物科技有限公司	/
18	宁波瑞源生物科技有限公司	/
19	郑州安图生物工程股份有限公司	/
20	中元汇吉生物技术股份有限公司	/
21	桂林优利特医疗电子有限公司	/
22	四川沃文特生物技术有限公司	/
23	深圳市帝迈生物技术有限公司	/
24	武汉生之源生物科技股份有限公司	/
25	南通井兰生物技术有限公司	/
26	深圳市新产业生物医学工程股份有限公司	/
27	青岛汉唐生物科技有限公司	/
28	北京热景生物技术股份有限公司	/
29	上海兰桥生物科技有限公司	/

注:* 暂停认可;/ 未加入。

表 1-1-2　中国进入 JCTLM 参考测量程序列表名单

机构名称	项目	测量技术	参考文献
中国计量科学研究院（NIM）	尿酸	ID/LC/MS, ID/LC/MS/MS	J. Chromatogr. B, 2007, 857, 287-295
	肌酐	ID/LC/MS, ID/LC/MS/MS	Anal. Let., 2008, 41, 2912-2922
国家卫生健康委临床检验中心（NCCL）	总胆固醇	HPLC	J. Chromatogr. B, 2007, 858, 239-246
	总胆固醇	ID-LC/MS/MS	Clin. Chem. Lab. Med., 2011, 49(4), 669-676
	钙	ICP-MS	Clin. Chim. Acta, 2016, 461, 141-145
	镁	ICP-MS	Clin. Lab., 2016, 62, 719-725
	钠	ICP-MS	Clin. Lab., 2016, 62, 719-725
	葡萄糖	ID/MS, LC/MS	Anal. Bioanal. Chem., 2016, 408(26), 7403-7411
	钾	ICP-MS	Clin. Chem. Lab. Med., 2017, 55(10), 1517-1522
广东省中医院（GPHCM）	尿素	ID/LC/MS	J. Pharm. Biomed. Anal., 2019, 162, 124-129
	雌三醇（非结合）	ID/LC/MS	Anal. Bioanal. Chem., 2018, 410(24), 6257-6267
	17α-羟孕酮	ID/LC/MS	Anal. Bioanal. Chem., 2019, 411(27), 7095-7104
	17β-雌二醇	ID/LC/MS	Microchem J, 2020, 152, 104270

表 1-1-3　中国进入 JCTLM 参考物质列表名单

生产机构名称	参考物质编号	项目	基质
中国计量科学研究院（NIM）	GBW09201	尿素	结晶物质
	GBW09202	尿酸	结晶物质
	GBW09203b	胆固醇	结晶物质
	GBW 10062	葡萄糖	结晶物质
	GBW 10063	果糖	结晶物质
	GBW 10064	半乳糖	结晶物质
	GBW 10065	乳糖	结晶物质
	GBW 10066	木糖	结晶物质
	GBW 10067	蔗糖	结晶物质
	GBW09124	镁、钾、钙、氯、锂、钠	冰冻人血清
	GBW09125	镁、钾、钙、氯、锂、钠	冰冻人血清
	GBW09126	镁、钾、钙、氯、锂、钠	冰冻人血清
国家卫生健康委临床检验中心（NCCL）	GBW 09181a	糖化血红蛋白	人溶血缓冲液
	GBW 09182a	糖化血红蛋白	人溶血缓冲液
	GBW 09183a	糖化血红蛋白	人溶血缓冲液
广东省中医院（GPHCM）	GBW(E)091042	γ-谷氨酰基转移酶、碱性磷酸酶	冰冻人血清
	GBW(E)091046	α-淀粉酶	冰冻人血清
	GBW(E)091047	肌酸激酶	冰冻人血清
	GBW(E)091048	雌三醇（非结合）	冰冻人血清
	GBW(E)091049	雌三醇（非结合）	冰冻人血清
	GBW(E)091050	雌三醇（非结合）	冰冻人血清
	GBW(E)091051	雌三醇（非结合）	冰冻人血清
	GBW(E)091052	雌三醇（非结合）	冰冻人血清

在标准制定上,我国等同采用ISO发布的标准,以此与国际保持一致。参考体系相关标准如GB/T19702—2021体外诊断医疗器械生物源性样品中量的测量参考测量程序的表述和内容的要求(等同采用ISO 15193:2009标准)、GB/T19703—2020体外诊断医疗器械生物源性样品中量的测量有证参考物质及支持文件内容的要求(等同采用ISO 15194:2009标准)、GB/T 27025—2019检测和校准实验室能力的通用要求(等同采用ISO/IEC 17025:2017,IDT),以及GB/T 27025—2022检验医学运行参考测量程序的校准实验室的能力要求(等同采用ISO 15195:2018)。GB/T 21415—2008体外诊断医疗器械建立校准物、正确度控制物和人类样品赋值计量学溯源性的要求正在根据ISO 17511:2020更新版进行修订中。ISO 17511:2020中列出了六大类校准层级结构模型,其中3种可溯源至SI单位模型:有一级RMP和一级RM、有一级RMP但无一级RM、有经特定的一级校准品校准的RMP;3种无法溯源至SI单位模型:有国际约定校准品、国际一致化方案、由制造商内部人为定义的校准物质对被测量定值。该标准描绘了目前可实现的检测项目溯源路径,指出了参考测量和校准的设计和操作应尽可能确保常规检测结果溯源到完整的参考测量体系和SI单位,无法溯源到SI单位的,则可采用其他方式如一致化方案等,在科技发展的实践过程中溯源路径将得到不断更新完善。

四、上海市临床检验中心医学参考测量体系的发展

上海市临床检验中心是上海市卫生健康委员会授权开展全市医疗机构临床实验室质量监管、指导和服务的技术支撑单位。2002年6月,中心获得中国实验室国家认可委员会(CNAL)检测和校准实验室能力认可准则(ISO导则25)初次认可,2004年转换为ISO/IEC 17025,至2024年认可项目为120项。2011年11月,中心获批进入IFCC糖化血红蛋白参考实验室网络。2012年9月,中心获得CNAS能力验证提供者认可准则(ISO/IEC 17043)初次认可,目前认可项目为489项。2013年10月,中心获得CNAS医学参考测量实验室能力认可准则(ISO/IEC 17025和ISO 15195)初次认可,目前认可项目为30项。2016年2月,中心获批进入JCTLM参考测量服务列表,目前项目为17项。2017年8月,中心成为JCTLM成员单位。目前,中心采用分光光度法、液相色谱串联质谱法(liquid chromatograph mass spectrometer,LC-MS)、气相色谱串联质谱法(gaschromatography mass spectrometry,GC-MS)和电感耦合等离子体质谱法(inductively coupled plasma mass spectrometry,ICP-MS)、流式细胞术(flow cytometer,FCM)、电阻抗颗粒计数仪法等技术建立了包括药物、非肽激素、蛋白质、代谢物和底物、血细胞计数、酶、电解质、维生素等近40项参考方法,目前获认可的参考测量项目数居全球第三,全国第三。

基于参考体系建设,中心推出了采用参考测量程序为人类样品赋值的能力验证计划,称为正确度验证计划(trueness verification program,TVP),该类计划采用统一的参考值作为靶值,对各参加者结果进行直接比对,参考值可以溯源至国家或国际标准。中心开展TVP项目为30项,其中15项还通过了ISO/IEC 17043认可,TVP的推出进一步推进了临床检验的标准化。

五、结语

医学参考测量体系建设和标准化工作关乎医疗质量,是推动和提高我国检验医学高质量发展和检验结果互认的基础。参考体系工作从源头上保障检测结果的正确性,保障各临床实验室间检测结果的等效性,相信在国家和国际管理机构、IVD企业及临床实验室等业内

共同努力下,我国参考测量体系将得到长足发展,以满足临床诊疗的要求,满足国家和百姓的需求。

(居 漪 胡晓波)

参考文献

[1] International Organzation for Standardization. In vitro diagnostic medical devices-requirements for establishing metrological traceability of values assigned to calibrators, trueness control materials and human samples[S]. ISO 17511, ISO, 2020.

[2] International Organzation for Standardization. In vitro diagnostic medical devices-Measurement of quantities in samples of biological origin-Requirements for content and presentation of reference measurement procedures [S]. ISO 15193, ISO, 2009.

[3] International Organzation for Standardization. In vitro diagnostic medical devices-Measurement of quantities in samples of biological origin-Requirements for certified reference materials and the content of supporting documentation[S]. ISO 15194, ISO, 2009.

[4] International Organzation for Standardization. Laboratory medicine-Requirements for the competence of calibration laboratories using reference measurement procedures[S]. ISO 15195, ISO, 2018.

第二节 计量学溯源性要求介绍

一、简介

为了有助于确保声称可溯源到相同高层级参考系统组件的体外诊断医疗器械(in vitro diagnostic medical devices, IVD MD)的计量学溯源校准具有实际价值,适用 IVD MD 的选择性应满足于在不同 IVD MD 之间实现人体样本等效结果的目的。ISO 17511 体外诊断医疗器械 建立校准品、正确度控制物和人体样品赋值的计量学溯源性要求提出了使用规定的 IVD MD(最高可用计量参考)记录人体样品中被测量量的校准层级的要求,标准包括提供潜在技术解决方案的模型,以支持人体样品、校准品和正确度控制物中被测量的计量学溯源性。

二、范围

人体样品中数量值的计量学溯源性扩展到最高可用参考系统,理想情况下扩展到参考测量程序(reference measurement procedure, RMP)和有证参考物质(certified reference material, CRM)。所有参与 IVD MD 校准层级中所述任何步骤的各方均应遵守所述要求。各方包括但不限于制造商、参考测量程序研发人员、参考物质生产商,以及支持 IVD MD 校准层级的参考/校准实验室。

标准适用于:

(1)以数值形式提供测量结果的所有 IVD MD,即有理(比率)和(或)微分(区间)标度以及计数标度。

(2)IVD MD,其中测量结果被报告为两个测量值之比建立的定性值(即来自被测样品的信号和来自截止点具有指定浓度或活性的参考物质信号)或计数量表,以及相应的决定阈值。这也包括 IVD MD,其中基于预先建立的数量的定量区间在有序类别中对结果进行分类。

(3)拟用作 IVD MD 校准验证或评估的正确度控制物的参考物质,即一些具互换性的 CRM 和一些外部室间质评(external quality assessment, EQA)物质(如果参考物质的预期用途声明中有说明)。

(4)IVD MD 专用校准品和具有指定值的正确度控制物,旨在与指定的 IVD MD 一起使用。

(5)如(1)和(2)所述的 IVD MD,其中不需要终端用户执行校准(即当制造商执行 IVD MD 的工厂校准时)。

三、主要内容

(一) 制造商应满足的一般要求

1. 被测量值计量学溯源性的文件化要求 制造商应有文件化的完整校准层级,并根据本国际标准中规定的要求,确定最终被测量量值可追溯的最高计量标准。制造商关于用指定 IVD MD 的测量人体样品中被测量值的计量溯源性文件应包括:参考测量系统的描述;由交替的测量程序和参考物质对组成的校准层次结构的描述;$U_{max}(y)$ 的规定(即测量不确定度规定上限),以及评定的合成扩展测量不确定度 $U(y)$ 应不超过 $U_{max}(y)$;支持指定 IVD MD 对人体样品赋值最终所得被测量量值的计量学溯源性声明的确认研究概述。

2. 被测量的定义 应根据以下特性定义和描述被测量值,并包含在制造商的文件中:分析物的名称;生物系统(如人血浆);量的类型(物质的量);测量单位;在被测量由特定测量程序、测量规程或一组测量程序定义的情况下(即操作定义的测量),应说明测量程序或测量规程。

3. 最大允许扩展不确定度的规定 制造商应制定 IVD MD 的 $U_{max}(y)$,用于在预期环境中使用 IVD MD 和预期人体样品的测量,且至少在做出医疗决策的测量区间内。$U_{max}(y)$ 的规定应包含在 IVD MD 校准层级的制造商文件中。IVD MD 制造商制定的 $U_{max}(y)$ 应说明与 IVD MD 校准层级中所有步骤相关的合成测量不确定度,包括终端用户 IVD MD 校准品的赋值,以及由于 IVD MD 的常规使用而产生的预期不确定度贡献,至少在可重复性条件下。

4. 确定校准层级一般要求 校准层级应定义为一系列连续的校准和赋值,在适用的 MP 和 RM(测量标准或校准品)之间交替,从测量标准和(或)测量程序开始,到最终用户 IVD MD 确定的预期人体样品中的被测量值结束。

在可行的情况下,在校准层级的每个步骤,应确定应用的 RM 中被测量的量(或在 IVD MD 最终测量情况下的人体样品),并应建立测量数量(或多个数量)与被测量之间的关系。对于给定的被测量,应识别计量层级中计量最高的 MP、测量规程或校准物质,并应定义所述测量系统的计量学溯源性最高层级。

对于 IVD MD,人体样品报告值到国际单位制(SI)的计量学溯源性应得到可获得的更高层级标准的支持,包括 RM(符合 ISO 15194)和 RMP(符合 ISO 15193)中的一个或两个,以实现相应被测量的适当 SI 单位。

为了声称的使用非 SI 可追溯 IVD MD 的校准和报告值(如任意或国际常规单位)的计量学溯源性,应以相应(非 SI)计量单位能一致实现的方式定义 IVD MD 校准层级。校准层级中的级别数量(即连续成对的 MP 和校准器的数量)可由实施校准层级的各方修改,前提是这些更改得到确认,并且保留了层级中计量最高的元素。

5. 参考物质和校准品的选择和要求 校准层级中每个步骤使用的校准品(测量标准)应由负责给定校准步骤的一方进行记录,以符合目的。在已建立的校准层级的每个级别上使用的校准品的选择原理应包括在 IVD MD 制造商的文件。

校准层级中应用的每个校准品或参考物质应有以下特性:物质的预期用途;分析物的特性[指定适用的原子或分子形式和(或)分析物的化学替代形式];物质来源(如合成、重组、微生物、人体或动物);状态(气体、液体、固体);基质(如水性、其他溶剂、缓冲液、蛋白质溶液、人体样品);赋值及计量学溯源性;赋值的扩展测量不确定度 $U(y)$;稳定性;均匀性;互换性等。

适用时,应评估 RM 与人体样品的互换性,以满足其在 IVD MD 校准层级中的预期用途。在校准层级中的一级参考物质(m.1,如纯物质)和一级校准品(m.2)通常不需要进行互换性评估;校准层级中的二级校准品或 CRM,或其他参考样品(m.3)及制造商的工作校准品

(m.4),应评估其与人体样品的互换性,以确保适当的量值传递避免产生偏差。

6. **测量程序的选择和要求** IVD MD 制造商的文件中应包括在已建立的校准层级的每个级别上选择 MP 的基本原理,并应附有证明每个 MP 的分析性能特征符合性能要求(即适用目的)的支持数据。应根据其计量状态对定义的校准层级每个级别的 MP 进行识别,符合 ISO 15193 要求的 RMP 应被视为更高计量层级的 MP,不满足 ISO 15193 要求的 MP 仍然可以应用于校准层级中(如制造商的选定 MP 或制造商的常设 MP),只要负责校准层级的各方已经证明(有书面证据)相关 MP 的适用性和性能特征。

制造商或其他责任方可选择符合 ISO 15195 标准的参考测量实验室提供参考测量服务,以支持计量学溯源性校准体系的实施。选定的参考测量实验室应证明具有能力,能够为选定的被测对象提供最佳可用测量值。

7. **终端用户 IVD MD 校准品赋值的不确定度估计** 给 IVD MD 校准品赋值的合成标准测量不确定度(U_{cal})应由制造商评估并提供给终端用户,应根据 GUM 进行不确定度的评定。在确定 IVD MD 校准品的合成标准不确定度时,制造商应考虑校准层级中所有更高层级赋值传递步骤中不确定度的贡献。当制造商修改 IVD MD 或 IVD MD 的指定终端用户校准品时,制造商应确认或重新估计每个相关 IVD MD 校准品的赋值不确定度。

8. **IVD MD 校准品赋值的计量学溯源性的确认** 适用于 IVD MD 校准计量学溯源性确认的工具和策略可包括(但不限于):具互换性的 RM 的核查[优选 CRM 和(或)正确度控制物];参与 EQA、能力验证(proficiency testing,PT)或其他采用互换性样品的实验室间比对方案,靶值优先由 RMP(如可用)或一致性方案确定;用 RMP 已定值的储存人体样品进行核查;与更高层级 RMP 用人体样品进行方法比对;一组人体样品与另一个独立 MP(非 RMP)进行方法学比对;嵌入校准层级和赋值 MP 中的更高层级分析质控,重点是使用经过仔细校准的、SI 可溯源的测量工具和控制(如天平、容量玻璃器皿、分光光度计、温度计、环境控制、可用最高纯度的试剂)。

9. **附加的制造商文件责任** 支持 IVD MD 校准层级的程序和数据文件,用于测量人体样品中的特定被测物,包括制造规范、评估的标准测量不确定度、物质、验证和确认研究,以及操作程序,应至少在 IVD MD 的使用寿命内保存在制造商的技术文件中。在某些情况下,IVD MD 的制造商指定了由不同(第二或独立)制造商制造的终端用户 IVD MD 校准品。此类 IVD MD 校准品的独立(第三方)制造商应保存技术文件,以支持此类 IVD MD 校准品的预期用途声明中声称的每个被测值的计量学溯源性声明。任何 IVD MD 校准品的第三方制造商,如果销售与"其他"第三方 IVD MD 一起使用的校准品(无论是否与 IVD MD 测量系统制造商合作),都有责任满足 ISO 17511 国际标准中规定的所有要求。

(二)计量学溯源性的六种校准层级模式

1. **模式 1** 完整的校准层级,可溯源至 SI 的完整计量学溯源性。

被测量的校准层级具有一级参考测量程序和一级参考物质、能在计量上溯源到 SI,如图 1-2-1 所示。

一级 RMP(p.1,p.2)和其他适用 MP 应基于经证明具有适用性能的测量原理,为具有最小可实现测量不确定度的 SI 测量单位提供计量学溯源性。一级 RM(m.1)通常是高度纯化的,含有物理化学性质明确的分析物,为 CRM,具有最小相对标准测量不确定度,通过定量核磁共振法(qNMR)、质量平衡法、基因测序等方法(p.1)对纯度定值。将物质(m.1)通过重量法、计数法等方法(p.2)配制获得一级校准品(m.2)。一级校准品(m.2)校准一级参考测量

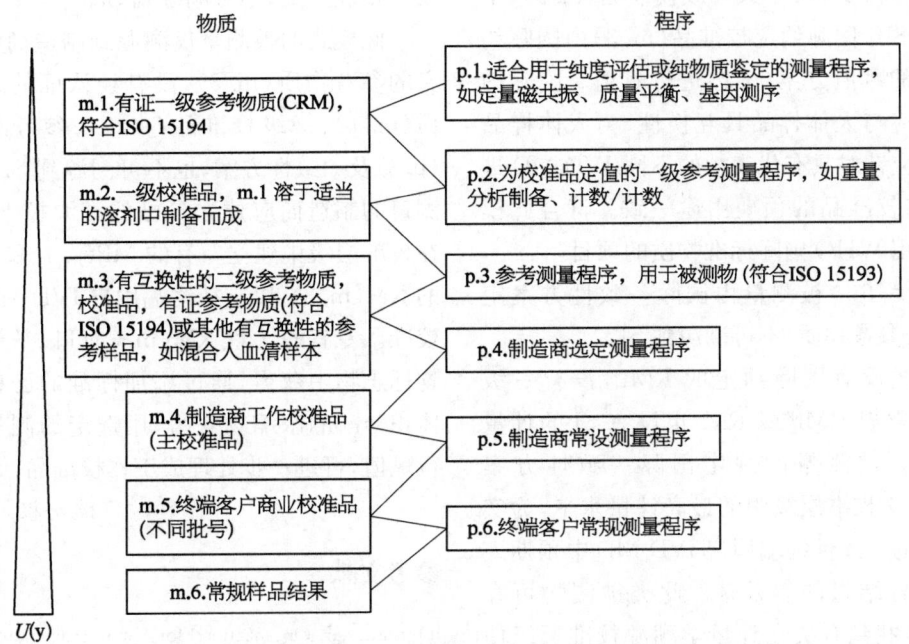

图1-2-1 可溯源至SI的计量学溯源性的完整校准层级

程序(p.3)。如一些代谢物、蛋白质、甾体激素等,也包括血细胞计数、核酸拷贝数浓度、CD4细胞计数等。

2. 模式2 被测量由一级参考测量程序定义,无可用的一级参考物质,可溯源到SI。

图1-2-1的物质(m.1,m.2)及程序(p.2)均无法得到,主要如酶的催化活性浓度测量,SI的计量学溯源性基于明确定义和国际认可的参考测量程序,某些凝血因子(如凝血因子Ⅷ)也可测量血液或血浆中的催化浓度进行溯源。定义被测量值的高层级(一级)RMP(p.3)应使用根据各种适用的一级 RMP 校准的测量系统进行(p.1)如重量测定法、测温法、容量测定法、分光光度法、电位测定法、时间、长度等。没有一级校准品的情况需要一套主要测量方法(p.1)直接应用于测量系统,以实现主要 RMP 的 SI 可追溯标准化(p.3)。对于作为酶催化浓度的被测量,一级 RMP(p.3)是被测物定义的组成部分,因此,应充分详细地规定一级 RMP(p.3),涉及设备、试剂、反应条件和测量信号的计算,以便在任何打算进行测量的合格实验室中复制 RMP。

3. 模式3 被测量由特定一级校准品校准的 RMP 定义;可溯源到 SI。

在这种情况下,参考测量程序测量的量是被测量的成分(如肽片段或表位),而非预期要测量的量的整个分子结构。如国际临床化学与检验医学联合会(International Federation of Clinical Chemistry and laboratory medicine, IFCC)糖化血红蛋白(HbA_{1c})参考测量系统。由于其对作为被测对象一部分的特定表位或分子结构的选择性,用特定一级校准品(m.2)校准的高层级 RMP(p.3)应定义被测量。一级 RM(m.1)应被一个或多个 MP 赋值(用于确认纯物质的特性和纯度)(p.1)。一级校准品(m.2)应被一个或多个一次 RMP(如重量测定法)赋值(p.2)。

4. 模式4 被测量由国际约定校准品的赋值方案定义,不可溯源到 SI。

国际约定校准品(m.3),符合 ISO 15194,对于这类型的被测量,无参考测量程序(p.2),

无一级参考物质(m.1)或一级校准品(m.2)，不可溯源到 SI。国际约定校准品(m.3)由国际约定校准品的赋值方案(p.2)进行赋值。国际约定校准品应与人体样品具互换性，与人体样品的互换性应针对具有代表性的不同 IVD MD 进行验证，与校准品的预期用途一致。符合此模式的如使用 WHO 国际标准物质的项目。

5. 模式 5　被测量由国际一致性方案定义，无有证参考物质，不可溯源到 SI。

此模式没有国际约定的 RMP，没有一级 RM，没有常规 RMP 或 RM，也没有 SI 的计量可溯源性。被测量的规定国际一致性方案(p.3)应定义校准层级中的最高计量水平，为实现被测量的一致性终端用户 IVD MD 中预期人体样品报告结果的等效性。此类被测物可在 ISO 21151 找到有关在计量学溯源校准层级使用和应用一致性方案的详细情况。

6. 模式 6　被测量由制造商内部自定义的参考物质定义，无一级 RM 或 CRM；无 RMP；无一致性方案；不可溯源到 SI。

此模式的被测量仅溯源到制造商内部自定义的参考物质(m.3)，没有经认证的纯参考物质(m.1)、一级校准品(m.2)、参考测量程序(p.3)及一致性方案，也不可溯源到 SI。这类被测量的制造商应建立自己的溯源校准层级，可在校准层级中建立专有的 MP(p.4)和(或)任意的 RM(m.3)，以支持终端用户 IVD MD 的一致校准。专有的任意 RM(m.3)可以从纯化的生物标志物中获得，通过添加标准的已称重或按体积分配的浓缩物获得，用选定的测量程序进行赋值，可进一步处理成工作校准品(m.4)。

（欧元祝　李　卿）

参考文献

International Organzation for Standardization. In vitro diagnostic medical devices-requirements for establishing metrological traceability of values assigned to calibrators, trueness control materials and human samples[S]. ISO 17511, ISO, 2020.

第三节　参考测量程序介绍

一、简介

GB/T 19702 体外诊断医疗器械生物源性样品中量的测量参考测量程序的表述和内容的要求，等同采用了 ISO 15193 标准，标准规定了体外诊断医疗器械和医学实验室使用的参考测量程序内容的要求。本节主要对该标准做一介绍。

二、范围

ISO 15193 适用于体外诊断医疗器械和医学实验室使用的参考测量程序内容的要求。

三、主要内容

参考测量程序编写的要素应至少包括以下内容：标题页，警告和安全注意事项，标题，范围，测量原理和方法，试剂和仪器，采样和样品，测量系统和分析部分的准备，测量系统的操作，数据处理，分析可靠性，实验室间比对确认，报告，质量保证，发布和修订日期。目录、前言、引言、规范性引用文件、核查表、特殊事项、参考资料为可选要素。

1. 警告和安全注意事项

（1）应符合区域、国家和地方的法律法规，与样品类型、试剂、设备或操作有关的危险都应引起注意，并且应该对所有必需的注意事项进行说明，包括废弃物处理方面的警告。

（2）下述信息应该以黑体进行印刷：如果遇到的危险是被分析产品引起的，则应在标准中紧接标题的后面写明；如果遇到的危险是由某一特殊的试剂或物质而引起的,则应在试剂的说明中,在试剂或物质的名称后面写明,例如,致癌物、放射性物质等。

2. 引言 引言应包括参考测量程序的量的描述,包括系统、成分和量的类及其详述;测量方法及选择的合理性;计量溯源性;在测量程序和校准物等级序列中的位置;将被测量作为所有输入量的函数的测量模型;适当时,简述该量在医护工作中的作用。

3. 范围 范围应该规定主题和所包括的方面,标明任何已知的适用性,此要素不应包含要求。应规定参考测量程序适用的测量对象。

4. 术语 命名可行时,所使用的化合物、生物学成分、量、单位和符号的名称应该与国际标准一致,或按照适当的国际组织的最新建议而定;如果某个试剂要使用通俗名称,则应在第一次出现于文本中的系统名称后面的括号里进行注明。

5. 测量原理和方法 参考测量程序中应该给出测量原理,应描述测量方法,适当时应该给出选择某一步骤的原因,应列出有助于理解文本或计算方法的主要反应。

6. 核查表 如果核查表中列入试剂,则应给出其系统名称或通俗名称;应该列出主要使用的仪器,包括型号和特殊要求,其他辅助设备应该列出其型号和其他的适当信息,如材料、等级、校准、尺寸和所有其他特殊的性能要求。

7. 试剂和材料 每一种商品试剂和内部使用的试剂都应以专门的段落给出如下适当信息:CAS号;通俗名称[主要成分和(或)性能];对于最终形式的制备试剂的每一项特性,应尽可能提供化学或生物学的系统全称,以标签标示成分名称、相关特性的类的名称及特性值,可能的情况下应规定对测量不确定度的测量;内部使用试剂必需的生产过程;每种使用产品的化学式(包括结晶水)、摩尔质量、级别(纯度)或生物学说明(如果需要还要说明人源或动物源性);器具和特殊的清洗程序、检查程序,以及允许区间可接受的性能;贮存条件;保质期;处置;以符号、R-类和S-类表示的危险类别。

应该对所有对测量有重要影响的量进行规定,例如,测量容积时的温度。

试剂原料的浓度应以物质的量的浓度表示,即摩尔每升(mol/L)或毫摩尔每升(mmol/L)。某些情况下,如果基本物质未知,应该给出质量浓度的单位,例如,克每升(g/L)。如果某一试剂溶液的组成不能以物质的量浓度表示,则应该选择其他的表达方法。

在一定体积的液体中加入一定体积的另一种液体进行稀释时应该表示为:稀释 $V_1 \rightarrow V_2$:将体积为 V_1 的特定液体稀释至总体积为 V_2 的最终混合物,例如:稀释 25 mL→1 L;稀释 $V_1 + V_2$:将体积为 V_1 的特定液体加入体积为 V_2 的溶剂中,例如:25 mL+975 mL。不应使用"$V_1 : V_2$"或"V_1/V_2"的表达方式。

8. 仪器 每一个仪器均应说明名称(一般名称,需要时写明型号)和基本性能特征;辅助设备适当时应以一个独立的段落进行说明。

9. 采样和样品 如果已知某些分析前的因素可以改变原始样品的某些特性从而影响到测量的结果,则应将这些因素及其识别和预防方法一起列出。应该说明对原始样品的要求,包括可接受的材料、所需的量、所需的添加物、运输条件、贮存条件、稳定性、危险和注意事项。应该说明对实验室样品的要求,包括怎样获得、可接受的材料的类型和量、贮存条件、解冻过程和混匀。

10. 测量系统和分析部分的准备 可以表格或流程图或其他表达方案对测量系统和分析部分准备中的分析步骤进行说明,以帮助理解和提供概况;按照仪器标准操作规程进行准备,并记录运行状态;应说明合适的校准物、校准类型、校准物的准备及测量、校准函数的可接受性、校准周期;应该列出并说明分析样品的不同类型。这些样品可以取自原始样品、校准品、控制物质,包括基质物质。

如果要按照序列安排使用来源于分析样品的材料,则应规定这些序列(或批)中如下物质的顺序和数目:校准品(如适用);质控品(如适用);空白(如适用);分析物。

对分析部分的说明应该包括所有的危险和注意事项、测量量所需的程序和准确度,所有的预处理。

分析溶液应该说明其制备方法。

11. 测量系统的操作　应该明确说明每一个测量步骤,应以条或段落的形式清楚地说明次序。测量步骤顺序应该包括以下项目:① 设备(包括辅助设备)测量功能的性能验证;② 按照步骤对分析部分进行的测量;③ 结果记录。

应详细说明分析样品空白和分析试剂空白分析部分的准备过程。

首选有证参考物质对方法进行正确度验证,测量结果满足要求才可进行测量。

如果为测量所必需,则应给出将设备置于待机状态和关机操作的指导。

以表格、流程图或其他表达方式对所使用的测量系统进行说明可以帮助理解和了解概况。

12. 数据处理　计算结果的程序应该包括:
（1）原始资料的处理,包括空白校正、重复试验的值。
（2）测量函数的构建;注意:测量函数通常是校准函数的反函数。
（3）表达结果应用的量和单位。
（4）对测量值进行统计学处理的模式。
（5）结果计算使用的完整的方程,只能使用量的符号、数学符号和数字;列表应该对符号进行解释,并注明表达符号的单位;应该对所有数字因子的含义进行解释。
（6）所使用的运算法则。
（7）形成测量函数最小点数。
（8）计算结果所需的重复测量值的数目,其最大允许差值和所用的公式。
（9）结果中有效数字的位数和所有修约程序。

需要时以一个单独的条款给出数据贮存的建议。

应该给出推荐的结果表达方式及与以其他量的类和(或)单位表达的结果之间的换算公式。

13. 分析可靠性　依据不确定度、正确度、精密度、线性范围、检出限、测量上下限等来评估测量方法的分析可靠性。如果对参考测量程序的研究显示出的误差来源不是通常预料到的,则应以一个单独的条款对其进行说明并写明补救措施。

14. 特殊事项　应描述在主要参考测量程序中的所有明确的修改。每一个特殊事项都应分段给出如下说明:
（1）修改的原则。
（2）所有采样的变化。
（3）修改的程序步骤。
（4）测量结果的计算和(或)表示。
（5）第 13 项中规定的统计方法。

15. 通过实验室间比对进行确认　实验室在一个测量程序被接受为一个参考测量程序之前应该通过实验室间的比对进行验证。应该给出实验室间进行比对的详细情况。

16. 报告　测量报告至少包含以下信息:样品类型和来源的识别、采样日期和可能的测量日期、应用的参考测量方法和(或)测量程序、包含被测量名称、数值和测量单位的结果、测量不确定度的表述、样品不常见特性的评论、关于测量程序异常特征或修改使用的评论。

17. 质量保证　质量保证应包括:室内质量控制;日志及质量记录;室间质量评价。

18. 参考资料　包含附加信息的文件,应在参考文献中列出,但这些信息对运行参考测量程序或计算相关测量结果和统计处理不是必要的。

19. 发布和修订日期　应给出当前版本的

日期和所有早期版本的日期。在实验室质量手册中应说明定期审查和可能修订的要求。

（金中淦　欧元祝）

参考文献

[1] 中华人民共和国国家标准.GB/T 19702—2021 体外诊断医疗器械生物源性样品中量的测量有证参考物质及支持文件内容的要求[S].北京：国家市场监督管理总局,2021.

[2] International Organzation for Standardization. In vitro diagnostic medical devices-Measurement of quantities in samples of biological origin-Requirements for content and presentation of reference measurement procedures [S]. ISO 15193,ISO,2009.

第四节　参考物质介绍

一、简介

ISO 15194 体外诊断医疗器械生物源性样品中量的测量 有证参考物质及支持文件内容的要求规定了体外诊断医疗器械和医学实验室使用的有证参考物质（CRM）其支持文件的要求，同时提供了如何收集定值数据、如何表达指定值及其测量不确定度。国家标准 GB/T 19703 体外诊断医疗器械 生物源性样品中量的测量有证参考物质及支持文件内容的要求，等同采用了 ISO 15194 标准。

二、范围

ISO 15194 适用于有证参考物质，如原级测量标准、次级测量标准和国际约定校准品。标准适用于赋值结果为差示值或比例量值的有证参考物质，不适用于作为体外诊断测量系统组成部分的参考物质。

三、主要内容

（一）CRM 的支持文件格式

1. 特性的格式　包括系统（物质本身或其特定的部分，如复溶冻干血浆）、成分（即被分析物）、量的类型（如质量、物质的量、分数、物质的量浓度等）和量值（应包括数值及其单位和测量不确定度）。

2. 系统命名的结构　一个系统名称和值应由第 1 项中规定要素组成。

3. 通俗名称　由系统名称省略掉对理解 CRM 不必要的要素后的部分组成。

（二）CRM 的特性、生产和定值

1. 等级　"参考物质"被视为一种"测量标准"，具有较高计量学水平的参考物质应依照测量标准在 ISO 17511 参考测量系统中的位置进行分类：原级测量标准；次级测量标准；国际约定校准品。

2. 特性　CRM 应具有溯源性和互换性，可作为较高等级计量学水平的测量标准，或根据 ISO 17511 的要求作为较高计量学水平上的正确度控制物质。

3. 生产和定值　CRM 应依据 ISO 17034 的质量体系要求进行生产，并依据 ISO 33405 进行定值。CRM 能否用于校准或正确度控制，应评价其互换性，并与其预期用途一致。

（三）支持文件的内容

1. 支持文件　包括标签、证书、定值报告或证书。证书中宜包括的内容：① 物质的名称；② 生产者及生产者为 CRM 赋予的识别代码；③ 关于物质的一般性说明；④ 预期用途；⑤ 运输信息及储存条件、正确操作和稳定性；⑥ 安全说明；⑦ 正确使用说明；⑧ 经认定的特性值；⑨ 任何指示值或建议值；⑩ 获得特性值所应用的测量程序；⑪ 定值日期和有效期；⑫ 引用的任何证书报告。

2. 认证报告　认证报告中的信息应至少包括表 1-4-1 中所列的必需要素。

表 1-4-1 CRM 认证报告中的主要要素

要　素	类　型
标题页	M
目录	O
前言	M
警告和安全性注意事项	M
引言	O
报告标题	M
CRM 应用范围	M
术语和定义	M
符号和缩略语	M
术语	O
一般特性	M
具体特性	M
定值	M
预期用途	M
使用说明	M
研制机构	M
参考文献	O
附录	M
发布和修订日期	M

注：M(mandatory) 表示必要要素，O(optional) 表示可选要素。

(1) 警告和安全性注意事项：应注意任何与 CRM 及其使用有关的危险。

(2) 引言

1) 对 CRM 进行系统性说明。

2) 通过系统、成分、量的类型对 CRM 预期要使用的测量中量的名称进行说明。

(3) CRM 的应用范围

1) 参考测量程序、常规方法、生产 CRM 的测量程序。

2) CRM 不适用的测量方法或程序。

3) CRM 中包含的影响量，如药物、代谢物、添加剂、微生物生长。

4) CRM 所需的主要的预处理(如冷干物的复溶)。

(4) 术语：本要素应对概念和术语的含义和使用方法进行说明，这些概念和术语有特定含义，读者可能不熟悉或是为一个明确的原因而从几种可能中选择其一。可测量的命名、拼写和结构应按照权威国际组织的最新建议而定。量的类型的命名及符号和单位应依照国际标准。

(5) 一般特性

1) 应说明初始物质的来源和性质。

2) 应对影响最终混合物特性的初始物质的相关详细历史资料进行说明，应包括安全方面的内容。

3) 为了参考物质的应用，应说明初始物质样品的制备细节，应描述包含杂质鉴定的纯化过程。

4) 说明任何添加剂中的化合物和浓度或含量。

5) 应对 CRM 的物理状态进行说明，如冻干血清。

6) 应说明估算的样品内及样品间的均匀性及最小分析部分，应说明评估 CRM 的均匀性所使用的样本量和使用时的最小样本量。

7) 应对 CRM 的物理形态进行描述，如形状、尺寸、数目和总量。

8) 应对所有使用的灭菌程序进行说明。

9) 应规定容器和(或)包装的类型、材料、密封性和大气环境。

10) 应对 CRM 的稳定性进行说明。应给出未开封容器的贮存条件，如温度、湿度和光照。应说明规定条件下不稳定的时限。未来任何稳定性的检查都宜进行说明。CRM 在开封后有稳定性方面的限制条件时，应进行说明。应对未开封容器的保质期进行说明。

11) 在制备、定值、处理、贮存和发放过程中所遵守的质量体系，应与 ISO 17034、ISO 13485、ISO 15195 或 ISO/IEC 17025 的要求是一致的。

12) 应对任何与 CRM 及其使用有关的危险和适当的详细预防措施进行说明。

(6) 具体特性

1) 如果一个 CRM 的具体特性会影响任何有确定值的量，则应对其进行说明。

2) 应按照系统命名的结构的要求对每一相关成分的分子组成、生物学或生物化学的功能进行说明。

3) 应对被赋值的量进行说明。

4) 对一个"纯"CRM 中的主要成分的纯度，应在质量分数、体积分数、物质的量分数、数目分数等几方面进行说明。在成分不稳定的情况下，应将初始量值及变质速度一起进行说明。

5) 应对物质的基质进行说明。对于干燥的和冷冻干燥的物质来说，溶剂残留的比例应进行说明。

6) 对于被赋值的量，应对其适用系统、成分、量的类型，以及各相关细节进行充分说明。

7) 应给出互通性的研究资料，如对特定蛋白浓度的互通性研究资料。

8) 应对检验的特性值的测量标度类型进行说明，即它是否为名义标度、顺序标度、差示（也称为区间）或比例标度。如果需要宜给出可能的值的集合。

9) 在可能和适当的情况下应使用 SI 单位。如果使用自定义单位，则应有国际公认的定义或是由测量程序所描述的定义。

10) 应对测量不确定度进行表述，可以合成标准不确定度或由规定了置信水平的扩展不确定度导出的区间来描述。应遵循评定测量不确定度的有效程序，如 ISO/IEC Guide 98-3：2008 中的概述。

11) 应对 CRM 赋值的计量学溯源性进行说明。

(7) 定值：技术上有效的程序应用于定值和确认一个 CRM。

1) 试验设计的计划：应对认证研究进行说明。

2) 均匀性评价：应对 CRM 样品本身和样品之间的均匀性进行研究，参照 ISO 33405 进行评价和报告。

3) 结果的统计学评价：应对研究中所得到的数据进行统计学评价。同时应说明评价方法，并应与 ISO 33405 和 ISO 5725-2 中描述的方法一致。

4) 稳定性评价：应按照 ISO Guide 34 和 ISO Guide 35 中评估和报告的要求开展稳定性的评价程序。

5) 赋值：应对赋值所用的试验方案和测量程序进行说明。

6) 量值和测量不确定度：应报告每个应用到的测量程序的量值和测量不确定度（以不确定度报告为基础）。应报告如下试验要素：① 批内试验重复次数；② 批次数；③ 校准次数；④ 同一测量目的不同测量系统的数目。

7) 区域认可：应列出 CRM 的所有认可的区域。

(8) 预期用途：应说明 CRM 的预期用途。CRM 的作用可以是下列两者之一。

1) 校准物（校准品）：校准指定测量程序（也可校准另外一种参考物质）。

2) 控制物：评价一个指定实验室或一批实验室已建立或新建测量程序的偏倚或不确定度。在一个指定实验室的一个指定测量系统中，CRM 应只执行以上用途中的一种，特定的校准物（校准品）或正确度控制物。

(9) 使用说明

1) 安全：使用说明的第一段应包括所有警告性声明。在使用说明中应包括有关设备、材料、样品和废弃物的安全性注意事项。

2) 应提供详细的使用说明，至少应包括下列适当的信息：① 接到 CRM 时所需的贮存条件和稳定性；② 容器开启；③ 打开容器后对 CRM 的处理要求；④ 样品制备；⑤ 通过混匀进行融化或复溶的技术；⑥ 获得最小分析样品和最小分析部分的程序；⑦ 测量程序（推荐性或强制性）；⑧ 使用后剩余物质的处理。

3) 试剂：如果使用说明中包括试剂，则应对每一项进行说明。

4) 辅助品：应列出使用有证参考物质所需的特殊辅助品。

5）设备：应列出使用有证参考物质所需的设备。

6）环境：如果有证参考物质需在特殊的环境中进行使用，则应对其进行说明。

7）测量体积：在一定体积的液体中加入一定体积的另一种液体进行稀释时应该表示为：稀释 $V_1 \to V_2$：将体积为 V_1 的特定液体稀释至总体积为 V_2 的最终混合物，例如：稀释 25 mL→1 L；稀释 $V_1 + V_2$：将体积为 V_1 的特定液体加入体积为 V_2 的溶剂中，例如：25 mL+975 mL。不应使用"$V_1 : V_2$"或"V_1/V_2"的表达方式。

8）冷冻干燥 CRM 的复溶：应给出复溶的细节。

9）引用专利项目：例外情况下，如果因为技术原因起草的使用说明书的条款中使用了专利的条款，在说明书中有必要以通告形式引起使用者注意，使用说明书的同时牵涉到了专利的使用。

（10）研制机构：应在支持文件中说明承担责任的研制机构或组织的名称，全部通信地址、电话和传真，可以提供时包括电子邮件地址。

（11）参考文献：有些文件对于 CRM 预期功能使用是非必需的，但又包含有补充性信息，应列在参考文献中。

（12）附录：不适宜放在报告中主要部分的数据和信息应以附录的形式给出，如：① 均匀性资料；② 稳定性资料；③ 赋值资料；④ 参考文献。

（13）发布和修订日期：应给出当前版本和早期版本的日期。

（李　卿　金中淦）

参考文献

[1] 中华人民共和国国家标准. GB/T 19703—2020 体外诊断医疗器械生物源性样品中量的测量 CRM 及支持文件内容的要求[S]. 北京：国家市场监督管理总局，2020.

[2] International Organzation for Standardization. In vitro diagnostic medical devices-Measurement of quantities in samples of biological origin-Requirements for certified reference materials and the content of supporting documentation[S]. ISO 15194，ISO，2009.

第二章 参考测量技术

第一节 分光光度法

一、原理和应用

(一) 原理

1. 分光光度法的基本原理 分光光度计是一种基于朗伯-比耳定律的仪器,它可以测定物质的吸收率。当底物与酶反应形成产物时,产物的浓度会随着反应的进行而逐渐增加。通过测定产物的吸收光谱,可以确定产物的浓度,进而计算出反应速率及酶活性。

比尔-朗伯定律可总结为溶液对光吸收的程度与液层厚度和溶液浓度的乘积成正比。其数学式可表示为:

$$\lg \frac{I_0}{I} = abc$$

I_0 为入射单色光的强度,I 为透射光的强度。为比色皿中有色溶液的浓度。b 为液层厚度。$\lg(I_0/I)$ 表示光通过溶液时被吸收的程度。一般把 $\lg(I_0/I)$ 称为"消光度"(E)或"吸光度(A)":

$$A = abc$$

式中 a 为一常数,称为吸光系数;如果溶液浓度以 mol/L 表示,液层厚度以 cm 表示,则此常数称为"摩尔吸光系数"以 ε 表示,即 $A = \varepsilon bc$。摩尔吸光系数的物理意义是:一个摩尔浓度的有色溶液放在 1 cm 厚的比色皿中,在一定波长下测得吸光度的数值。如果在比色时,比色里厚度确定后(b 为常数),则吸光度只与浓度成正比。$A = \varepsilon c$,此式为比耳定律的数学表达式。此外,吸收强度的变化用透光度(T)表示,即 $T = \frac{I}{I_0} \times 100\%$。

2. 酶催化活性动力学原理

(1) 酶活性定义和单位:酶活性是指酶催化一定化学反应的能力,是通过测定被分解底物的量或测定形成产物的量来确定的,可在分光光度计的紫外线范围内作直接测定,分光光度法是目前常用的测定酶活性的方法之一。

1963 年,国际生化协会酶学委员会推荐采用国际单位(IU)来统一表示酶活性的大小。1976 年,对酶活性单位定义为:在特定的条件下,1 min 能转化 1 μmol 底物的酶量,即 1 IU = 1 μmol/min。1979 年,国际生物化学协会为了使酶活性单位与国际单位制(SI)的反应速率相一致,推荐用 Katal 单位(也称催量,Kat)。即在规定条件下,每秒(s)催化转化 1 mol 底物的酶量,即 1 Katal = 1 mol/s。我国法定计量单位制中,酶催化活性单位为 Katal,因表示血浆中酶量时过大,故常用 mKatal 或 nKatal 表示。IU 和 Katal 间的关系如下:1 Katal = 60 000 000 IU,1 IU = 16.67 nmol/s = 16.67 nKatal。

(2) 酶催化动力学:酶催化是生物体内普遍存在的催化反应。酶(enzymes)是蛋白质类化合物,是生物催化剂,被酶催化的那些物质叫底物(substrate)。酶催化反应可表示为：

$$E + S \underset{K_{-1}}{\overset{K_1}{\rightleftharpoons}} E \cdot S \overset{K_2}{\longrightarrow} P + E$$

底物先与酶结合成中间络合物[E·S]，然后分解出产物P并释出原来的酶。

利用光度法测量反应速率的大小，从而确定催化剂、活化剂、阻抑剂或解阻剂的浓度和量的动力学的方法，称为催化动力学光度法。该法主要应用于无机物及有机物的测定，具有极高的灵敏度和选择性。酶促反应动力学简称酶动力学，主要研究酶促反应的速度及其他因素，如抑制剂等对反应速度的影响，酶动力学具有以下特征：

1) 酶催化速度是随着底物浓度的逐渐增加而加快。当底物浓度达最大值时，反应速度亦趋于恒定。

2) 酶反应速度与酶浓度成正比。

3) 产物不断增加将会降低酶反应速度。

3. 酶促反应的速度和影响酶促反应速度的因素

(1) 酶反应速度的测量：酶反应速度和一般化学反应相同，测定酶促反应速度有两种方法：① 测量单位时间内底物的消耗量；② 测量单位时间内产物的生成量。在酶促反应开始以后，于不同时间测定反应体系中产物的量，以产物的生成量对时间作图，即可得反应过程曲线。一般测定酶促反应初速度，应先绘出反应过程曲线，根据由原点作曲线的切线或根据曲线的直线部分，来计算酶促反应的速度。在酶促反应中，在低浓度底物情况下，反应相对于底物是一级反应；而当底物浓度处于中间范围时，反应(相对于底物)是混合级反应。当底物浓度增加时，反应由一级反应向零级反应过渡。

(2) 米氏方程：Michaelis 和 Menten 根据中间产物学说推导了能够表示整个反应中底物浓度和反应速度关系的公式，称为米氏方程式。对于大多数酶催化反应其速率方程可表示为：

$$v = \frac{V_{max}[S]}{K_m + [S]}$$

1) [S]为底物浓度。

2) V_{max} 为最大反应速度，是酶完全被底物饱和时的反应速度，与酶总浓度成正比。

3) K_m 为米氏常数，等于反应速度为最大速度一半时的底物浓度，为酶的特征性常数，与酶的浓度无关，单位为 mmol/L。K_m 可表示酶与底物的亲和力，K_m 值大，酶与底物的亲和力低。

(3) 底物浓度对反应速度的影响：底物浓度是影响反应初始速度最主要的因素，在酶浓度、pH、温度等条件固定不变的情况下，底物浓度很低时，反应速度与底物浓度成正比，符合一级反应；底物浓度再增加，反应速度的增加趋缓；当底物浓度达某一值后，反应速度达到最大，反应速度不再增加，符合零级反应。

(4) 酶浓度对反应速度的影响：在底物足够过量而其他条件固定的条件下，并且反应系统中不含有抑制酶活性的物质及其他不利于酶发挥作用的因素时，酶促反应的速度同酶的浓度成正比。

(5) pH对反应速度的影响：酶对环境酸碱度的敏感是酶的特点之一。每一种酶只能在一定限度的pH范围内才表现活性，超过这个范围酶即失活。另一方面在这有限的范围内，酶的活性也随着环境pH的改变而有所不同。酶常常在某一pH时，才表现最大活性。酶表现最大活性时的pH叫作酶的最适pH，稍高或稍低于最适pH，酶的活力就降低。偏离最适pH越远，酶的活性就越低。

(6) 温度对反应速度的影响：温度对于酶的作用有两种不同的影响：① 和一般化学反应相同，酶反应在一定的温度(0～40℃)内，其速度随温度升高而加快。根据一般经验，温度每升高10℃，反应速度约增加1倍。② 酶是蛋白质，遇热易变性失去活性，绝大多数酶在60℃以上即失去活性。温度对反应速度的影响是以上两种相反作用综合的结果。在低温范围内，前一种作用占主要地位，因此随着温度升高，反应速度也加快。但当温度升到一定限度时,后一种作用明显地产生影响。尽管温度升高能使酶反应速度加快,但更主要的是它又使活性酶的浓度大为降低。因而总的结果是随着温度的升高而反应速度下降。在一定条件下,每一种酶在某一定温度,其活力最大,这个温度称为酶的最适温度。也就是说,最适温度是酶表现最大活力时的温度。

(7) 抑制剂对反应速度的影响：能使酶活性下降而不引起酶蛋白质变性的物质称酶的抑制剂。抑制剂与酶活性中心内、外的必需基团结合而抑制酶的活性。包括：① 不可逆性抑制作用：抑制剂以共价键与酶活性中心的必需基团牢固结合,使酶失活,不能用透析超滤等简单方法去除。② 可逆性抑制作用：抑制剂以非共价键与酶或酶-底物复合物疏松结合,利用透析或超滤等简单方法可除去其抑制,使酶恢复活性。包括竞争性抑制、非竞争性抑制作用和反竞争性抑制作用。

(二) 应用

目前在临床检验中应用的酶有上百种,按其应用的方式大致可分为以下三类。

(1) 利用酶的催化作用,加速反应很快地进行到终点,测定产物的浓度,计算出样品中被测物的含量。

(2) 利用酶催化基质反应测量其反应速度,由反应速度的大小算出样品中基质的含量。

(3) 利用酶催化基质反应测定样品中酶或活化剂或抑制剂的浓度。

酶活性的测定具有广泛的用途,尤其是对于人体各种疾病的检查有重要意义。如人体血清中酶活力的改变,不仅显示了疾病的发生,而且对于疾病的诊断及对治疗效果的判断是很重要的。

二、安装分光光度计实验室的基本要求

1. **环境温度和湿度** 室温最高温度不宜超过 28℃,最低不低于 15℃。棱镜的折射率随温度而改变,因而温度的变化影响棱镜色散特性；大多数光学材料的导热性能较差,光学零件会随温度的变化而引起微小变形,从而影响光学系统的成像质量。实验室相对湿度一般控制在 45%～65%,上限不超过 70%。湿度过大,不仅电器机件和机壳容易生锈,也容易使光学零件表面发霉、生雾,严重时,水蒸气会干扰测定。潮湿气体容易产生漏电流而影响光电转换元件的暗电流。

2. **防尘** 安装分光光度计的实验室的清洁度要求较高,必须设置一定的防尘条件。室内的尘土对仪器的光学系统和电子系统都会产生不良影响,如尘土散落在光学部件表面上,不仅增加仪器的杂散光,而且降低光学部件的透光性或反射率。

3. **防震和防电磁干扰** 分光光度计应安装在牢固的工作台上,尽可能远离强烈振动的振动源,如机械加工、强通风马达、公路上来往车辆等都会影响仪器的正常工作。强烈振动可导致棱镜或光栅的位移而产生波长误差,也使测量系统产生波动。外界电磁场使仪器电子系统产生扰动,尤其影响光源灯稳定性,导致整机电子系统工作不稳定。因此,仪器的电源最好采用专用线,不要与用电量变化大的其他大型仪器共用电源。

4. **防腐蚀** 腐蚀性气体对分光光度计的光学系统、精密机械及电子系统产生极大的破坏作用。分光光度计工作室与化学操作室必须分开,避免化学操作室的酸雾及其他腐蚀性气体进入仪器室,当测量具有挥发性或腐蚀性样品溶液时,应加吸收池盖,实验结束时,及时对样品室进行清理。含有挥发性或腐蚀性物质的样品或化学试剂不能存放在仪器工作室。

三、分光光度计的保养和维护

分光光度计的维护、保养和调试的根本目的在于保持和改善。仪器的工作性能,其中主要是保持分光光度计单色光纯度和准确度,以及测量灵敏度和稳定性。为此,必须对分光光度计的主要组件做正确使用和保养,必要时做

适当调整。对光源部件，应注意如下几点。

（1）光源灯有一定寿命，仪器不工作时不要开灯；若工作间歇时间短，可不关灯和停机，一旦停机，则应待灯冷却后再重新启动，并预热15分钟左右。

（2）如灯泡发黑或亮度明显减弱或不稳定，应及时更换；单色器是分光光度计的核心部分，装置在一密封盒内，一般不宜拆开，要经常更换单色器盒的干燥剂，防止色散元件受潮生霉；仪器使用半年以上或搬动后，要进行波长读数的校正。吸收池是光度测量最常用的器件，要注意保护吸收池的光学面，引起吸收池之间产生明显差别的主要原因是光学窗污染，如吸收池洗涤方法不当或吸收池内存在残余洗涤液可使光学窗形成一层薄膜而吸收辐射源，因此，吸收池使用后应立即冲洗。在定量分析中，配合使用的吸收池应经过选择，将吸收池装入蒸馏水，一个作参比，另一个作样品，在使用波长处测量吸光度不超过±0.003。

四、分光光度计的校准

用于酶学参考测量的紫外、可见分光光度计的计量学性能要求如下：

1) 波长：±1 nm。
2) 波长重复性：≤0.5 nm。
3) 透射比：±0.5%τ。
4) 透射比重复性：≤0.2%τ。
5) 基线平直度：±0.002τ。
6) 仪器噪声：在500 nm透射比为100%噪声≤0.2%τ。
7) 比色杯光径：10.00±0.01 mm。

校准方法参照JJG178紫外、可见、近红外分光光度计检定规程。

（欧元祝　王　茗）

参考文献

[1] 刘秀萍,李满秀. 催化动力学光度分析法及其应用[M]. 北京：兵器工业出版社,2004：38-48.
[2] 赵桦萍,赵立杰,白丽明. 分光光度分析[M]. 哈尔滨：哈尔滨工业大学出版社,2007：51-59.
[3] 颜思旭,蔡红玉. 酶催化动力学原理与方法[M]. 厦门：厦门大学出版社,1987：21-30.
[4] B. 施特尔马赫. 酶的测定方法[M]. 钱嘉渊译. 北京：中国轻工业出版社,1992：2-8.
[5] 国家质量监督检验检疫总局. JJG178—2007紫外、可见、近红外分光光度计检定规程[S]. 北京：国家质量监督检验检疫总局,2007.

第二节　液相色谱串联质谱技术

一、原理和应用

（一）原理

液相色谱串联质谱技术(liquid chromatography tandem mass spectrometry, LC-MS/MS)是一种联合液相色谱和质谱的检测技术。通过液相色谱仪，样品在固定相和流动相之间进行分离，随后进入质谱仪进行定性和定量检测（图2-2-1）。液相色谱仪主要包括进样系统、柱箱和色谱柱等。质谱仪主要包括离子源、质量分析器、检测器、数据采集处理系统等（图2-2-1）。LC-MS/MS的基本工作原理是样品中各个组分通过液相色谱仪分离后依次进入质谱仪，质谱将样品离子化，产生带有一定电荷、质量不同的离子，不同离子在电场和(或)磁场中的运动行为不同，用质量分析器把不同带电离子按质荷比(质量和电荷的比, m/z)分开，得到质量色谱图。通过对质量色谱图的分析处理，可以得到样品的定性、定量结果。质谱仪都必须有电离装置把样品电离为离子，有质量分析装置把不同质荷比的离子分开，经检测器检测之后可以得到样品的质谱图。由于有机样品、无机样品和同位素样品等具有不同形态、性质和分析要求，所以所用的电离装置、质量分析装置和检测装置有

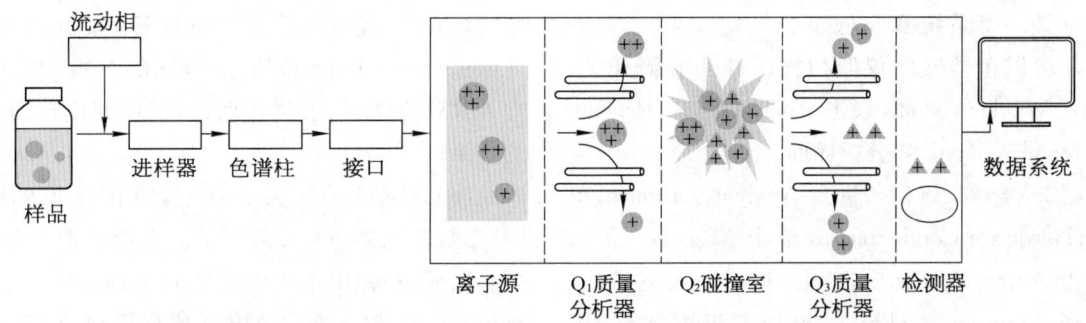

图 2-2-1 液相色谱串联质谱仪示意图

所不同。但是,不管是哪种类型的液相色谱串联质谱技术,其基本组成是相同的,都包括进样系统、离子源、质量分析器、检测器。

1. **液相色谱部分** 进样后,样品中各成分根据不同的性质,先后被分离洗脱,流出色谱柱,进入后续质谱部分。

(1) 色谱保留:实现样品中物质的分离,需要样品中成分杂质等在色谱柱固定相中获得不同的保留,然后在不同时间从固定相中洗脱下来,因此需根据不同的分析物性质选择合适的色谱柱。

(2) 分离度:液相色谱主要作用是将目标分析物与杂质分离,通常需要调节流动相的组成、比例、流速及色谱柱的类型来改善分离度,达到最佳分离效果。

2. **质谱部分**

(1) 进样系统:主要由液相色谱通过流动相将样品送入色谱柱进行分离,随后进入质谱仪。

(2) 离子源:离子源使样品分子或原子离子化,同时具有聚集和准直作用,使离子汇聚成具有一定几何形状和能量的离子束。液质的离子源有电喷雾离子源(electron spray ionization,ESI)、大气压化学电离源(atmospheric pressure chemical ionization,APCI)等,实验室常用液质的离子源为 ESI 源。

(3) 质量分析器:质量分析器将离子源产生的离子按 m/z 的大小分离聚集,其种类较多,主要有四极杆、离子阱、傅立叶变换离子回旋共振等。LC-MS/MS 系统中,常见的是四极杆质量分析器。临床实验室目前液质的质量分析器类型主要为三重四极杆。

(4) 检测器:通常使用的检测器是电子倍增器,它通过一个连续的动态过程放大离子产生的电子信号。

(二) 应用

液相色谱串联质谱技术因其高选择性、高特异性、高灵敏度,多指标联合检测等特点,广泛应用于基础研究、药物发现和开发、功能医学、食品安全、环境分析中对农药残留的检测、法医毒物学、临床研究等多个领域。在临床检验领域的作用与优势也日益凸显,主要应用于新生儿疾病筛查、药物浓度分析、激素、代谢物、多肽等化合物的准确定量等。基于质谱技术在定量分析中的优势,其在检验医学参考测量程序的研究中发挥着重要作用,近 40 年来,越来越多地被应用于药物、电解质、代谢物和底物、非电解质金属元素、非肽激素、蛋白质和维生素的参考测量程序中,为这些已经明确定义的被测量的精准检测提供了有力保障。

二、仪器操作

(一) 质谱部分(以 AB Sciex API5000 质谱仪为例)

1. **气路** 由氮气发生器供气,质谱仪在待机状态下,应保证气体供应充足、气路通畅。

2. **开机程序** 打开机械泵上的电源开关。机械泵继续工作至少 15 分钟。打开仪器电源主开关。等系统真空低于$(1\sim 2)\times 10^{-5}$ Torr后才可以正常操作仪器扫描。打开电脑开关,进入 Windows 桌面,双击 Analyst,点击 Register Later 进入 Analyst 分析界面。

3. 质谱仪调谐　进入 Analyst software,单击 Hardware Configuration,单击 MassSpecOnly,点击 Active Profile 后,点击 close 进入主界面,选择 Tune and Calibrate 模块。使用针泵,用 POS PPG,2×10^{-7} M 溶液分别在 ESI^+ 模式下进行 Q1 和 Q3 调谐;用 PPG NEG,3×10^{-5} M 溶液分别在 ESI^- 模式下进行 Q1 和 Q3 调谐;进行参考测量前应确认最近 3 个月内进行过质量校准并合格。若上一次质量校准时间与测定时间超过 3 个月,应重新校准至合格。

4. 化合物质谱参数优化　进入 Analyst software,选择 Tune and Calibrate 模块。根据需要选用不同方式的质谱扫描模式(Q1 MS、Q1 Multiple Ions、Q3 MS、Q3 Multiple Ions、Neutral Loss、Precursor Ion、Product Ion、MRM 扫描模式)。

(1) 查阅文献、资料,获得目前化合物的分子式、结构式、溶解度等详细信息。确定母离子的质荷比(Q1 SCAN)。使用 50% 甲醇水溶液(乙腈水溶液也可)配置适当浓度的标准溶液。

(2) 激活 Mass Spec Only,双击运行 Manual Tuning。使用针泵,以恒流方式进样。

(3) 根据待测化合物性质,选择分析的极性、离子化方式。也可实际进样测试之。使用 Q1 Scan 确定母离子的质荷比,准确到小数点后一位(可适当平滑化)。

(4) 确定母离子的质荷比(product ion scan),得到高质量的 MS2 图,设定 CE 初始值为 5 eV,以 5 eV 为步长手动调节 CE,母离子的强度为图谱中基峰强度的 1/4~1/3 为宜。可适当平滑后选择子离子,质荷比确定到小数点后一位。

(5) 优化化合物参数(MRM),根据前面选出的母、子离子,组建 MRM 离子对。选择多个离子对时,合理分配每一对的分析时间。用"Ramp",优化 CE(Collision Energy)与 DP(Declustering Potential),以得到的参数初步建立 MRM 方法,一般优化两次,以得到比较确切的结果。

(6) MRM 采样方法建立,将优化得到的 DP 参数输入 Compound 页下。右键点击 MRM 列表区域,在弹出菜单中选择 Collision Energy,点出 CE 列,输入对应 MRM 优化得到的 CE 参数。保存采样方法。

5. 关机程序(一般不关机)　先关掉仪器电源主开关停止真空泵系统,机械泵继续工作至少 15 分钟后再关掉机械泵上的电源开关。

(二) 液相色谱串联质谱仪

(1) 依次打开液相部分泵、自动进样器和柱温箱。

(2) 连接液相流出管路与质谱仪的雾化器接口。

(3) 启动 Analyst software,点击 Hardware Configuration,激活 LCMS。

(4) 建立 Acquisition Method 采集方法。

1) 进入 Acquire 模块。建立 Acquisition Method,设定液相条件(二元泵、自动进样器、柱温箱)及质谱条件。点击 Autosampler 自动进样器,设定 Injection Volume 进样量。点击 Pump 泵,设置适当的梯度方法。在柱温箱中设置适当的温度。设置完成后,最终的 Acquisition Method 在 File 菜单下用 Save 功能存起来。

2) 若文件已存在,使用时在 File 菜单中 open 选择以前保存了的方法。

(5) 建立 Acquisition Batch。

1) 双击 Build Acquisition Batch 打开一个空白窗口。

2) 在 Method Editor 中选择已建立好的带液相同步的质谱方法 Acquisition Method,点击 Quick Quant 打开定量信息窗,在 Analytes 下,点击 Q1/Q3 下选择 MRM 离子对。在 Name 栏下为每对指定一个化合物名称。在内标窗口下选择任意内标 MRM 离子对,给一个合适的名称。点击并命名 Quick Quant 方法。

3）在 Quick Quant 栏中选择已经建立的定量分析方法。

4）键入一个样品组名称。

5）点击 Add Set，增加样品瓶到 Add Sample 窗口键入样品个数到 Number，点击 OK。

6）设定进样瓶位置，编辑样品的名称。

7）打开最后的 Submit（提交），并检查 Submit 钮是否是灰色。如果是，则检查提交的设计有什么缺少的信息并填上，点击 Submit。

（6）打开 Queue Manager，检查样品队列。

（7）利用沙漏图标将仪器置于 Standby 状态。

（8）点击 Standby 图标左边的 Equilibrate 图标预热仪器，选择平衡方法并提交，用流动相冲洗色谱柱 30～40 倍柱床体积，待仪器充分平衡后，点击 Acquire 菜单中的 Start Sample 按钮开始样品分析。开始实验数据采集。

（9）用 Quantitation Wizard（定量分析导航器）建立一个定量数据分析方法。

1）从 Navigation bar 中双击 Quantitation Wizard 定量导航器，出现样品数据文件选择窗口。

2）双击左边窗口 Available Data Files（可用的数据文件）中的 QuantData. wiff，中间窗口会出现 Available Samples（可用的样品）数据文件名，选中样品名按右向箭头，样品文件加到右边窗口 Selected Samples（选中的样品）。在 Batch 里的数据文件列表中选定要处理的数据并加到右边。如果用 QuantData，则选 Add All。然后点击窗口底部的 Next，移到下一步。

3）Select Settings & Query 窗口被打开，在本窗口中 Settings to Use 设为 Default，Default Query 为 None。点击窗口底部的 Next 移到下一步。

4）Select Method 窗口被打开。有三个不同的选项可用：Choose Existing Method（从当前的 Project 中选一种现成的定量数据分析方法），Create Automatic Method（从选定的数据文件中自动进行设置积分参数，然后对峰面积进行自动积分）和 Create New Method（建立新方法，全部用手动设定）。选择 Create New Method，点击窗口底部的 Next 进入下一步。

5）出现一新窗口，选代表性样品（Select Representative Sample）。在本窗口中，选中间浓度的数据，点击窗口底部的 Next 进入下一步。

6）在峰定义（Define Peaks）窗口出现。如果有内标的话，在内标（Internal Standards）部分 Name 格内定义名称，并在 Q1/Q3 格内将 MRM 或 SIM 值选出来。点击窗口底部的 Next 进入下一步。

7）定义积分 Define Integration 的窗口被打开，点击 Advanced 打开高级积分参数选项，选定 Bunching Factor（成束因子），Number of Smooths（平滑点数），浓度单位与标准品一致，点 OK 查看新的峰积分。

8）用鼠标拖拽来查看新的峰积分，垂直方向放大基线。如果新的峰积分参数合适则选 Next，以积分下一个峰。

9）选择 Finish 完成定量方法的建立。

10）存储结果表到"Results"文件夹中。

（10）待实验完成后，选择合适的流动相清洗系统及色谱柱，待清洗结束后，关闭软件所有活动窗口，单击 Hardware Configuration，点击 Deactive Profile 后，点击 close，关闭软件，关闭电脑主机和液相各部件。若色谱柱第二天不再使用，清洗完毕后将色谱柱内充满乙腈或甲醇保存，柱接头要拧紧，防止溶剂挥发干燥。避免压力和温度的急剧变化及任何机械振动，一般存放于质谱房间。

（三）安全规程

（1）操作人员认真阅读本仪器使用说明书，经考核合格，持有本仪器操作证，方可上机。

（2）在断电情况下，应使质谱进入 Standby 状态，关掉液相部分，UPS 正常情况下可供电 2 个小时，若 2 小时内不恢复供电，按关机程序关闭质谱仪，待恢复供电后，按开机程序打开质谱仪。

（3）仪器在待机和开机状态下，应保证足够的气源供应。应时常检查供气系统的工作状态，若供气不足应及时维修。

（4）空调 24 小时开机，环境温度维持在 15～25℃，相对湿度 20%～80%，不凝露。

（5）LC/MS 接口避免进入不挥发的缓冲盐溶液，如含磷酸盐溶液，钠和钾的成分必须＜1 mmol/L；甲酸（或乙酸）＜2%；三氟乙酸＜0.5%；三乙胺＜1%；醋酸铵＜20 mmol/L。

三、质谱系统校准

（一）校准

由具有校准资质的计量机构按照 JJF 1317 液相色谱-质谱联用仪校准规范进行校准，并出具校准报告，参见表 2-2-1 中技术指标进行验收。

表 2-2-1 质谱仪校准项目和技术指标

计量性能	仪器类型	电离模式	计量性能指标
分辨力	三重四级杆、单四级杆、离子阱	ESI$^+$	≤1 u
信噪比	三重四级杆	ESI$^+$	≥30∶1
		ESI$^-$	≥10∶1
		APCI$^+$	≥30∶1
	单四级杆、离子阱	ESI$^+$	≥10∶1
		ESI$^-$	≥10∶1
		APCI$^+$	≥10∶1
质量准确性	三重四级杆、单四级杆、离子阱	ESI$^+$	≤0.5 u
峰面积重复性	三重四级杆、单四级杆	ESI$^+$	≤10%
离子丰度比重复性	离子阱	ESI$^+$	≤30%
保留时间重复性	三重四级杆、单四级杆	ESI$^+$	≤1.5%

（二）复校

复校时间间隔的长短是由仪器的使用情况、使用者、仪器本身质量等因素所决定。除了在更换重要部件、维修、重新安装或对仪器性能有怀疑时应校准，最长校准时间建议不超过 1 年。另外，使用者最好在仪器重新开机后或质量校准后 3 个月重新进行简单的内部校准，校准项目可以只包括分辨力、质量范围、信噪比这 3 个最重要的技术指标。

四、维护保养

为了延长仪器设备的使用寿命，保持其良好的性能，保证液相色谱串联质谱仪的最佳状态，质谱设备的日常维护、保养就成了一项极其重要的日常工作。

一般而言，实验室会根据部件的工作重要程度、使用频次和耗损程度做不同周期的维护，如保证系统在真空压力下工作的各路气体压力和离子源流路是每日必检项目，而同样重要的维持仪器真空状态的机械泵油量则是每周检查的项目，每个实验室都应该根据实际使用情况制订本实验室的检查计划。详细的检查项目及周期见表 2-2-2。

表 2-2-2 液相色谱串联质谱仪保养维护项目

仪器	维护项目	频次	描述
液相色谱串联质谱仪	检查各路气体压力	每日	和原始标示值一致
	清洗离子源流路	每日	50∶50 甲醇水为流动相 200 μL/min 冲洗 10～20 分钟
	清洗离子源内腔体	需要时	50∶50 甲醇水无尘纸擦拭
	清洗 Curtain Plate、Orifice 外部	需要时	50∶50 甲醇水无尘纸擦拭
	检查机械泵油量	每周	油量窗口在最大量与最小量两条界限之间
	更换机械泵油	需要时	打开排油孔螺栓，排净废油，拧上排油孔螺栓，打开加油孔螺栓，注入新油
	清洗或更换空气过滤网	3 个月	拆下机械泵进气口滤网，清洗吹干，装上
	更换 PEEK 管	需要时	当堵塞时，更换 PEEK 管
	更换喷雾针	需要时	按说明书操作
	倾倒废液收集瓶	需要时	倾倒废液收集瓶

（金中淦 李 卿）

参考文献

[1] 李水军. 液相色谱-质谱联用技术临床应用[M]. 上海：上海科学技术出版社, 2014.

[2] 国家质量监督检验检疫总局. JJF 1317—2011 液相色谱-质谱联用仪校准规范[S]. 北京：国家质量监督检验检疫总局, 2011.

第三节　气相色谱质谱联用技术

一、原理和应用

(一) 原理

气相色谱质谱联用技术（gas chromatograph-mass spectrometry, GC-MS）是将气相色谱仪与质谱仪通过一定接口耦合到一起的分析技术。气相色谱仪主要包括气路系统、进样系统、柱箱和色谱柱等。质谱仪主要包括离子源、质量分析器、检测器、真空系统和数据采集处理系统等（图2-3-1）。GC-MS的基本工作原理是样品中各个组分通过气相色谱仪分离后依次进入质谱仪，组分在离子源中被电离，产生带有一定电荷、质量不同的离子，不同离子在电场和（或）磁场中的运动行为不同，用质量分析器把不同带电离子按质荷比（质量和电荷的比，m/z）分开，得到质量色谱图。通过对质量色谱图的分析处理，可以得到样品的定性、定量结果。

其中气相色谱技术是利用一定温度下不同化合物在流动相（载气）和固定相中分配系数的差异，使不同化合物按时间先后在色谱柱中流出，从而达到分离分析的目的。保留时间是气相色谱定性的依据，色谱峰高或峰面积是定量的手段，所以气相色谱对复杂的混合物可以进行有效的定性定量分析。其特点在于高效的分离能力和良好的灵敏度。由于一根色谱柱不能完全分离所有的化合物，以保留时间作为定性指标的方法往往存在明显的局限性，特别是对于同分异构化合物或者同位素化合物的分离效果较差。

而质谱技术是将气化的样本分子在高真空的离子源内转化为带电离子，经电离、引出和聚焦后进入质量分析器，在磁场或电场的作用下，按时间先后或空间位置进行质荷比分离，最后被离子检测器检测。其主要特点是先进的结构鉴定能力，能给出化合物的分子量、分子式及结构信息。在一定条件下所得的MS碎片图及相应的强度，犹如指纹图，易于辨识，方法专属灵敏。但质谱技术最大的不足之处在于要求样本是单一组分，无法满足复杂物质的分析。

GC-MS是基于色谱和质谱技术的基础上，充分利用气相色谱对复杂有机化合物的高效分离能力和质谱对化合物的准确鉴定能力进行定性和定量分析的一门技术。在GC-MS中气相色谱是质谱的预处理器，而质谱是气相色谱的检测器。两者的联用不仅仅获得了气相色谱中保留时间、强度信息，还有质谱中质荷比和强度信息。同时，计算机的发展提高了仪器的各种性能，如运行时间、数据收集处理、定性定量、谱库检索及故障诊断等。因此，GC-MS技术的分析方法不但能使样本的分离、鉴定和定量一次快速地完成，还对于批量物质的整体和动态分析起到了很大的促进作用。

GC-MS系统由气相色谱单元、质谱单元、计算机和接口四大件组成，其中气相色谱单元一般由载气控制系统、进样系统、色谱柱与控温系统组成；质谱单元由离子源、离子质量分析器及其扫描部件、离子检测器和真空系统组成；接口是样本组分的传输线以及气相色谱单元、质谱单元工作流量或气压的匹配器；计算机控制系统不仅用作数据采集、存储、处理、检索和仪器的自动控制，而且还提高了质谱仪的性能。

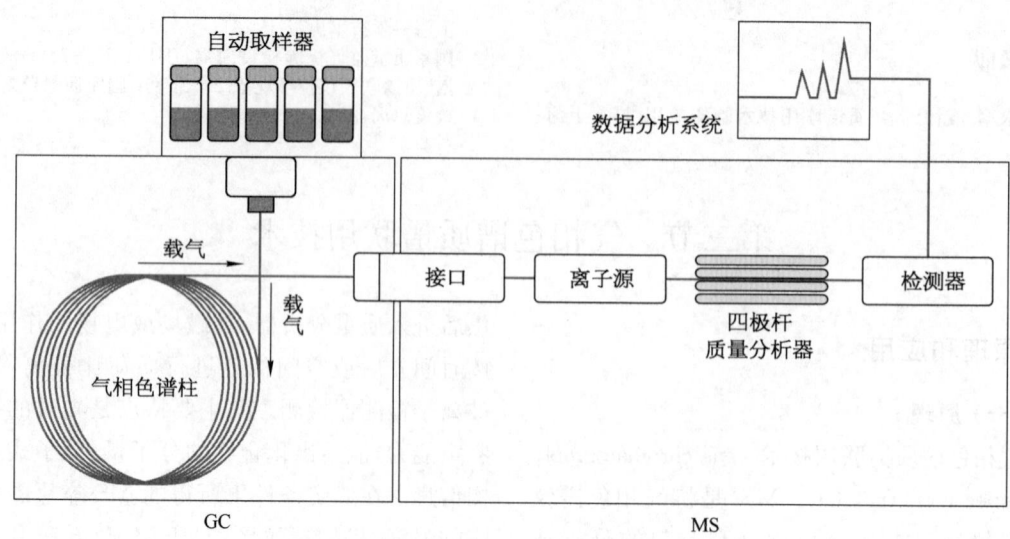

图 2-3-1　气相色谱串联质谱仪示意图

(二) 应用

气相色谱质谱联用技术即将气相色谱与质谱仪通过接口组件进行连接,以气相色谱作为试样分离、制备的手段,将质谱作为气相色谱的在线检测手段进行定性、定量分析,辅以相应的数据收集与控制系统构建而成。在化工、石油、环境、农业、法医、生物医药等方面,已经成为一种获得广泛应用的成熟的常规分析技术。气相色谱质谱技术结合了气相色谱和质谱的优点,具有 GC 的高分辨率和质谱的高灵敏度和强鉴别能力,可同时完成待测组分的分离、鉴定和定量,被广泛应用于复杂组分的分离与鉴定。

GC-MS 法具有以下特点:定性参数多、定性可靠:除去与 GC 法一样能提供保留时间外,还能通过质谱图获取分子离子峰的准确质量、碎片离子峰强度比、同位素离子峰强度比等信息;检测灵敏度高:全扫描时的检测灵敏度优于所有通用型 GC 检测器,选择离子监测时的检测灵敏度优于所有选择性 GC 检测器;能检测未获得色谱分离的组分:用提取离子色谱图、选择离子监测色谱图等可检出总离子流色谱图上未分离或被噪声掩盖的色谱峰;分析方法容易建立:用于 GC 法的大多数样品处理方法、分离条件等均可移植到 GC-MS 法中。

GC-MS 法适合于相对分子质量较低(<1 000)的化合物的分析,尤其适合于挥发性成分的分析。GC-MS 法在药品生产、质量控制和研究中有广泛的应用,特别在中药挥发成分的鉴定、食品和中药中农药残留量的测定、体育竞赛中兴奋剂等违禁药物的检测,以及环境监测等方面,GC-MS 是必不可少的工具。

二、仪器操作

以 Agilent G7000B 为例。

(一) 开机前检查与准备

(1) 确认仪器供电系统正常。
(2) 确认排风系统正常。
(3) 确认仪器气路正常,准备充足的工作气体,检查气体压力[打开载气(He)钢瓶控制阀,设置分压阀压力至 0.5 MPa]。

(二) 开机

(1) 开电脑主机、显示器。
(2) 开仪器开关:开主机电源(instrument),再开射频电源(RGF)。
(3) 确认毛细管柱已装好,打开主机电源(在打开 MS 电源的同时用手向右侧推分析器前侧板直至侧面板被紧固地吸牢)。涡轮泵开始工作,大约等待 2 分钟,仪器自检完毕。

(4) 在桌面双击仪器控制图标,进入 MS 化学工作站界面。

(5) 查看仪器状态及真空泵运行状态,点击 Instrument→Edit Monitors,在出现的窗口中将 MS Turbo1 Speed 选到 Selected Monitors 中,就可显示分子涡轮泵转速。

(6) 在为 MS 抽真空之前,确保系统满足以下全部条件:所有其他真空垫圈和配件均被放置和紧固好;GC-MS 接口装入柱箱;老化好的毛细管柱被装在 GC 进样口和 GC-MS 接口上;如果使用氢气作载气,载气流必须是关闭的。

(三) 调谐

调谐应在仪器至少开机 2 小时后方可进行,若仪器长时间未开机,则建议将此时间延长至 4 小时。

(1) 在仪器控制界面下,单击调谐图标,进入调谐窗口,选择调谐及真空控制进入调谐与真空控制界面。

(2) 点击 Autotune 按钮进行调谐,进行自动调谐,仪器自动生成调谐报告。

(3) 如果要手动保存或另存调谐参数,将调谐文件保存到 atune.u 中。

(4) 在 checktune 的子窗口内,可以做 checktune,生成 checktune 报告。

(四) GC-MS 配置编辑

1. 调用已有方法 点击 Method,点击 Load Method,运行已有方法。

2. 编辑新运行方法 点击 Method,选择 Edit Entire Method,出现方法信息和仪器参数选择窗口。

3. 进样口/进样类型选择

4. 编辑气相参数

(1) 注射器参数设定 PreInj,进样前;PostInj,进样后;Volume(μL),针清洗的体积;Sample Washes,用样品洗针次数;Solvent A Washes,溶剂 A 洗针的次数;Solvent B Washes,溶剂 B 洗针的次数;Samples Pumps,赶气泡抽吸次数。

(2) 分流不分流进样口参数设置:Mode (进样方式):不分流模式 Splitless;分流模式 Split;脉冲不分流模式 Pulse Splitless;脉冲分流方式模式 Pulse Split。

(3) 柱流量设置和碰撞池流量设置:点击要设置的色谱柱,选择当前色谱柱的流量控制模式,根据色谱柱内径设置相应的流速(Flow)和压力(Pressure)。碰撞池的中的 Collision Gas (碰撞气 N_2)和 Quench Gas(淬灭气 He)一般使用默认流量。

(4) 柱温参数设置:进入柱温参数设定界面,设定升温程序。选中"Oven Temp On"左边的方框,在温度框内输入温度。Ramp,升温阶次;℃/min,升温速率;Hold min,保持的时间;Equilibration Time,柱子的平衡时间。

(5) 检测器信号设置。

(6) 质谱接口温度设定(250℃)。

5. 编辑质谱参数

(1) 选择 Instrument 菜单下的 MS parameters 选项,出现 QQQ 质谱参数设定窗口。

(2) 点击按钮可查看所选调谐文件的详细质谱参数。点击按钮选择所需调谐文件。

(3) 设定质谱离子源及检测器参数,设定离子源温度 Source temp 为 230℃。电子能 Electron energy 自动设为 -70 eV。Run time 前的选择框一般不选。Solvent delay:溶剂延迟时间。Peak width:峰宽,一般设为 0.5~1.0 sec。Detector setting:选 Gain 则使用 Gain factor 调谐参数;选 Delta EMV,检测器电压 = autotune 电压 + Delta EMV。

(4) 编辑 QQQ 质谱扫描参数的时间段。

(五) 方法运行

(1) 在 Method 菜单中选择 Run Method,然后填入:数据文件路径、文件名、瓶号等样品信息,点击 OK and Run Method,运行单个样品。

(2) Sequence 自动进样序列表设定及运行。

(3) 在 Sequence 菜单下点击 Edit sequence 编辑一个运行序列。依次输入样品名称 Name,

瓶号 Vial,方法名 Method File,文件名 Data File,样品类型 Type,标样浓度级别 Level,稀释因子 Dil 等相关信息,点击 OK 确认。

(4) 从 Sequence 菜单下点击 Run sequence,在序列运行窗口中依次选中 On Mismatch, Inject Anyway; Overwrite Existing Data Files。然后填入数据文件路径等。点击 Run Sequence 开始运行序列。

（六）数据分析

(1) 数据采集结束后,在 Data Analysis 界面中选择 File/Load File,打开得到的谱图。

(2) 在不同的谱峰上双击右键,可得到各峰的定性结果和结构式。

(3) 选择 Chromatography 中的 Integrate,对谱图积分。也可在调整了积分事件中的有关参数的设置后再积分。

（七）质谱仪关机步骤

(1) 在手动调谐(Manual tune→Vacuum control)中点击放空键(Vent)。

(2) 将 GC-MS 接口温度和 GC 柱箱温度设置为环境温度(室温)。

(3) 等待大概 15 分钟,分子涡轮泵转速完全降下来。待 GC-MS 接口和 GC 柱箱温度小于 100℃。

(4) 出现 ready 提示后,关闭控制软件,关闭 GC 和 QQQ 电源。

(5) 关闭载气,反应气及 QQQ 碰撞气(高纯氮气)。

三、校准

由具有校准资质的计量机构按照 JJF 1164 气相色谱-质谱联用仪校准规范进行校准,校准周期为 1 年,并出具校准报告,参见表 2-3-1 中的技术指标进行验收。

四、日常维护保养

GC-MS 具体维护内容、周期及方法参见表 2-3-2。

表 2-3-1 GC-MS 计量特性

计量特性		气相色谱-离子阱	气相色谱-单四极杆	气相色谱-三重四极杆	气相色谱-飞行时间	气相色谱-静电场轨道阱
质量范围		≥600 u				
质量分辨率			$W_{1/2}<1\ u$		$W_{1/2}<0.05\ u$	
质量准确性			不超过±0.3 u		不超过±0.02 u	
信噪比	电子轰击源(EI$^+$)		≥10:1		≥50:1	
	正化学电离源(CI$^+$)		≥10:1		/	/
	负化学电离源(CI$^-$)	≥10:1	/	/	/	/
峰面积重复性		≤10%				
保留时间重复性		R_t≤1.0%				
气相色谱柱箱温度控制:柱箱温度稳定性(10分钟)		优于0.5%				
气相色谱柱箱温度控制:程序升温重复性		优于2%				
谱库检索		相似度≥75%		/		

表 2-3-2　GC-MS 维护内容、周期及方法

维护项目	每日	每月	每年	需要时	操作步骤
检查各路气体压力	X				检查各路气体压力表
更换泵油					检查泵油
检查螺母松紧度				X	检查柱螺母的松紧度
质量调谐				X	按操作规程质量调谐
更换隔垫				X	检查如果需要则替换隔垫
更换进样口套管				X	检查进样口套管松紧度
更换密封圈				X	更换密封圈
更换进样针				X	更换进样针
更换气瓶				X	检查气瓶供气
清洁离子源		X			清洁离子源
更换载气				X	更换载气
更换灯丝			X		更换老化灯丝
仪器全面维护			X		工程师上门

注：X 表示需维护的项目。

（张素洁　金中淦）

参考文献

国家市场监督管理总局. JJF 1164—2018 气相色谱-质谱联用仪校准规范[S]. 北京：国家市场监督管理总局，2018.

第四节　电感耦合等离子体质谱仪技术

一、原理和应用

（一）原理

质谱法（mass spectrometry, MS）是通过对被测样品离子的质荷比（m/z）进行测定的一种分析方法。被分析的样品首先要离子化，然后利用不同离子在电场或磁场中运动行为的不同，把离子按质荷比分离而得到相应的质谱图，通过样品的质谱和相关信息，可以得到样品的定性、定量结果。

从分析对象来看，质谱法可以分为原子质谱法（无机质谱）和分子质谱法（有机质谱）。原子质谱和分子质谱在仪器结构上基本相似，都由离子源、质量分析器和检测器组成。两者所用的质量分析器和检测器相同，只是离子源不同。

由于分析对象和目的不同，需要采用不同的离子源，其结构和性能对分析结果有很大影响。自 20 世纪 80 年代以来，电感耦合等离子体（inductively coupled plasma, ICP）被应用于质谱分析中作为离子源。ICP 由高频发生器、进样系统和等离子矩管三部分组成。在有气体的石英管外套装一个高频感应线圈，感应线圈与高频发生器相连接。当高频电流通过线圈时，在石英管的内外形成强烈的振荡磁场。一旦管内气体开始电离，电子和离子受到高频磁场加速，产生碰撞电离，电子和离子急剧增加，在气体中感应产生涡流。高频感应电流产生大量的热能，又促进气体电离，维持气体的高温，从而形成等离子体。

原子质谱中的电感耦合等离子体质谱法（inductively coupled plasma mass spectrometry,

ICP-MS)已经成为元素分析中最重要的技术之一,它是以 ICP 焰炬作为离子源,以四级杆作为质量分析器的质谱技术。四级杆是由四根平行的圆柱形或双曲面的椅状金属电极组成,对角电极连接构成两组,两组电极间施加一定的直流电压和频率为射频范围的交流电压。被加速的离子束穿过对准四级杆之间空间的准直小孔,通过在四极杆上加上直流电压和射频电压,在极间形成一个射频场。离子进入此射频场后,会受到电场力作用,只有合适 m/z 的离子才会通过稳定的振荡进入检测器产生信号,其他离子在运动过程中撞击在筒形电极上而被过滤掉,最后被真空泵拉走。只要改变直流电压和射频电压并保持其比值恒定时,就能将离子按照 m/z 大小分开,形成质谱图。

电感耦合等离子体质谱中,被分析样品通常以水溶液的气溶胶形式引入氩气流中,然后进入由射频能量激发的处于大气压下的氩等离子体中心区,等离子体的高温使样品去溶剂化、汽化解离和电离。部分等离子体经过不同的压力区进入真空系统,在真空系统内,正离子被拉出并按照其质荷比分离。检测器将离子转换成电子脉冲,然后由积分测量线路计数。电子脉冲的大小与样品中分析离子的浓度有关。通过与已知的校准品比较,实现未知样品的元素定量分析。自然界出现的每种元素都有一个简单的或几个同位素,每个特定同位素离子给出的信号与该元素在样品中的浓度呈线性关系。

ICP-MS 的主要优点归纳为:样品在常温下引入;气体的温度很高使样品完全蒸发和解离;样品原子离子化的百分比很高;可同时检测多种元素;低检出限、高选择性及高精密度和准确度。

电感耦合等离子体质谱仪由以下几部分组成:① 样品引入系统;② 离子源;③ 接口部分;④ 离子聚焦系统;⑤ 质量分析器;⑥ 检测系统。此外,仪器中还配置真空系统、供电系统以及用于仪器控制和数据处理的计算机系统。典型的 ICP-MS 仪器的基本结构见图 2-4-1。

(二)应用

ICP-MS 问世不久,却已被广泛使用于环境、食品、药品、公共卫生、检验医学等各领域。在这里重点介绍 ICP-MS 在医学参考测量中的应用。

临床实验室中不同原理不同厂家的常规检验方法可能会产生不一致的结果,参考测量程序的重要性已经得到广泛的认可。基于 ICP-MS 的血清中钾、钠、钙、镁的参考测量程序已被检验医学溯源联合委员会(JCTLM)收录在方法库中。基于 ICP-MS 的参考测量程序可以为电解质的参考物质、质控品及正确度验证计划中的样品设定靶值。此外,近年来实验室利用 ICP-MS 建立了血铅、全血中微量元素等的候选参考测量程序。

不仅如此,还有文献报道了利用 ICP-MS 验证数字 PCR(digital polymerase chain reaction, dPCR)的溯源性。dPCR 是一种核酸分子定量

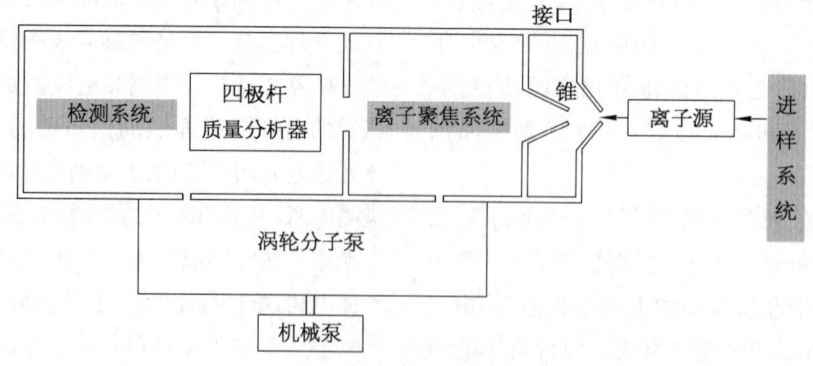

图 2-4-1 电感耦合等离子体质谱仪示意图

技术,是分子诊断的一种,可直接估算扩增前的核酸条数。与实时荧光定量 PCR(quantitative real-time PCR,qPCR)的相对定量不同,dPCR是对核酸的绝对定量。dPCR是一种基于计数的国际单位可追溯参考测量程序。而使用 dPCR 的高精度测量需要可追溯的标准。ICP-MS 技术可以通过定磷法(测定核酸骨架中的磷原子)验证 dPCR 的溯源性。也有研究采用 ICP-MS 技术和 dPCR 两种方式为细菌质粒 DNA 参考物质等进行定值,从而得以互相比对,为定值的准确性、可比性和有效性提供保障。

二、仪器操作

以 PerkinElmer NexION 300X 为例。

(一) 开机前检查与准备

(1) 确认仪器供电系统正常。

(2) 确认排风系统正常。

(3) 确认仪器气路正常,准备充足的工作气体,检查气体压力(氩气 85~110 PSI,氦气 20~30 PSI)。

(二) 开机

(1) 开电脑主机、显示器。

(2) 开仪器开关:开主机电源(instrument),再开射频电源(RGF)。

(3) 开启真空(两种方式):① 软件控制:仪器(instrument)→主界面(main)→真空(vacuum)→开始(start);② 仪器左侧面板上真空(vacuum)开关,仪器开始抽真空。

(三) 点炬

(1) 打开冷却循环水,确保压力在 45~65 PSI,温度在 20±2℃。

(2) 确认仪器处于绿色准备(ready)状态。

(3) 确认蠕动泵完好并且连接正常。

(4) 通过软件上仪器(instrument)→等离子体(plasma)点燃等离子体或 ICP-MS 主机上打开等离子体(plasma on)按钮。

(5) 点燃等离子体后,将样品管放入 1%~5%硝酸溶液中或超纯水中冲洗,待分析。

(四) 仪器日常性能检查和优化

(1) 准备日常性能检查溶液。

(2) 打开优化(smart tune)窗口,同时打开实时(real time)等界面,选择进样(use sampling)选项框。

(3) 从列表中选择日常性能检查(daily performance check)项目,右键点击,选择快速优化,执行日常性能检查。

(4) 如果日常性能检查中各项指标符合仪器使用条件则可以结束常规模式优化。

(5) 如果日常性能指标达不到分析要求,则依次进行矩管对齐(torch alignment)→矩管采样深度调节(torch sampling depth)→雾化气体流量调节(nebulizer gas flow STD/KED)→日常性能检查(daily performance check)通过后,打开仪器条件参数(conditions)窗口保存。

(五) 新建分析方法

(1) 打开方法(method)界面。

(2) 菜单栏中选择新建方法,打开(file)→新建方法(new method)。选择菜单中的打开(file)→新建定量分析方法(new quantitative analysis),准备建立定量分析方法。

(3) 鼠标右键点击分析物栏,激活元素周期表,选择需要测定的元素。

(4) 查看元素的同位素,选择适当的同位素,通常选择同位素的标准为同位素丰度较大,干扰物相对较小。

(5) 为每个元素选定一个特定的模式,点击右键,选择分析模式:标准/反应/碰撞(STD/DRC/KED)。

(6) 检查各工作模式并设置相应的气体及参数。

(六) 数据保存

存储结果到数据集(dataset)。

(七) 熄炬

(1) 分析结束,吸入 1%~5%硝酸和超纯水分别冲洗 5 分钟。

(2) 将进样管从溶液中取出,排空雾室中的残留溶液,单击等离子体(plasma)→停止(stop)。

(3) 松开进样泵管,排液管。

(4) 1~2分钟后,仪器进入准备(ready)状态,关闭冷却循环水。

(八) 关机(一般不关机)

(1) 通过软件或仪器主机左侧真空(vacuum)开关关闭真空。

(2) 约5分钟后,关闭电源开关:射频电源(RGF)→主机电源(instrument)。

(3) 关电脑主机、显示器。

三、校准

由具有校准资质的计量机构按照 JJF 1159 四极杆电感耦合等离子体质谱仪校准规范进行校准,校准周期为 1 年,并出具校准报告,参见表 2-4-1 中的技术指标进行验收。

表 2-4-1 四级杆电感耦合等离子体质谱仪校准项目和技术指标

序号	校准项目	技术指标
1	背景噪声	9 u,≤5 cps;115 u,≤5 cps;209 u,≤5 cps
2	检出限/(ng/L)	Be≤30,In≤10,Bi≤10
3	灵敏度/[Mcps/(mg/L)]	Be≥5,In≥30,Bi≥20
4	丰度灵敏度	$I_{M-1}/I_M ≤ 1×10^{-6}$, $I_{M+1}/I_M ≤ 5×10^{-7}$
5	氧化物离子产率	$^{156}CeO^+/^{140}Ce^+ ≤ 3.0\%$
6	双电荷离子产率	$^{69}Ba^{2+}/^{138}Ba^+ ≤ 3.0\%$
7	质量稳定性/(u/8 h)	9(Be)+/−0.05,115(In)+/−0.05,209(Bi)+/−0.05
8	分辨率/u	≤0.8
9	冲洗时间/s	≤60(^{115}In 离子计数下降至原信号强度的 10^{-4} 倍)
10	同位素丰度比测量精度	$^{107}Ag/^{109}Ag ≤ 0.2\%$, $^{206}Pb/^{207}Pb ≤ 0.2\%$
11	短期稳定性	≤3.0%
12	长期稳定性	≤5.0%

注:可用 Li、Y、Tl 代替 Be、In、Bi,技术指标不变;氧化物产率也可用 $^{154}BaO^+/^{138}Ba^+$,技术指标不变。

四、维护

操作人员认真阅读仪器使用说明书,经考核合格,持有仪器操作证,方可上机。室内空调 24 小时开机,环境温度必须维持在 15~25℃,相对湿度 20%~80%,不凝露。仪器外接排风一般不关闭,若需关闭须将排风管拆除,防止冷凝水回流。在断电情况下,应使仪器进入待机状态,关掉等离子炬和冷却循环水,不间断电源(UPS)正常情况下可供电 2 小时,若 2 小时内不恢复供电,按关机程序关闭仪器,待恢复供电后,按开机程序打开仪器。点炬时仪器炬管处温度极高,禁止进行任何与正常实验无关的操作以免危险事故发生。当更换泵油时,请使用防腐蚀化学手套以及防护镜,避免接触液体。具体维护内容、周期及方法见表 2-4-2。

表 2-4-2 电感耦合等离子体质谱仪维护内容、周期及方法

维护项目	每日	每月	每年	需要时	操作步骤
检查各路气体压力	X				检查各路气体压力表
清洗雾化器		X			拆下雾化器 2%硝酸水溶液浸泡过夜
清洗炬管		X			拆下炬管 2%硝酸水溶液超声清洗半小时
清洗进样锥		X			拆下进样锥 2%硝酸水溶液擦洗
清洗空气过滤网		X			拆下主机及循环水机滤网,清洗吹干
更换机械泵油			X		打开排油孔螺栓,排净废油,拧上排油孔螺栓,打开加油孔螺栓,注入新油
更换循环水机冷却液			X		打开水机排水孔,排净废冷却液,拧上排水螺栓,打开冷却液螺栓,注入新冷却液
仪器全面维护			X		工程师上门
更换蠕动泵管				X	更换蠕动泵管
倾倒废液收集瓶				X	倾倒废液收集瓶

注:X 表示需维护的项目。

(范霄宇 罗夏琳)

参考文献

[1] 武汉大学.分析化学(下册)[M].5版.北京:高等教育出版社,2007:156-170.
[2] 柴逸峰,邸欣.分析化学[M].8版.北京:人民卫生出版社,2016:266-267.
[3] 李冰,杨红霞.电感耦合等离子体质谱原理和应用[M].北京:地质出版社,2005:13-15.
[4] 国家质量监督检验检疫总局.JJF 1159—2006 四极杆电感耦合等离子体质谱仪校准规范[S].北京:国家质量监督检验检疫总局,2006.

第五节 电阻抗法颗粒计数分析技术

一、原理和应用

(一) 原理

电阻抗法(electrical sensing zone method)又称库尔特法,检测原理是颗粒通过电阻感应区时会引起感应区电阻的变化,通过依次测量单个颗粒引起的电阻变化测得颗粒的粒径及数量。

颗粒计数仪是测量悬浮于液体中固体颗粒粒径分布和数量浓度的仪器。其主要由进样系统、传感器系统和计数分析系统等组成。颗粒计数仪通常基于电阻抗法。图2-5-1展示了电阻抗法颗粒计数仪的构造。

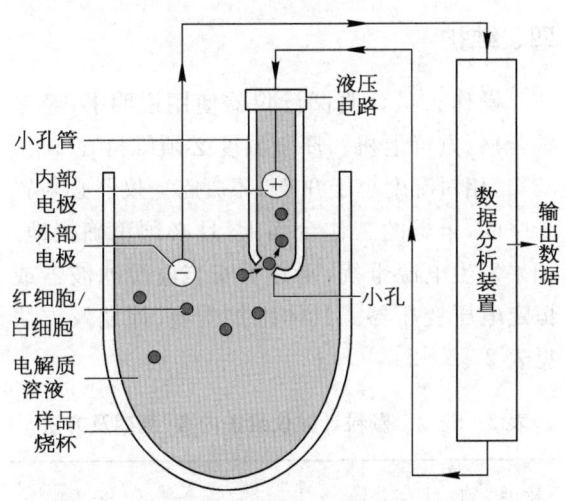

图 2-5-1 颗粒计数仪结构示意图

由孔电流生成装置生成一个恒定孔电流,电流的值可自动设置或通过设置菜单选定,该电流通过安全电路接入外部电极。安全电路由金属丝网门和烧杯平台迷你开关所控制。这些开关仅在金属丝网门关闭且烧杯平台完全升起的情况下开启。

颗粒或细胞悬浮在导电液体中时,它们作为离散绝缘体而存在。在颗粒通过小圆柱形孔时,每个颗粒将使位于孔两侧的浸入电极之间的电阻发生改变。由于颗粒通过小孔时电路的电阻变化,将产生一个适用于颗粒计数和测量颗粒大小的电气脉冲。电气脉冲数代表通过小孔的颗粒数量,电气脉冲振幅取决于颗粒大小。

电气脉冲信号首先将在仪器中被放大,放大后,形成的电气脉冲信号被发送至阈值比较仪,它仅允许超过或等于其大小设置的脉冲通过。例如,在进行白细胞计数时,应将计数阈值设在红细胞碎片引起的噪声和白细胞信号之间,就能避免红细胞碎片引起的干扰。

计数时,可能会出现多个颗粒同时通过小孔(重叠)的情况。在这种情况下,仅会生成一个较大的脉冲。会导致颗粒计数值偏低,颗粒平均粒径检测值偏高。但重叠的频率可以通过统计学方法进行预估,并对颗粒计数的结果进行校正。

(二) 应用

颗粒计数仪常被应用于生物医学领域,如对细胞进行测量;目前,也常被用于工业领域,可用于对碳、水泥和金属粉末等粒子的测定。电阻抗法颗粒计数仪适用于对 0.5 μm～1 mm 范围的颗粒的检测,光阻法颗粒计数仪适用于对 1～100 μm 范围的颗粒的检测。

颗粒计数仪也常被应用于医学参考测量领域,国际血液学标准化委员会(International council

for standardization in haematology, ICSH)及国际检验医学联合溯源委员会(JCTLM)都推荐使用颗粒计数法进行红细胞计数及白细胞计数的参考测量。

二、仪器操作

以贝克曼库尔特 Z2 颗粒计数仪为例。

(一)开机前检查与准备

(1) 确认仪器供电系统正常。

(2) 确认管路灌注良好。

(3) 孔管选择：应选择适宜的小孔管，红细胞计数及白细胞计数实验适用 100 μm 的小孔管(适用于直径 20.0~60.0 μm 的颗粒)。

(4) 电解质溶液选择：应选择适宜的电解质溶液，血细胞计数实验必须使用接近于生理盐水的溶液对血液进行稀释。电解质溶液必须具有充分的导电性与足够低的背景计数。

(二)开机

(1) 开仪器开关、电脑。

(2) 仪器设置：设置仪器的计数阈值，例如，在进行红细胞计数时，应将计数阈值设在血小板信号与红细胞信号之间。设置计数体积，100 μm 的小孔管适宜的计数体积为 0.5 mL。

(3) 用稀释液灌注仪器管路，并进行空白计数。

(三)样品稀释

在对样品进行计数前，应使用适宜的电解质溶液对样品进行稀释。应根据待测粒子的浓度选择适宜的稀释比例。在计数前，应充分混匀稀释液。

(四)样品计数

将待测样品的稀释液倒入一个干净的样品杯中，将样品杯置于烧杯平台上，使小孔管和电极浸入稀释液内，点击启动设备开始计数，记录计数结果。

(五)数据分析与保存

存储结果到数据集(Dataset)。

(六)关机

(1) 用清洗剂浸泡冲洗小孔管。

(2) 用纯水灌注系统。

(3) 关闭仪器电源，关电脑主机、显示器。

三、校准

由具有校准资质的计量机构按照 JJF 1211—2008 激光粒度分析仪校准规范及 JJF 1290 微粒检测仪校准规范进行校准，校准周期为 1 年，并出具校准报告，参见表 2-5-1 进行验收。

表 2-5-1 颗粒计数仪校准项目和技术指标

序号	校准项目	技术指标
1	粒径测量重复性	≤3%
2	粒径示值误差	5 μm<D50<20 μm 时，≤10%；D50>20 μm，≤8%
3	微粒计数重复性	≤10%
4	微粒计数相对误差	±20%
5	通道分辨力	8 μm 与 10 μm 两个通道的差值计数与 10 μm 通道累计计数之比≥68%，10 μm 与 12 μm 两个通道的差值计数与 10 μm 通道累计计数之比≥68%

四、维护

操作人员认真阅读仪器使用说明书，经考核合格，方可上机。环境温度必须维持在 10~35℃，相对湿度小于 80%，不凝露。仪器必须置于坚固，干燥的工作台面上，且必须正确接地。如果发生电源干扰，则必须安装电源滤波器或恒定电压变压器。具体维护内容、周期及方法见表 2-5-2。

表 2-5-2 颗粒计数仪维护内容、周期及方法

维护项目	每日	每周	每月	每年	操作步骤
管路冲洗	X				使用仪器配套的清洁剂对小孔进行冲洗，清洗完毕后，应用纯水灌注系统
管路灌注		X			更换纯水，并对设备管道进行灌注

续 表

维护项目	每日	每周	每月	每年	操作步骤
更换稀释液			X		倾倒试剂瓶中的稀释液
管路去污			X		使用仪器推荐浓度的含氯消毒剂对系统进行冲洗。冲洗后应将管路内液体排放干净后,使用纯水对仪器进行灌注
全面保养				X	工程师上门

注:X表示需维护的项目。

(林康佳 王 青)

参考文献

[1] International Organization for Standardization. Determination of particle size distribution-Electrical sensing zone method — Part 1:Aperture/orifice tube method[S]. ISO 13319-1, ISO, 2021.

[2] International Organization for Standardization. Determination of particle size distribution-Single particle light interaction methods — Part 3:Light extinction liquid-borne particle counter[S]. ISO 21501-3, ISO, 2019.

[3] Kammel M, Kummrow A, Neukammer J, et al. Reference measurement procedures for the accurate determination of cell concentrations: present status and future developments [J]. Lab Med, 2012, 36(1): 25-35.

[4] Vasse M. Reference method for the enumeration of erythrocytes and leucocytes. International Council for Standardization in Haematology: prepared by the Expert Panel on Cytometry [J]. Clin lab Haemat, 1994, 16(2): 131-138.

[5] 国家质量监督检验检疫总局. JJG 1061—2010 液体颗粒计数器[S]. 北京:国家质量监督检验检疫总局,2010.

[6] 国家质量监督检验检疫总局. JJF 1211—2008 激光粒度分析仪校准规范[S]. 北京:国家质量监督检验检疫总局,2008.

[7] 国家质量监督检验检疫总局. JJF 1290—2011 微粒检测仪校准规范[S]. 北京:国家质量监督检验检疫总局,2011.

第六节 流式细胞术

一、原理和应用

(一)原理

流式细胞术(flow cytometry,FCM)是以流式细胞仪为主要分析设备、对悬浮在液体环境中的单个活细胞进行分析测量的一种检测技术,常简称为流式(Flow)(图2-6-1)。流式细胞仪可以对散射光和荧光信号进行采集和分析,是一种集激光技术、电子物理技术、光电测量技术、电子计算机技术及荧光免疫化学染色技术、单克隆抗体技术等为一体的仪器,流式细胞术对单个细胞(或颗粒)的定量分析具有快速特点,每秒可以对数百甚至数千的细胞(或颗粒)进行测定,此外,还有准确、特异、重复性好、多参数检测等特点。

流式细胞仪可以对散射光和荧光信号进行采集和分析,其中的荧光信号对于某一次的具体检测而言是特异性的,可以是细胞或颗粒在激发光照射下产生的某种类型的自身荧光,也可以是标本处理过程中,按照检测人员意愿为细胞或颗粒表面或内部的某种特定物质(通常是蛋白质或核酸物质)标记上的荧光物质所发出的特异的荧光信号。

临床型流式细胞仪主要包括4部分,即鞘流系统、光学系统、电子系统和计算机系统。鞘流系统是指仪器的流动室及其连接的管道系统,包括充满流动室及其连接管道及其中流动着的鞘液。流动室样品喷嘴将荧光标记后的样品细胞(或颗粒)喷射出来,被四周具有一定压力流动着的鞘液聚焦,成为一股细胞(或颗粒)只能单个排列的细流穿过流动室。当细胞(或颗粒)流经流动室中央小孔时,细胞被垂直方向射来的激光束照射,旋即向四周发出散射光,如果细胞(或颗粒)被荧光染料成功染色,同时还会向四周发出特定波长的荧光。经过处理的临床标本盛放在流式专用试管中,插入仪器样品采集槽(也称样品台),在仪器提供的负压作用下,被采样头吸进仪器并喷射入流动室。在流动室内鞘液的流体聚焦作用下,样品被排列成一个一个的单细胞流,被鞘液流包裹着并按照鞘液流的方向流出流动室。当样品中的细胞(或颗粒)经过流动室中央小孔时,被仪器提供的激光束照射,发出细胞(或颗粒)的特征性散射光。与此同时,如果细胞(或颗粒)上具有被检测的靶物质,在标本处理过程中就会被指定的特异性荧光标记抗体染色或荧光染料直接染色,激光照射便会发出特定波长的荧光信号。仪器收集这些特征性散射光信号和荧光信号,经过放大并转换为电信号,再转化成数字信号,成为一系列有用的医学信息,如关于细胞大小与形态、细胞内部颗粒结构的数量与形状、细胞核的形状、细胞表面或细胞质中靶蛋白的含量、细胞DNA/RNA的含量、细胞DNA断裂等信息。

临床型流式细胞仪在完成上述测定时,样品中的细胞(或颗粒)始终被悬浮在液体中,因此,当一个细胞(或颗粒)经过流动室中央小孔时,在激光束照射的瞬间发出瞬间的细胞(或颗粒)特征性散射光信号和特异性荧光信号,形成一个光信号脉冲峰,仪器在收集光信号并鉴别的同时,通过对脉冲峰的计数,也在对经过流动室中央小孔的细胞进行计数。仪器在一定时间内,通过对大量细胞发射的光信号的采集与处理,以数字信息和图片信息(直方图)进行储存。通常仪器分析一份标本的时间只有几十秒,采集信号的细胞数量在5 000个以上,一般为10 000个,甚至数万个。样品经过激光照射后,产生散射光和荧光信号,这些光学信号代表了样品的各种物理和化学信号,经光电倍增管转换为电信号,传输到计算机进行分析,进而得到相应细胞的各种特性分布和计数结果。

(二) 应用

流式细胞术是细胞生物学、分子生物学、分子免疫学、单克隆技术、激光技术和计算机技术等学科高度发展的结晶,具有操作简单、成本低、快速、高精度、高准确性、多参数和高通量等优点,是目前先进的细胞定性及定量分析技术之一,是医学分子生物学、血液学、细胞生物学、肿瘤学、免疫学、病理学和生理学等学科研究的重要手段,已广泛用于临床实践和基础研究。

根据流式检验待检内容的性质,荧光染色技术又包括细胞免疫荧光染色技术、核酸荧光染色技术和新发展起来的荧光微球捕获染色技术。细胞免疫荧光染色技术是对细胞表面或内部某种蛋白质或多肽等进行荧光色素标记,借用流式细胞仪达到对细胞中该荧光色素标记靶蛋白质的有无及含量进行测定。细胞免疫荧光染色技术使用事先被荧光色素标记好的靶蛋白的单克隆抗体(简称荧光标记抗体),与标本中的细胞混合,依靠抗原抗体结合反应的原理,使荧光标记抗体与细胞上的靶蛋白结合,使细胞被荧光染色。因此,细胞免疫荧光染色技术的本质是抗原抗体反应。在流式细胞术血小板计数参考方法中使用的异硫氰酸荧光素标记的抗血小板表面CD41和CD61的抗体。图2-6-1为血小板计数参考方法检测原理示意图。

目前流式细胞术在临床中应用广泛,临床中最常见用于造血功能与干细胞检测,淋巴细胞亚群检测、单核细胞和中性粒细胞检测,凝血功能如血小板功能和膜糖蛋白的检测,自身免疫病如检测相关免疫球蛋白、强直性脊柱炎如B27的检测,细胞因子及肿瘤标志物检测等。此外,在白血病、淋巴瘤免疫分型诊断、阵发性睡眠性血红蛋白尿症诊断鉴别中发挥着不可或缺的重要。随着流式细胞仪的迭代更新,光谱流式、质谱流式往往可以多通道同时检测更多参数,流式细胞在临床基础研究中应用范围逐渐增多,包括细胞功能检测如细胞增殖、细胞凋亡、细胞自噬检测,肿瘤性疾病中检测肿瘤标志物、循环肿瘤细胞、肿瘤干细胞。此外,在免疫学、微生物学、精子检测中也有应用,在流式分选技术的基础上对细胞内线粒体膜电位检测、胞内钙离子、mRNA检测等也有广泛的科研应用。

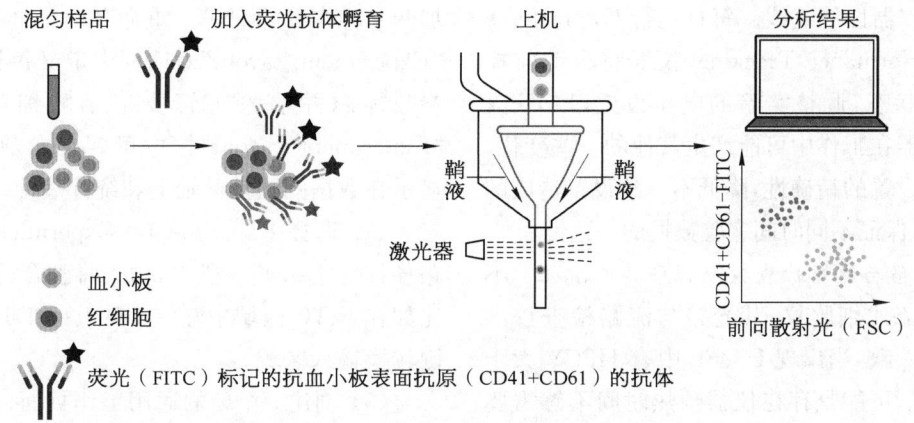

图 2-6-1　血小板计数流式细胞术原理示意图

二、仪器操作

以 BD FACS Canto Ⅱ 流式细胞仪为例。

（一）开机前检查与准备

（1）确认仪器供电系统正常。

（2）确认鞘液盒、清洁液盒内液体水平，废液桶是否废液已满需要倒掉。

（3）仪器需要预热大约需要 30 分钟，待激光稳定才能进入下一工作程序。

（二）开机

（1）打开稳压器电源，打开位于仪器左侧的总电源，将同时开启仪器、液流车及激光电源。开机后检查真空管及系统压力。

（2）启动计算机，观察桌面右下角系统时间旁的网络图标显示仪器与电脑已连接。运行软件，双击桌面上的快捷方式。BD FACS Canto Ⅱ 有 BD FACS Canto 临床软件、BDFACS Diva 两个软件。前者配置全自动的 TBNK 和 HLA-B27 临床分析软件，含有多个预设应用，可自动完成设门、结果计算和生成报告。BDFACS Diva 软件可以进行电压、设门等设置保存，血小板计数参考流式方法一般使用此软件。

（3）在"仪器框"中确认软件已经和仪器相连接；查看液面水平，过低液面和已满废液显示红色。选择 Cytometer→Fluidics Startup 开启液路，出现显示进程的对话框。液路启动完毕后，点击"OK"。在液路启动过程中不要放上样品管，否则清洗液和废液会反流入样品管。

（4）激光预热，完成后，在"仪器框"的底部显示"System Ready"（系统准备完毕）。打开流动室的门，检查流动室有没有气泡。准备完毕后，仪器可以开始工作。

（三）仪器日常光路和流路的检测与校准

1. BD FACS7 色设置微球检测程序　取一只 BDFACS 7 色设置微球样本管，加稀释液至刻度线（约 1 mL），充分混匀，打开 FACS Canto 临床软件并登录，启动液路，选择流式细胞仪→设置→标准设置→设置批号信息→输入相应微球批号及失效期，按照 BDFACS 七色设置微球标签上所显示信息输入，检查批号、靶值、光谱叠加因子，仪器显示 Save Setup Bead Lot Info 对话框，手动执行校准，充分摇匀样本管，将废液吸引臂推到最左侧，上样，校准过程自动进行，完成后取下样本管。如校准成功，仪器显示"Setup Completely Successfully"，软件将报告以 PDF 格式按如下路径及文件名自动保存。

2. Cytometer Setup & Tracking(CST) 质控微球　新装机、仪器 configuration 发生改变或更换不同批次的 CST beads，需要定义基线设置。向 0.5 mL 鞘液中加入 1~2 滴混合均匀的 CST beads，打开 FACSDiva 软件→选择 Cytometer→CST→运行 CST 质量控制微球，进行基线设置，可以报告仪器性能基线。每日运行 Cytometer→CST→Performance Tracking,仪器将自动监控仪器性能状态,调整实验的电压设置,PMT 灵敏度及仪器在工作中可能产生其他的一些变化,提高仪器设置的精确性,降低不一致设置造成的检测误差,保证不同时间实验数据的一致性。

3. 光路与流路检查校准程序其他情况　不同品牌的流式细胞仪,其光路与流路检查校准程序基本一致,当出现 FS,FL 中有 HPCV 大于 2% 的情况,可能是存在仪器预热时间不够需要继续预热、流路存在阻塞或有气泡、仪器的流速是否处于低档、流速太快检测效果欠佳、仪器管道系统中可能有蛋白质黏附等不畅的情况,需要执行清洗程序,对管道系统进行必要的清洗。如果校准程序失败,则需要对仪器的光路进行校准。光路校准最好由工程师进行。

（四）新建分析方法测定

（1）检验方案的建立与编辑,在 BDFACS Diva 操作界面,打开"浏览框"。创建一个文件夹:在"浏览框"中选择数据要储存的位置,点击"浏览框"工具栏中的"Folder"文件夹按钮。重命名文件夹,如 PLT。选中"浏览框"的 Experiment,即实验组下的 Instrument setting 仪器条件。点击"Inspector"检查框的"Parameter"参数一栏,删除不必要的参数,流式细胞术血小板计数选择 FSC,SSC 和 FITC。

（2）新编辑检验方案参数的调试:选择 Instrument→Instrument Setup→Create Compensation Tubes。使用 Unstained Control Tube 调节前向散射光(FSC)、侧向散射光(SSC)的电压,使得样品在散射光点图上分群明显,调整 FSC 阈值,调整阈值以尽可能减少碎片,但又保证目的细胞群的完整,优化调整电压,使阴性细胞群位于荧光信号图的第一个对数十分位内。使用染色管(FITC stained control),根据阳性细胞峰,优化电压和补偿。

（3）检测程序,方案建立成功后,在 PLT 文件夹,创建一个新的样本"Specimen",样本下再加两个样本管"Tube"。重命名两个样本管。在"Experiment Layout"对话框中定义每样本管的参数标志并输入每管要记录的细胞数。在"Experiment Layout"框中可定义参数标志,并显示在数据图的坐标轴上和统计表中。

（4）选择 Experiment→Experiment Layout 路径:在"Label"一栏中,输入每管合适的标志,比如在 FITC 区域中输入 CD41+CD61,用 Tab 键转换输入区域。

（5）创建一个新的通用工作页面;重新命名为"PLT Analysis"。选中 tube 管,在分析模板上建立下列图。创建 FSC *vs*. SSC,FITC *vs*. SSC。FSC、SSC 和 FITC 对应荧光通道均设置为对数方式。

（6）在 FSC *vs*. SSC 设一个不规则"门"P1 圈中目的细胞(红细胞和血小板),在 FSC-A 和 FITC-A 点图中,P2 为血小板信号位,P3 为红细胞信号位,P4 是红细胞散射光的信号和血小板的荧光信号的红细胞和血小板重叠区域,根据实际情况进行调整,重新调整图的大小,使相应信号包含进样本门内,使它们合适排列在页面上。建一个新的统计窗并编辑该表以显示细胞群数量,并列出所有荧光染料的平均荧光强度。

（7）数据记录完毕后,点击"Remove Tube",取下样本管。松开废液吸引臂,当废液吸引臂回到中间位置时,仪器自动清洗进样管。

（8）将采集箭头指向"浏览框"中相应的样本管,点击"Acquire"采集数据。应至少检测 50 000 个信号,其中 PLT 应多于 1 000。流式细胞仪的设定须保证每秒计数少于 3 000 个信号。在通用工作页面预览数据,然后点击"Record"记录数据。对剩余的样本管,重复上述步骤,直到所有的数据记录下来。

（五）数据保存

样本点击"Record"记录数据后自动保存。

（六）关机

（1）在 Browser 中指定任意一管 Tube,样本管中盛有 0.5%～1%次氯酸钠,高速跑样 5 分钟。换去离子水,高速跑样至少 5 分钟,然后取下样本管。

(2) 选择 Cytometer→Fluidics Shutdown。运行"关闭液路"程序将所有管路中的鞘液排出,并用清洗液和关机液清洗这些管道。此操作将避免液体管道由于盐结晶而堵塞。出现系统可以关闭的提示后,点击"OK"。

(3) 退出软件,关闭计算机。

(4) 关闭仪器总电源。

(七) 结果分析与报告

流式检验的结果分析包括两种情况:一种是指某些流式检验项目,先上机测定,结束后导出,需要另外的专用软件打开,对原始采集结果进行分析加工,获得需要的检验信息;另一种是指对检验结果存在疑问需要复查时,可以直接调出原始检验结果,重新对结果进行分析。

三、校准

进行校准的流式细胞仪,如符合检测目的和要求,可按计量校准规范或制造商校准程序进行。校准程序应遵循产品说明书和卫生行业标准的要求,当产品说明书的要求低于卫生行业标准时,按行业标准要求执行;当产品说明书的要求高于卫生行业标准时,则应遵循产品说明书的要求。流式细胞仪复校间隔建议一般不超过 1 年。如果对仪器的检测数据有怀疑或仪器更换主要部件及修理后应对仪器重新校准。一般由具有校准资质的计量机构按照 JJF 1665 流式细胞仪校准规范进行校准,并出具校准报告,参见表 2-6-1 中的技术指标进行验收。

表 2-6-1 流式细胞仪校准项目和技术指标

序号	校准项目	技术指标
1	分辨率	FSC≤3.0%,FITC≤3.0%,PE≤3.0%
2	线性相关系数	FITC≥0.98,PE≥0.98
3	检出限	FITC≤200 MESF,PE≤100 MESF

续表

序号	校准项目	技术指标
4	相对漂移率	FSC、FITC、PE 波动范围±10%
5	重复性	≤8.0%
6	质控测试	7 色质控微球和 CST 校准微球应通过

四、仪器维护保养

环境温湿度可影响激光器、光纤和棱镜等光学元件,使用时可参考仪器说明书推荐的温湿度,推荐室温 18～25℃;灰尘可损伤激光器和光学元件,降低检测的灵敏度,日常工作中注意仪器的整洁,清洁频率依据环境而定;使用 1%的次氯酸或 75%医用乙醇每日清洁进样针,宜定期(或按需)清洁流动室,避免黏性大和聚集成团的细胞堵塞进样针;过滤器影响荧光信号的稳定性和压缩空气的供应,在需要时排除气泡并定期更换。鞘液桶、废液桶需维持密闭性,定期清洁和更换;电脑数据定期备份,存储数据不超过硬盘的一定容量,避免损坏和拖慢系统性能。定期对仪器性能进行全面评估、校准和保养,并应出具书面报告。仪器需要定期清洗,具体内容(以 BD FACS Canto Ⅱ 流式细胞仪为例)如下。

1. 日常清洗 开机后液流启动,自动将管道中的关机液置换为鞘液,液流启动后,点击 Cytometer→Cleaning Modes→De-gas Flow Cell 执行流动室排气,防止气泡影响检测结果。每日检测结束后执行关机程序,运行 Fluidics Shutdown 液流关闭并退出,将管道中的鞘液置换为关机液。

2. 长清洗 每月清洗一次,使用 BDFACS Clean Solution 净化鞘液内部管道,净化以后再使用 BDFACS Shutdown Solution 漂洗;检查溶液桶里的液体状况,根据需要清空废液桶;执行 Long Clean,会出现确认框,点"OK"继续,此过程大约 75 分钟,完成时会跳出提示框,点"OK"

结束。

3. 流动室清洗　检测结果不稳定,质控不佳时,选择 Clean Flow Cell;当提示出现时,放入一个含有约 2 mL 清洁溶液的试管到 SIT 上,并点击"OK"。清洁期间会显示一个进度信息,当显示完成信息后请等待 5 分钟,使 BD FACS Clean 洗液溶解流动池试管中的沉淀物,然后点击"OK",把试管从 SIT 上取下来;运行液流启动,从流动池和液流线路上清除 BD FACS Clean 洗液,然后运行设置或者检测样本,如果不运行其他样本的情况下关机,需运行 Fluidics Shutdown(液流关闭)。

4. 上样针及样本管支架清洗　每日实验结束关闭软件后,用干净的布蘸水涂擦上样针和样本管支架表面,防止盐结晶的形成,再用干布涂净上述表面的水汽,清空液流车上接压缩水的槽子,放管蒸馏水 1 mL 于上样针上,下次开机前取下。

(韩姣姣　周　维)

参考文献

[1] 吴丽娟. 流式细胞术临床应用[M]. 北京:人民卫生出版社,2020:413-421.
[2] 国家食品药品监督管理局. YY/T 0588—2005 流式细胞仪[S]. 北京:国家食品药品监督管理局,2005.
[3] 国家卫生健康委员会. WS/T 806—2022 临床血液与体液检验基本技术标准[S]. 北京:国家卫生健康委员会,2022.
[4] 国家质量监督检验检疫总局. JJF 1665—2017 流式细胞仪校准规范[S]. 北京:国家质量监督检验检疫总局,2017.

第七节　其他参考测量技术

一、离子色谱技术

(一) 原理

离子色谱(ion chromatography,IC)是一种用于分离和检测带电粒子(如离子和极性分子)的液相色谱技术。其基本原理是利用离子交换树脂作为固定相,酸和碱作为流动相,通过离子交换作用实现离子的分离。根据样品中各组分离子与离子交换树脂和流动相间的分配和吸附特性的差异,不同离子被流动相先后洗脱分离进入检测器,得到相应各组分的离子信号强度,从而实现准确定性、定量分析。

离子色谱的主要组成部分包括进样器、色谱柱、检测器和计算机系统。样品首先通过进样器被引入色谱柱中,然后在色谱柱中与离子交换树脂相互作用,分离出各种离子分子,最后通过检测器进行检测。检测机制是基于不同离子在电场中以不同的速度迁移,并在离子探测器上形成峰。离子色谱分析仪的检测器主要有电导检测器和紫外检测器。电导检测器包括四极电导检测器和五极电导检测器等,是基于极限摩尔电导率应用的检测器,主要用于检测无机阴阳离子、有机酸和有机胺等。

离子与离子交换树脂的种类是影响离子分离成功率和分离度的关键因素。离子交换树脂主要分为阳离子交换树脂和阴离子交换树脂两类。阳离子交换树脂含有酸性基团,如$-SO_3H$、$-COOH$、$-OH$、$-SH$ 等,容易在溶液中解离出 H^+,呈酸性。解离后,树脂本体所含的负电性功能团对于溶液中的阳离子具有吸附作用。阳离子交换树脂主要用于分离有机碱性物质及金属离子。阴离子交换树脂含有带正电的碱性基团,如$-N^+(CH_3)_3$、$-NR$、$-NHR$ 等,能与溶液中的阴离子吸附结合,产生阴离子交换作用,用于阴离子或酸性化合物的分析分离。

(二) 应用

自 1975 年离子色谱仪商品化以来,其应用领域已经从最初的水中离子检测,如氯离子、硝酸盐、硫酸盐、氟化物、铵盐、钠和钾等,扩展到包括重金属、过渡金属,以及有机酸、糖类、氨基酸、药物和生物大分子等各种化合物的分析。离子色谱法因其高分辨率、高灵敏度和良好的重现性等特点，已成为一种常见的阴阳离子检测的有效分析手段，可以分析的阴离子包括 F^-、Cl^-、Br^-、NO_2^-、NO_3^-、SO_4^{2-} 等，阳离子则包括 Li^+、Na^+、NH_4^+、K^+、Ca^{2+}、Mg^{2+}、Cu^{2+}、Zn^{2+}、Fe^{2+}、Fe^{3+} 等。此外，离子色谱法还具有操作简便和高自动化等特点，能够迅速且准确地进行分析，充分满足现代科学研究和工业生产的需求，因此被广泛应用于环境监测、食品分析、电厂、石油化工和生命科学等诸多行业。在医学领域，血液中镁、钙、钾、钠等阳离子的浓度对于维持人体的正常生理功能起着至关重要的作用。这些离子的浓度异常可能会导致一系列疾病的发生，如心脏病、高血压、肾脏疾病等。因此，准确地测定这些离子的浓度对于疾病的诊断和治疗具有重要意义。离子色谱法作为一种高效、准确的测定方法，为医学领域提供了有力的技术支持，有助于提升疾病诊疗的准确性和效率。

经过多年的应用和发展，离子色谱技术已经逐渐在国内外分析领域得到广泛接受和认可。一些国际上有影响力的机构也已经将离子色谱法确定为标准分析方法或推荐方法。特别是在临床医学检验领域，早在 20 世纪就将离子色谱法用于测定血液中的镁、钙、钾、钠等阳离子，并与火焰原子发射光谱法和火焰原子吸收光谱法等公认的参考方法进行了对比。研究结果表明，离子色谱法在精密度和准确度方面均表现出色，足以作为参考测量方法使用。正因如此，该方法已被检验医学溯源联合委员会（JCTLM）收录进其方法库中，作为行业内的一种可靠、有效的分析手段。这一成果不仅进一步验证了离子色谱法的可靠性，也为临床检验领域提供了更多样化、更精确的测量手段选择。

（三）仪器操作

（1）对淋洗液系统进行必要检查，打开氩气气瓶开关，调节减压阀指示为 0.2～0.3 Mpa；打开淋洗液系统气源装置，调节减压阀，使指示表显示为 3～6 PSI。

（2）确认离子色谱仪与计算机数据线连接正常，打开离子色谱主机电源开机，再打开电脑，打开色谱工作站，操作控制面板使软件与离子色谱仪联动起来。

（3）如色谱分析仪长时间不使用或更换淋洗液后需打开泵头废液阀排除泵和管路里的气泡，再关闭泵头废液阀，开泵启动仪器，查看基线，待基线稳定后方可进样分析。

（4）建立程序文件、方法文件、样品表文件，加样品到自动进样器或手动进样，通过进样器将待测样品导入，由流动相将待分析物引入色谱柱，在色谱柱中各组分被分离，并依次随流动相流至检测器。

（5）检测器检测到的信号传送至数据系统，对采集数据进行记录、处理，建立标准曲线，计算待测样本浓度。

（6）关机，系统关机需要根据检测样品不同选择不同关机步骤。对于阴阳离子，需要先将抑制器电流关掉，然后再关泵，最后关主机。

（四）校准

离子色谱仪需要进行校准以保证实验数据的准确性。校准前先仪器检查是否正确操作，如果出现状态异常，需要及时排查故障，确保操作安全。其次，根据 JJG 823 离子色谱仪计量检定规程进行校准，检测性能应符合表 2-7-1 中的要求。

表 2-7-1 检测器主要性能指标

检测器 项目	电导检测器	紫外可见 检测器	电化学 检测器
基线噪声	≤0.005 μS 或≤2%FS	≤0.5 mAU	≤0.2 nA
基线漂移	≤0.10 μS/ 30 min 或≤20% FS/30 min	≤5 mAU/ 30 min	≤2 nA/ 30 min
最小检测 浓度	≤0.02 μg/mL	≤0.02 μg/mL	≤0.02 μg/mL
仪器线性	≥0.995	≥0.995	≥0.995

续表

检测器\项目	电导检测器	紫外可见检测器	电化学检测器
波长示值最大允许误差	—	±2 nm	—
波长重复性	—	<2 nm	—

（五）维护

1. **对泵的维护** 每次在仪器使用前后，均需用水清洗泵和整个流路不少于 20 分钟。若仪器长时间不用，每周也必须用去离子水替换泵中旧水，避免仪器内去离子水因长期放置，滋生细菌，黏附在泵内的单向阀上。

2. **对色谱柱的维护** 进入色谱柱的样本必须经过充分的纯化和净化，否则容易造成色谱柱堵塞，从而降低色谱柱使用寿命。一般对于进入色谱柱的样品，需使用 0.45 μm 或 0.22 μm 孔径的微孔滤膜进行过滤。每次实验操作完毕，色谱柱需进行清洗，并用淋洗液密封保存。

3. **对抑制器的维护** 抑制器应在 15～50℃范围内使用。抑制器施加电流与淋洗液浓度和泵的流量有关，淋洗液浓度增加或泵流量增加，施加电流也应该相应增加。抑制器在停流时，必须将电流设定为零。

二、数字 PCR 技术

（一）原理

数字 PCR（dPCR）是一种通过有限稀释将含有目的 DNA 的 PCR 反应体系分散成无数个单一模板的 PCR 体系进行扩增，再通过统计检测结果及泊松分布校正实现目的 DNA 的绝对定量的技术。相比传统 PCR 技术，dPCR 技术不需要依赖校准物的标准曲线，可以直接计算目标序列的拷贝数，实现对 DNA 模板的绝对定量。在进行结果判读时，dPCR 技术仅存在有或无两种扩增状态，不需要检测荧光信号与设定阈值线的交点，也不受扩增效率的影响，对 PCR 抑制剂具有更强的耐受性。其定量结果具有高灵敏度、准确度和较高的可重复性。

根据靶标核酸分子随机分装手段的不同及微反应器实现方式的不同，dPCR 技术可分为芯片式和微滴式两种。芯片式 dPCR 技术通过微流控芯片实现对微反应孔之间的分隔和封闭，能够快速并准确地将样品流体分成若干个独立的单元，从而进行多步平行反应，具有成本低、体积小和高通量等优点。而微滴式 dPCR 技术主要是将两种互不相溶的液体，以其中一种作为连续相（油），另一种作为分散相（水），在水/油两相表面张力和剪切共同作用下，分散相以微小体积单元的形式存在于连续相中，从而成液滴。该方法具有反应速度快、体积小、样品间无扩散、检测成本低等优势。

（二）应用

dPCR 是继普通 PCR 和定量 PCR（qPCR）之后迅速发展的第三代高灵敏 PCR 技术。由于其高准确性、高灵敏度和高特异性等优势，dPCR 能够在极微量核酸样本条件下准确测量不同基因的表达水平，并检测低丰度的转录变异。因此，dPCR 在基因突变检测、拷贝数变异检测、病毒微生物检测、转基因食品检测及测序等方面具有广阔的应用前景，为科学研究和技术应用提供了强有力的支持。

在转基因产品的检测中，虽然 qPCR 即可完成商品中转基因的分子定量分析，但对于一些复杂的食物原料和饲料原材料，目标 DNA 的含量非常少，使得对其检测和定量受到限制。在这种情况下，dPCR 技术为转基因产品的检测提供了更准确、更灵敏、更高效的定量分析方法。这对于保障食品安全和监管具有重要意义。

随着分子生物学技术的飞速进步及人类全基因测序的完成，分子扩增技术已在遗传性疾病筛查、感染性病原体检测、肿瘤早期诊断、产前筛查和预后评估等医学领域得到广泛应用。尤其是在肿瘤的诊断和治疗过程中，研究发现一些肿瘤是由基因片段的缺失、插入、突变或表观遗传修饰所导致的。因此,这些变异可以作为鉴定肿瘤发生的标志物,通过 dPCR 技术检测这些基因变化,即可用作疾病状态的指示。此外,dPCR 在人类病毒检测中也已得到广泛应用,如用于检测人类疱疹病毒、巨细胞病毒、人流感病毒、乙肝病毒和 HIV 等。在新冠感染期间,虽然 qPCR 检测技术已成为新冠病毒检测的"金标准",但在临床检测过程中经常出现假阴性结果。由于 dPCR 具有更高的灵敏度和精准度,以及适合痕量样本检测的特性,因此能够改善临床新型冠状病毒核酸检测的假阴性问题。

dPCR 作为一种可溯源至国际制单位(SI)的标准参考测量程序,其准确性和测量不确定性的性能表现与当前精准医学领域内的临床测量水平相匹配,充分满足了 ISO 17511 的校准要求。这一方法不仅有助于建立系统的校准等级体系,使得拷贝数浓度和分数丰度值能够准确分配给参考材料和体外诊断(IVD)校准器,还符合新欧盟 IVD 法规对可追溯性的严格要求。除了推动诊断测试的监管审批,使用 dPCR 进行 DNA 定量的验证参考测量程序还具备更广泛的应用价值。它能够为当前的癌症基因型测试提供外部质量评估的支持,促进测试的准确性和可靠性。同时,这也为循环肿瘤 DNA 定量检测向常规临床实践的转化提供了强有力的技术支持,有望为精准医疗的发展注入新的活力。

dPCR 作为一种相对新颖的检测技术,目前仍处于持续发展的阶段。在国内,成熟的商品化试剂盒较为稀缺,导致使用成本偏高。由于不同厂家生产的 dPCR 平台采用的分液原理各异,对性能验证和评判标准的需求迫切且统一,旨在避免临床检测结果出现差异。此外,各个实验室间的 dPCR 方法检测结果的一致性也需要通过大量的比对和验证实验来确保。然而,随着 dPCR 技术的不断革新和成本的逐渐降低,dPCR 有望在未来成为核酸检测领域的主流技术,并在生物医学、农业、工业等领域发挥至关重要的作用。

三、中子活化分析技术

(一)原理

中子活化分析是一种利用中子源和辐射探测器研究物质元素组成和浓度的技术。它利用反应堆中的中子或质子轰击待分析的样品,引发核反应,使样品中的多种元素产生放射性同位素,并伴随特征 γ 射线。通过辐射探测器监测这些特征射线的性质和强度,可以对相应的元素进行定性、定量分析。

仪器中子活化分析(instrumental neutron activation analysis, INAA)和放射化学中子活化分析(radiochemical neutron activation analysis, RNAA)是该技术的两种主要方法。仪器中子活化分析直接对照射后的样品进行分析,而放射化学中子活化分析则对照射后的样品进行化学分离,以除去主要干扰核素或浓缩待检放射性同位素。常用的化学分离方法包括沉淀法、萃取法、离子交换法等。选择合适的化学分离方法可以有效提高放射化学中子活化分析法的灵敏度和选择性。

在进行化学分离时,需要严格控制实验条件和操作步骤,以确保分离效果和实验结果的准确性。此外,由于放射化学中子活化分析法涉及放射性物质的操作和处理,因此必须严格遵守实验室安全和辐射防护规范。

(二)应用

中子活化分析方法是一种高灵敏度、高选择性的技术,可以同时对生物样品中的多种元素进行分析,包括一些常规方法难以检测的微量元素。这对于研究生物体内元素的代谢、药物中的元素组成和分布特征,以及药物在生物体内的代谢和作用机制具有重要意义,有利于新药的研发和药物质量控制。此外,中子活化分析方法还可以测定尿液、血液等生物样品中的元素浓度,以辅助诊断某些疾病,如肾脏疾病和贫血等。

标准参考物是实验室质量控制和质量保证

的重要工具,其均匀性是评估标准参考物质量的关键指标之一。仪器中子活化分析法具有高灵敏度、高特异性且不破坏样本等特点,在标准参考物均匀性试验中具有广泛的应用价值。通过仪器中子活化分析法可以获得准确的元素浓度数据和统计参数,从而验证标准参考物的均匀性。

中子活化分析还可用于研究地球岩石、土壤、水体等自然样品的元素组成和分布特征,材料的元素组成和浓度分布,以及材料在加工和使用过程中的元素变化。它在考古学、土壤科学、地质学、法医学和半导体工业等领域均有广泛的应用。然而,中子活化分析也存在一定的局限性,如设备昂贵、分析时间较长等。相信随着科学技术的不断发展,这些方法上的不足会得到改善和优化。

(罗夏琳　徐　翀)

参考文献

[1] Dewitte K, Stöckl D, Van de Velde M, et al. Evaluation of intrinsic and routine quality of serum total magnesium measurement[J]. Clin Chim Acta, 2000, 292(1-2): 55-68.

[2] Thienpont L M, Van Nuwenborg J E, Stoeckl D. Ion chromatography as reference method for serum cations[J]. J Chromatogr A, 1997, 789(1-2): 557-568.

[3] Thienpont L M, Van Nuwenborg J E, Reinauer H, et al. Validation of candidate reference methods based on ion chromatography for determination of total sodium, potassium, calcium and magnesium in serum through comparison with flame atomic emission and absorption spectrometry[J]. Clin Biochem, 1996, 29: 501-508.

[4] 国家质量监督检验检疫总局. JJG 823—2014 离子色谱仪计量检定规程[S]. 北京: 国家质量监督检验检疫总局, 2014.

[5] Zimmermann B G, Grill S, Holzgreve W, et al. Digital PCR: a powerful new tool for noninvasive prenatal diagnosis?[J]. Prenat Diagn, 2008, 28(12): 1087-1093.

[6] Pavšič J, Devonshire A, Blejec A, et al. Inter-laboratory assessment of different digital PCR platforms for quantification of human cytomegalovirus DNA[J]. Anal Bioanal Chem, 2017, 409: 2601-2614.

[7] Alexandra S, Gerwyn M, Jernej P, et al. Assessment of digital PCR as a primary reference measurement procedure to support advances in precision medicine[J]. Clin Chem, 2018, 64(9): 1296-1307.

[8] Greenberg R R. Elemental characterization of the National Bureau of Standards Milk Powder Standard Reference Material by instrumental and radiochemical neutron activation analysis[J]. Anal Chem, 1986, 58(12): 2511-2516.

[9] 李德红,苏桐龄. 中子活化分析原理及应用简介[J]. 大学物理, 2005, 24(6): 56-58.

第三章 参考测量程序标准操作规程

第一节 标准操作规程编写基本要求

参考测量程序按照 GB/T 19702 体外诊断医疗器械生物源性样品中量的测量参考测量程序的表述和内容的要求（等同采用 ISO 15193 标准）编写，主要要素见表 3-1-1。

表 3-1-1 参考测量程序编写的要素

要 素	类 型
标题页	M
目录	O
前言	O
警告和安全注意事项	M
引言	O
标题	M
范围	M
规范性引用文件	O
术语、定义、符号和缩略语	O
测量原理和方法	M
核查表	O
试剂	M
仪器	M
采样和样品	M
测量系统和分析部分的准备	M
数据处理	M
分析可靠性	M
特殊事项	O
实验室间比对确认	M
报告	M
质量保证	M
参考资料	O
发布和修订日期	M

注：M 表示必备要素，O 表示可选要素。

在满足上述基本要素的前提下，参考实验室可以根据实际情况补充完善本实验室的参考测量程序标准操作规程，以满足参考测量的需要。

第二节 碱性磷酸酶

【警告和安全性注意事项】

（一）样品安全性

样品具有生物传染性，应进行必要的防护。

（二）试剂安全性

(1) 需注意安全性试剂：盐酸。

(2) 试剂安全性分类见"附录 D 危险化学品分类表"。

(3) 实验室根据《化学品分类和标签规范》对化学品进行物理危险、健康危害和环境危害进行说明和管理。

(三) 仪器安全性

(1) 仪器应严格按照说明书和标准操作规程操作。

(2) 电路和数据线路检查及维护时，注意采取防漏电措施。

【引言】

碱性磷酸酶(alkaline phosphatase，ALP)主要来自肝和骨骼，碱性磷酸酶测定主要用于诊断肝胆和骨骼系统疾病，是反映肝外胆道梗阻、肝内占位性病变和佝偻病的重要指标。本参考测量程序是国际检验医学联合溯源委员会(JCTLM)在其数据库中公布的参考测量程序，使用紫外-可见分光光度法(UV-Vis spectrophotometry)，测量催化反应过程中吸光度的变化速率，乘以对应系数，来测量人血清中 ALP 催化活性浓度，使测量结果溯源至国际单位 Kat/L。经本实验室验证和确认，符合预期用途，如溯源性建立和正确性评价。

【范围】

本参考测量程序适用于测量血清或血浆中 ALP 催化活性浓度，所用样品材料包括校准液和血清、血浆(新鲜、冰冻或冻干粉)。本参考测量程序的测量区间参照 JCTLM 公布的参考测量程序。

【规范性引用文件】

GB/T 19702 体外诊断医疗器械生物源性样品中量的测量参考测量程序的表述和内容的要求。

JCTLM 公布的参考测量程序：IFCC Primary Reference Procedures for the Measurement of Catalytic Activity Concentrations of Enzymes at 37℃. Part 9. Reference procedure for the measurement of catalytic concentration of alkaline phosphatase.

【测量原理和方法】

(一) 测量原理

本法建立的 ALP 参考测量方法测定原理为分光光度法。

(二) 测量方法

本法采用碱性磷酸酶催化两个转磷酸酰基，生成 4-对硝基苯酚(4-NP)，在 37℃、405 nm 波长下，监测 4-NP 的生成速率，吸光度的上升速率与 ALP 催化活性浓度成正比。

【核查表】

(一) 试剂和材料

试剂和材料信息见表 3-2-1。

表 3-2-1 试剂和材料列表

分类	通用名称	条件
粉末	2-氨基-2-甲基-1-丙醇	纯度≥99.0%
粉末	N-(2-羟乙基)-乙二胺-N,N',N'-三乙酸三钠盐	纯度≥99.0%
粉末	醋酸镁	纯度≥99.0%
粉末	硫酸锌	纯度≥99.0%
粉末	六水磷酸对硝基苯酚二钠盐	纯度≥99.0%
正确度控制品	有证参考物质	符合 ISO 15194，人体样品基质
指示剂	盐酸	/
溶剂	水	超纯水
室内质控品	商品化质控品/RELA 样品，KS	无溯源要求

(二) 仪器

仪器信息见表 3-2-2。

表 3-2-2 仪器列表

仪器名称	生产厂家	型号	特殊要求
分光光度计	/	/	校准合格
高精度温度计	/	/	校准合格

续 表

仪器名称	生产厂家	型号	特殊要求
电子天平	/	/	校准合格
pH 计	/	/	校准合格
移液器	/	/	校准合格

【试剂和材料】

（一）试剂原料

试剂原料信息见表 3-2-3a～表 3-2-3f。

表 3-2-3a 试剂系统名：2-氨基-2-甲基-1-丙醇；通用名：β-氨基异丁醇 AMP

CAS,CARN 注册号	124-68-5
生产厂家	/
货号/批号	/
分子式	$(CH_3)_2C(NH_2)CH_2OH$
分子量	89.14
纯度	≥99.0%
特定合格要求（如有）	适合 ALP 测量的物质，无 ALP 抑制剂
危险度	/
贮存要求	室温
失效期	/

表 3-2-3b 试剂系统名：N-(2-羟乙基)-乙二胺-N,N',N'-三乙酸三钠盐；通用名：HEDTA

CAS,CARN 注册号	139-89-9
生产厂家	/
货号/批号	/
分子式	$C_{10}H_{15}N_2Na_3O_7$
分子量	344.20
纯度	≥99.0%
特定合格要求（如有）	无
危险度	/
贮存要求	室温
失效期	/

表 3-2-3c 试剂系统名：硫酸锌；通用名：/

CAS,CARN 注册号	7446-20-0
生产厂家	/
货号/批号	/
分子式	$ZnSO_4 \cdot 7H_2O$
分子量	287.56
纯度	≥99.0%
特定合格要求（如有）	无
危险度	/
贮存要求	室温
失效期	/

表 3-2-3d 试剂系统名：乙酸镁；通用名：醋酸镁

CAS,CARN 注册号	16674-78-5
生产厂家	/
货号/批号	/
分子式	$(CH_3COO)_2Mg \cdot 4H_2O$
分子量	214.45
纯度	≥99%
特定合格要求（如有）	无
危险度	/
贮存要求	室温
失效期	/

表 3-2-3e 试剂系统名：六水磷酸对硝基苯酚二钠盐；通用名：4-NPP

CAS,CARN 注册号	333338-18-4
生产厂家	/
货号/批号	/
分子式	$O_2NC_6H_4OP(O)(ONa)_2 \cdot 6H_2O$
分子量	371.14
纯度	≥99.0%
特定合格要求（如有）	转化为对硝基苯酚的水解率应＞98%；对硝基苯酚的含量必须小于 0.03%（摩尔百分数）；无机磷酸盐的含量必须小于 1%（摩尔百分数）
危险度	/
贮存要求	2～8℃
失效期	/

表 3-2-3f 试剂系统名：HCl；通用名：盐酸

CAS,CARN 注册号	7647-01-0
生产厂家	/
货号/批号	/
分子式	HCl
分子量	36.5
纯度	/
特定合格要求（如有）	/
危险度	见附录 D
贮存要求	室温
失效期	/

（二）试剂溶液

制备溶液时各成分给出的质量是指 100% 含量。如果化学物质的含量低于 100%（如 yz%），则应用因子：Fcontent=100/yz，计算出与给出质量相当的某化学物质的质量。

溶液的制备使用超纯水（电阻率是 >0.5 MΩ·cm，pH 6~7，硅酸盐<0.1 mg/L）。

每次称重的扩展（k=2）不确定度（包括物质纯度的不确定度）（正态分布），应≤1.5%。称量时显示的值与靶值的差异不应超过±0.5%。

1. 溶液 1　0.878 g（25.50 mmol/L）N-(2-羟乙基)-乙二胺-N,N′,N′-三乙酸三钠盐；0.367 g（12.75 mmol/L）硫酸锌；0.547 g（25.50 mmol/L）乙酸镁。

——溶解 N-(2-羟乙基)-乙二胺-N,N′,N′-三乙酸三钠盐于约 70 mL 水中。
——加入硫酸锌。
——硫酸锌完全溶解后加入乙酸镁。
——乙酸镁溶解后，转移至 100 mL 容量瓶中。
——将容量瓶和水平衡至 20℃。
——加水（20℃）至容量瓶的校准刻度线。

2~8℃稳定性：3 个月。

2. 反应液　8.52 g（956.3 mmol/L）2-氨基-2-甲基-1-丙醇。

——溶于约 70 mL 水中。
——用 1 mol/L 盐酸溶液调节 pH 至 10.3（37℃）~10.5（37℃）。
——加入 10 mL 溶液 1。
——用 1 mol/L 盐酸溶液调节 pH 至 10.2（37℃）。
——转移至 100 mL 容量瓶中。
——将容量瓶和水平衡至 20℃。
——加水（20℃）至容量瓶的校准刻度线。

3. 起始试剂　0.757 g（81.6 mmol/L）六水磷酸对硝基苯酚二钠盐。

——溶于约 15 mL 水中。
——转移至 25 mL 容量瓶中。
——将容量瓶和水平衡至 20℃。
——加水（20℃）至容量瓶的校准刻度线。

2~8℃稳定性：1 周。

注：（1）宜使用最高纯度的试剂。试剂的质量应由供应商提供分析证明。如果怀疑某一种化学物质中含有影响分析物的催化活性的不纯物，应进行进一步的检测，例如，对不同厂家、不同批号的产品进行比较。推荐使用经过对比试验和批准的试剂。

（2）AMP 中可能含有 ALP 的抑制剂。应使用厂商声称适合 ALP 测量的物质。

（3）商品化的 HEDTA 含水量不同。应使用有含水百分率证书的 HEDTA，在制备离子缓冲液时根据证书中含水量配制试剂。

（4）磷酸对硝基苯酚必须满足以下标准（来源于厂商声明或使用者自行确认）

1）磷酸对硝基苯酚转化为对硝基苯酚的水解率应$>98%$。

2）25℃ 311 nm 波长下，10 mmol/L 氢氧化钠溶液中磷酸对硝基苯酚的摩尔吸光系数为 986.7 m/mol±7.6 m/mol。

3）磷酸对硝基苯酚中对硝基苯酚的含量必须小于 0.03%（摩尔百分数）。

4）磷酸对硝基苯酚中无机磷酸盐的含量必须小于 1%（摩尔百分数）。

【仪器】

分光光度计及辅助仪器主要性能的要求见表 3-2-4。

表3-2-4　分光光度计、辅助仪器主要性能的要求

项　目	性能指标	参考方法要求
分光光度计、配件	波长准确度(nm)	405±1(k=2)
	带宽(nm)	≤2
	光径(mm)	10.00±0.01(k=2)
pH计	pH	10.20±0.05(k=2)
高精度温度计	温度(℃)	37.0±0.1(k=2)

(一) 分光光度计

1. 基本性能特征　波长准确度：A段(190~340 nm)波长最大允许误差为±0.3 nm、B段(340~900 nm)波长最大允许误差为±0.5 nm；基线平直度：±0.001 A。

2. 校准依据　JJG 178 紫外、可见、近红外分光光度计检定规程。

(二) 电子天平

1. 基本性能特征　分度为0.01 mg的一级天平。

2. 校准依据　JJF 1847 电子天平校准规范。

【采样和样品】

(一) 样品的相关要求

(1) 参考测量实验室一般不考虑分析前因素对样品特性的影响。

(2) 血清样品应在－70℃或低于－70℃冷冻保存，避免反复冻融。复溶后4小时内完成检测。

(二) 样品接收及拒收的标准

1. 唯一性标识　如果标识错误、不清楚、脱落或丢失应拒收。

2. 样品类别　申请测量项目与样品类别是否相符，如样品类型错误影响测量结果应拒收。

3. 样品容器　样品容器是否正确或有破损，如容器使用错误或破损导致样品遗漏可拒收。

4. 样品外观　如样品有明显的凝血、溶血等，均可根据对测量结果的干扰拒收。

5. 样品量　按照合同或协议核对样品量，不足时可拒收。

6. 样品运送时间　查看样品采集到接收之间的时间间隔，时间过长对测量结果有影响时应拒收。

7. 样品运送条件　样品送达时干冰完全消融则拒收，或样品在＞8℃环境中运送24小时以上拒收。

【测量系统和分析部分的准备】

(一) 总则

测量系统和分析部分的准备见表3-2-5。

表3-2-5　测量系统和分析部分的准备

类型	步　骤	说明及要求
仪器	分光光度计	开机连接软件后，仪器自动进行初始化，完成检测方法参数设置后稳定至少30分钟
	电子天平	开机稳定30分钟，完成天平自校准
样品	血清、血浆(新鲜、冰冻或冻干粉)	必要时分装样品

(二) 分析样品的类型

(1) 正确度控制品。

(2) 血清、血浆(新鲜、冰冻或冻干粉)。

(3) 其他加工处理过的样品。

(三) 分析序列结构

每一批次实验按以下(1)→(2)→(3)→(4)的顺序检测样品。

(1) 空白物质：生理盐水。

(2) 正确度控制品：有证参考物质。

(3) 室内质控品：商品化质控品/RELA样品，KS。

(4) 待测样品。

(四) 分析部分

本参考测量程序待测样品多为冻干粉或深

低温贮存的冰冻样品,测量前需处理成均匀的液体状态,分析部分应取自该液体样品,具体见【测量系统的操作】中的描述。

(五) 分析溶液的制备方法

对于冻干粉或干粉样品应从相应保存温度下取出,平衡至室温,按各冻干品要求称量加入超纯水使样品完全溶解。

对于冷冻样品如冰冻血清等,应在严格控制的条件下溶解平衡,测定前样品需充分混匀,必要时可进行离心。

【测量系统的操作】

(一) 仪器的测量参数设置

碱性磷酸酶催化活性浓度的测量条件如表3-2-6,参照该表在分光光度计连接软件中设置反应参数,等待仪器稳定30分钟以上。

表3-2-6 碱性磷酸酶催化活性浓度测量条件

测量参数	要求
温度	37.0 ± 0.1℃
波长	405 ± 1 nm
带宽	$\leqslant 2$ nm
光径	10.00 ± 0.01 mm
孵育时间	60 s
延迟时间	90 s
测量时间	120 s
读数(测量点)	$\geqslant 6$

扩展不确定度(k=2)

(二) 调零

对分光光度计进行空白调零。

(三) 试剂空白检测

(1) 在EP管中吸取约550 μL起始试剂放入37.5℃恒温水浴槽水浴,用移液器吸取2 000 μL反应液至比色皿中。

(2) 比色皿放入分光光度计待测孔内,带有橡皮塞固定的温度探头放入比色皿中,探头固定位置为比色皿液体中间点。打开搅拌子开关,一般在"slow"档,查看比色皿内液体旋转速度,使搅拌子在比色皿内匀速旋转;根据室温和湿度调节高精度温度计温度,一般在37.0~37.3℃进行调节,使高精度温度计实时显示的比色皿中温度稳定在37.00±0.05℃。此时使用移液器吸取50 μL 0.9%的NaCl溶液至比色皿中。

(3) 当温度稳定在37.00±0.05℃时,记录此时温度,并将温度探头取出。快速吸取水浴槽孵育的起始试剂500 μL至比色皿中,加上比色皿盖,关上分光光度计盖,点击检测软件的开始键,开始反应曲线。

(4) 待反应曲线完毕,将温度探头再次放入比色皿中检测反应温度,并记录温度,同时记录此时的室温与湿度,将90秒至210秒的反应斜率(slope)作为"blank"记录在Excel表格中,并将反应曲线进行保存。

(5) 将检测比色皿取出进行清洗后,甩干进行样品检测。

(四) 样品检测

(1) 将待测样品置于室温溶解,在EP管中吸取约550 μL起始试剂放入37.5℃恒温水浴槽水浴,用移液器吸取2 000 μL反应液至比色皿中,待高精度温度计实时显示的比色皿中温度稳定在37.00±0.05℃,用移液器吸取50 μL样品至比色皿中。

(2) 当温度稳定在37.00±0.05℃时,记录此时温度,并将温度探头取出。快速吸取水浴槽孵育的起始试剂500 μL至比色皿中,加上比色皿盖,关上分光光度计盖,点击检测软件的开始键,开始反应曲线。

(3) 步骤同"试剂空白"的检测。反应曲线完毕后将90秒至210秒的反应斜率记录在Excel表格中,在表格中进行计算,样品斜率减去试剂空白斜率后乘以2 729,得到待检样品的ALP酶活力值,并将反应曲线进行保存。

(4) 将检测比色皿取出进行清洗后,处理干后进行下一个样品检测。

(五) 样品检测后

当日样品检测完毕后,取出检测和空白对

照比色杯,对比色皿及搅拌磁珠进行冲洗,放入干燥盒内。

(六) 关机

关闭分光光度计连接软件,随后关闭计算机、分光光度计电源、温控系统电源、磁力搅拌器电源及恒温水浴槽,高精度温度计关闭后,清洗温度探头并擦干。

【数据处理】

(一) 样品催化活性浓度计算

通过回归分析(最小二乘法)计算吸光度随时间的改变(S^{-1})。减去试剂空白率,修正的吸光度的变化值乘以以下系数,按以下公式计算 ALP 催化活性浓度:

$$b_{ALP} = F \cdot \Delta A / \Delta t_{ALP}$$

式中:

$F = 2729$[在 405 nm 波长测量时,$\varepsilon_{405}(4-NP) = 1869 \, m^2/mol$]。

ALP 催化活性浓度用 U/L 单位来计算。

$\Delta A/\Delta t_{ALP}$:经过试剂空白率校正后的吸光度变化。

b_{ALP}:ALP 催化活性浓度。

(二) 测量结果处理

(1) 计算每批次测量值的均值、标准差。

(2) 根据"第四章 第二节 酶学项目测量不确定度评定"进行测量结果不确定度评估。

(3) 酶活性单位及换算关系:酶催化活性常用单位为 Kat/L,使用时常出现多位小数,目前常以 μKat/L 或 nKat/L 表示,但临床医学中仍习惯于使用 U/L。换算关系如下:以 U/L 单位表示的催化活性浓度可通过乘以系数($f = 0.01667$)转化成 μKat/L。

【分析可靠性】

(一) 分析性能评价

依据测量不确定度、正确度、精密度、测量区间等来评估测量方法的分析可靠性。

(二) 测量不确定度

本参考测量程序的校准和测量能力(CMC)为 Urel=2.0%(k=2)。测量不确定度来源包括以下 3 个部分。

1. 测量前的不确定度来源 包含试剂配制、样品复溶等。

2. 测量中的不确定度来源 主要来源于影响酶催化活性浓度的因素:测量温度、测量 pH、摩尔消光系数、波长、光径、样本的容积分量和吸光度值输入量、精密度、反应时间等。

3. 测量后的不确定度来源 包含结果修约等。

(三) 正确度

使用参考物质进行正确度验证,优先选择国际或国家权威机构确认或推荐的,基质与被测样品基质相似的有证参考物质。在没有(有证)参考物质的情况下,可采用经核查的 RELA 比对样品,评价标准可为"靶值±1/2 等效限(±2.625%)"。

(四) 精密度

实验室内中间不精密度小于 1.5%。

(五) 测量区间

本参考测量程序下限为 83.4 U/L,上限为 591.5 U/L。

【参考测量程序的确认】

本参考测量程序主要通过每年参加国际医学参考实验室室间质量评价计划(RELA,http://www.dgkl-rfb.de:81/)和(或)国家卫生健康委临床检验中心(National center for clinical laboratories,NCCL)参考实验室室间质量评价计划进行确认。通过确认可符合预期用途。

【结果报告】

参考测量报告中包括以下信息:样品类型和来源;采样日期和测量日期;应用的参考测量程序;包含被测量名称、数值和测量单位的结果;测量不确定度的表述;生理学和临床信息(如适用);报告适用地信息。如有特殊情况在备注中说明(包括样品不常见特性、测量程序异常特征或修改使用等)。

【质量保证】

（1）室内质量控制实验室每个工作日开始正式测量样品前均测量质控品，采用适当的室内质控规则监控测量过程的精密度和正确度，当质控品测量结果符合要求后才进入正式测量。质控品测量结果超出规定范围时，查找原因并实施纠正，纠正后再进行测量。

（2）室间质量评价每年参加 RELA 和（或）NCCL 的参考实验室室间质量评价计划，以室间质量评价计划提供者确定的等效限（ALP 为靶值±5.25%），对本参考实验室的测量结果进行判断。当出现不符合情况时，应认真查找原因，编制参考实验室能力比对反馈结果总结，实施预防措施。

（王　茗　虞啸炫）

参考文献

Schumann G, Bonora R, Ceriotti F, et al. IFCC primary reference procedures for the measurement of catalytic activity concentrations of enzymes at 37℃. Part 9. Reference procedure for the measurement of catalytic concentration of alkaline phosphatase[J]. Clin Chem Lab Med, 2011, 49(9): 1439-1446.

第三节　丙氨酸氨基转移酶

【警告和安全性注意事项】

(一) 样品安全性

样品具有生物传染性，应进行必要的防护。

(二) 试剂安全性

（1）需注意安全性试剂：盐酸和叠氮化钠。

（2）试剂安全性分类见"附录 D 危险化学品分类表"。

（3）实验室根据《化学品分类和标签规范》对化学品进行物理危险、健康危害和环境危害进行说明和管理。

(三) 仪器安全性

（1）仪器应严格按照说明书和校准操作规程操作。

（2）电路和数据线路检查及维护时，注意采取防漏电措施。

【引言】

丙氨酸氨基转移酶(alanine aminotransferase, ALT)主要存在于肝细胞质中，血清转氨酶含量是肝脏病变程度的重要指标之一。本参考测量程序是国际检验医学联合溯源委员会(JCTLM)在其数据库中公布的参考测量程序，使用紫外-可见分光光度法(UV-Vis spectrophotometry)，测量催化反应过程中吸光度的变化速率，乘以对应系数，来测量人血清中 ALT 催化活性浓度，使测量结果溯源至国际单位 Kat/L。经本实验室验证和确认，符合预期用途，如溯源性建立和正确性评价。

【范围】

本参考测量程序适用于测量血清或血浆中 ALT 催化活性浓度，所用样品材料包括校准液和血清、血浆（新鲜、冰冻或冻干粉）。本参考测量程序的测量区间参照 JCTLM 公布的参考测量程序。

【规范性引用文件】

GB/T 19702 体外诊断医疗器械 生物源性样品中量的测量 参考测量程序的表述和内容的要求。

JCTLM 公布的参考测量程序：IFCC primary reference procedures for the measurement of catalytic activity concentrations of enzymes at 37℃. Part 4.

Reference Procedure for the Measurement of Catalytic Concentration of Alanine Aminotransferase。

【测量原理和方法】

（一）测量原理

本法建立的 ALT 参考测量方法测定原理为分光光度法。

（二）测量方法

本法采用偶联反应，L-丙氨酸和 α-酮戊二酸在 ALT 催化下，生成丙酮酸和 L-谷氨酸，丙酮酸在乳酸脱氢酶（LD）催化下生成乳酸，同时 NADH 被氧化成 NAD^+，在 37℃、339 nm 下，监测 NADH 的氧化速率，吸光度的下降速率与 ALT 催化活性浓度呈正比。

【核查表】

（一）试剂和材料

试剂和材料信息见表 3-3-1。

表 3-3-1 试剂和材料列表

分类	通用名称	条件
粉末	三羟甲基氨基甲烷	≥99.9%
粉末	L-丙氨酸	≥98%
粉末	叠氮化钠	≥98%
粉末	一水 5'-磷酸吡哆醛	≥98%
粉末	还原型 β-烟酰胺腺嘌呤二核苷酸二钠盐	≥97%
粉末	α-酮戊二酸，二钠盐，二水合物	≥95%
粉末	牛血清白蛋白	/
粉末	氯化钠	≥99.5%
粉末	乳酸脱氢酶	/
粉末	丙酮酸—钠盐	≥95%
正确度控制品	有证参考物质	符合 ISO 15194，人体样品基质
指示剂	盐酸	/
溶剂	水	超纯水
室内质控品	商品化质控品/RELA 样品，KS	无溯源要求

（二）仪器

仪器信息见表 3-3-2。

表 3-3-2 仪器列表

仪器名称	生产厂家	型号	特殊要求
分光光度计	/	/	校准合格
高精度温度计	/	/	校准合格
电子天平	/	/	校准合格
pH 计	/	/	校准合格
移液器			校准合格

【试剂和材料】

（一）试剂原料

试剂原料信息见表 3-3-3a～表 3-3-3j。

表 3-3-3a 试剂系统名：三羟甲基氨基甲烷；通用名：Tris

CAS,CARN 注册号	77-86-1
生产厂家	/
货号/批号	/
分子式	$C_4H_{11}NO_3$
分子量	121.14
纯度	≥99.9%
特定合格要求（如有）	重金属含量应极少
危险度	/
贮存要求	室温
失效期	

表 3-3-3b 试剂系统名：丙氨酸；通用名：丙氨酸

CAS,CARN 注册号	56-41-7
生产厂家	/
货号/批号	/
分子式	$C_3H_7NO_2$
分子量	89.09
纯度	≥98%
特定合格要求（如有）	无
危险度	/
贮存要求	室温
失效期	/

表3-3-3c 试剂系统名：一水5′-磷酸吡哆醛；通用名：PLP

CAS,CARN 注册号	853645-22-4
生产厂家	/
货号/批号	/
分子式	$C_8H_{10}O_6NP$
分子量	247.1
纯度	≥98%
特定合格要求（如有）	无
危险度	/
贮存要求	−20℃
失效期	

表3-3-3d 试剂系统名：还原型β-烟酰胺腺嘌呤二核苷酸二钠盐；通用名：β-NADH

CAS,CARN 注册号	606-68-8
生产厂家	/
货号/批号	/9
分子式	$C_{21}H_{27}N_7O_{14}P_2Na_2$
分子量	709.4
纯度	≥97%
特定合格要求（如有）	无
危险度	/
贮存要求	−20℃
失效期	/

表3-3-3e 试剂系统名：二水2-酮戊二酸二钠盐；通用名：/

CAS,CARN 注册号	305-72-6
生产厂家	/
货号/批号	/
分子式	$C_5H_6O_5Na_2$
分子量	190.1
纯度	≥95%
特定合格要求（如有）	不含丙酮酸
危险度	/
贮存要求	2~8℃
失效期	/

表3-3-3f 试剂系统名：乳酸脱氢酶；通用名：LDH

CAS,CARN 注册号	9001-60-9
生产厂家	/
货号/批号	/
分子式	EC1.1.1.27
分子量	
纯度	2.5 kU
特定合格要求（如有）	来源于猪的骨骼肌,保存在甘油中。LD没有ALT和GLD的污染,厂商或参考试验室进行试验研究时,必须申明不含有这些污染物。不能用含硫酸铵的制剂
危险度	/
贮存要求	2~8℃
失效期	

表3-3-3g 试剂系统名：氯化钠；通用名：氯化钠

CAS,CARN 注册号	7647-14-5
生产厂家	/
货号/批号	/
分子式	NaCl
分子量	58.44
纯度	≥99.5%
特定合格要求（如有）	无
危险度	/
贮存要求	室温
失效期	/

表3-3-3h 试剂系统名：牛血清白蛋白；通用名：BSA

CAS,CARN 注册号	9048-46-8
生产厂家	/
货号/批号	/
分子式	
分子量	68 000
纯度	
特定合格要求（如有）	V级,牛血清白蛋白在厂商的说明书中应有特别说明是不含蛋白酶的
危险度	/
贮存要求	2~8℃
失效期	/

表 3-3-3i 试剂系统名：盐酸；通用名：HCl

CAS,CARN 注册号	7647-01-0
生产厂家	/
货号/批号	/
分子式	HCl
分子量	36.5
纯度	1 M
特定合格要求（如有）	无
危险度	见附录 D
贮存要求	室温
失效期	/

表 3-3-3j 试剂系统名：叠氮化钠；通用名：/

CAS,CARN 注册号	26628-22-8
生产厂家	/
货号/批号	/
分子式	NaN_3
分子量	65.01
纯度	/
特定合格要求（如有）	无
危险度	见附录 D
贮存要求	2~8℃
失效期	/

（二）试剂溶液

制备溶液时各成分给出的质量是指 100% 含量。如果化学物质的含量低于 100%（如 yz%），则应用因子：Fcontent＝100/yz，计算出与给出质量相当的某化学物质的质量。

溶液的制备使用超纯水（电阻率是＞0.5 MΩ·cm，pH 6~7，硅酸盐＜0.1 mg/L）。

每次称重的扩展（k=2）不确定度（包括物质纯度的不确定度）（正态分布），应≤1.5%。称量时显示的值与靶值的差异不应超过±0.5%。

1. 溶液 1 1.47 g（121.2 mmol/L）三羟甲基氨基甲烷；5.61 g（630.0 mmol/L）L-丙氨酸；0.052 g（8.00 mmol/L）叠氮化钠。

—溶于 80 mL 水中。

—用 1 mol/L 盐酸溶液调节 pH 至 7.15（37℃）。

—转移至 100 mL 容量瓶中。

—将容量瓶和水平衡至 20℃。

—加水（20℃）至容量瓶的校准刻度线。

2~8℃稳定性：3 个月。

2. 溶液 2 1.47 g（121.2 mmol/L）三羟甲基氨基甲烷；0.052 g（8.00 mmol/L）叠氮化钠。

—溶于 80 mL 水中。

—用 1 mol/L 盐酸溶液调节 pH 至 7.15（37℃）。

—转移至 100 mL 容量瓶中。

—将容量瓶和水平衡至 20℃。

—加水（20℃）至容量瓶的校准刻度线。

2~8℃稳定性：3 个月。

3. 溶液 3 16.7 mg（6.300 mmol/L）—5′-磷酸吡哆醛。

—溶于约 6 mL 溶液 2 中。

—转移至 10 mL 容量瓶中。

—将容量瓶和溶液 2 平衡至 20℃。

—加溶液 2（20℃）至容量瓶的校准刻度线。

—棕色瓶避光保存。

2~8℃稳定性：1 周。

4. 溶液 4 16.1 mg（11.34 mmol）还原型 β-烟酰胺腺嘌呤二核苷酸二钠盐。

—溶于约 2 mL 溶液 2 中。

—棕色瓶避光保存。

2~8℃稳定性：1 周。

5. 酶试剂稀释液 0.300 g 牛血清白蛋白；0.225 g（154 mmol/L）氯化钠。

—溶于 20 mL 水中。

—转移至 25 mL 容量瓶中。

—将容量瓶和水平衡至 20℃。

—加水（20℃）至容量瓶的校准刻度线。

2~8℃稳定性：至少 1 个月。

6. 溶液 5

—用酶试剂稀释液（见上述）稀释 LD 储存液，使 LD 催化活性浓度在 37℃时为 3.57 mKat/L

（214.2 kU/L），按以下公式计算稀释 LD 储存液所需酶试剂稀释液体积：

$$V_{\text{dilution}} = \frac{V_{\text{stock}} \times (LD_{\text{stock}} - 214.2)}{214.2}$$

式中：

V_{dilution}——稀释 LD 储存液所需酶试剂稀释液体积，单位为毫升（mL）。

V_{stock}——LD 储存液体积，单位为毫升（mL）。

LD_{stock}——LD 储存液中 LD 催化活性浓度，单位为豪凯塔尔每升（mKat/L）或千单位每升（kU/L）。

2~8℃稳定性：至少 2 天。

7. 反应液　10 mL 溶液 1；0.2 mL 溶液 3；0.2 mL 溶液 4；0.1 mL 溶液 5。

——充分混匀，棕色瓶避光保存。

2~8℃稳定性：1 天。

8. 起始试剂　0.407 g（180.0 mmol/L）α-酮戊二酸二钠盐二水化合物。

——溶于约 6 mL 水中。

——转移至 10 mL 容量瓶中。

——将容量瓶和水平衡至 20℃。

——加水（20℃）至容量瓶的校准刻度线。

2~8℃稳定性：1 周。

【仪器】

分光光度计及辅助仪器主要性能的要求见表 3-3-4。

表 3-3-4　分光光度计、辅助仪器主要性能的要求

性能指标		参考方法要求
分光光度计、配件	波长准确度（nm）	339±1（k=2）
	带宽（nm）	≤2
	光径（mm）	10.00±0.01（k=2）
pH 计	pH	7.15±0.05（k=2）
高精度温度计	温度（℃）	37.0±0.1（k=2）

（一）分光光度计

1. 基本性能特征　波长准确度：A 段（190~340 nm）波长最大允许误差为±0.3 nm，B 段（340~900 nm）波长最大允许误差为±0.5 nm；基线平直度：±0.001 A。

2. 校准依据　JJG 178 紫外、可见、近红外分光光度计检定规程。

（二）电子天平

1. 基本性能特征　分度为 0.01 mg 的一级天平。

2. 校准依据　JJF 1847 电子天平校准规范。

【采样和样品】

（一）样品的相关要求

（1）参考测量实验室一般不考虑分析前因素对样品特性的影响。

（2）血清样品应在−70℃或低于−70℃冷冻保存，避免反复冻融。复溶后 4 小时内完成检测。

（二）样品接收及拒收的校准

1. 唯一性标识　如果标识错误、不清楚、脱落或丢失应拒收。

2. 样品类别　申请测量项目与样品类别是否相符，如样品类型错误影响测量结果应拒收。

3. 样品容器　样品容器是否正确或有破损，如容器使用错误或破损导致样品遗漏可拒收。

4. 样品外观　如样品有明显的凝血、溶血等，均可根据对测量结果的干扰拒收。

5. 样品量　按照合同或协议核对样品量，不足时可拒收。

6. 样品运送时间　查看样品采集到接收之间的时间间隔，时间过长对测量结果有影响时应拒收。

7. 样品运送条件　样品送达时干冰完全消融则拒收，或样品在＞8℃环境中运送 24 小时以上拒收。

【测量系统和分析部分的准备】

（一）总则

测量系统和分析部分的准备见表 3-3-5。

表 3-3-5 测量系统和分析部分的准备

类型	步骤	说明及要求
仪器	紫外-可见分光光度计	紫外-可见分光光度计在校准周期内且处于参数稳定的工作状态
	电子天平	开机稳定30分钟,完成天平自校准
样品	血清、血浆(新鲜、冰冻或冻干粉)	必要时分装样品

(二) 分析样品的类型

(1) 正确度控制品。

(2) 血清、血浆(新鲜、冰冻或冻干粉)。

(3) 其他加工处理过的样品。

(三) 分析序列结构

每一批次实验按以下(1)→(2)→(3)→(4)的顺序检测样品。

(1) 空白物质:生理盐水。

(2) 正确度控制品:有证参考物质。

(3) 室内质控品:商品化质控品/RELA样品,KS。

(4) 待测样品。

(四) 分析部分

本参考测量程序待测样品多为冻干粉或深低温贮存的冰冻样品,测量前需处理成均匀的液体状态,分析部分应取自该液体样品,具体见【测量系统的操作】中的描述。

(五) 分析溶液的制备方法

对于冻干粉或干粉样品应从相应保存温度下取出,平衡至室温,按各冻干品要求称量加入超纯水使样品完全溶解。

对于冷冻样品如冰冻血清等,应在严格控制的条件下溶解平衡,测定前样品需充分混匀,必要时可进行离心。

【测量系统的操作】

(一) 仪器的测量参数设置

丙氨酸氨基转移酶催化活性浓度的测量条件见表 3-3-6,参照该表在分光光度计连接软件中设置反应参数,等待仪器稳定30分钟以上。

表 3-3-6 丙氨酸氨基转移酶催化活性浓度测量条件

测量参数	要求
温度	37.0 ± 0.1 ℃
波长	339 ± 1 nm
带宽	$\leqslant 2$ nm
光径	10.00 ± 0.01 mm
孵育时间	300 s
延迟时间	90 s
测量时间	180 s
读数(测量点)	$\geqslant 6$

扩展不确定度($k=2$)

(二) 调零

对分光光度计进行空白调零。

(三) 试剂空白检测

(1) 在EP管中吸取约250 μL起始试剂放入37.5℃恒温水浴槽水浴,用移液器吸取2 000 μL反应液至比色皿中。

(2) 比色皿放入分光光度计待测孔内,带有橡皮塞固定的温度探头放入比色皿中,探头固定位置为比色皿液体中间点。打开搅拌子开关,一般在"slow"档,查看比色皿内液体旋转速度,使搅拌子在比色皿内匀速旋转;根据室温和湿度调节高精度温度计温度,一般在37.0～37.3℃进行调节,使高精度温度计实时显示的比色皿中温度稳定在 37.00 ± 0.05 ℃。此时使用移液器吸取200 μL 0.9%的NaCl溶液至比色皿中。

(3) 当温度稳定在 37.00 ± 0.05 ℃时,记录此时温度,并将温度探头取出。快速吸取水浴槽孵育的起始试剂200 μL至比色皿中,加上比色皿盖,关上分光光度计盖,点击检测软件的开始键,开始反应曲线。

(4) 待反应曲线完毕,将温度探头再次放入比色皿中检测反应温度,并记录温度,同时记录此时的室温与湿度,将 90 秒至 270 秒的反应斜率作为"blank"记录在 Excel 表格中,并将反应曲线进行保存。

(5) 将检测比色皿取出进行清洗后,甩干进行样品检测。

(四) 样品检测

(1) 将待测样品置于室温溶解,在 EP 管中吸取约 250 μL 起始试剂放入 37.5℃恒温水浴槽水浴,用移液器吸取 2 000 μL 反应液至比色皿中,待高精度温度计实时显示的比色皿中温度稳定在 37.00±0.05℃,用移液器吸取 200 μL 样品至比色皿中。

(2) 当温度稳定在 37.00±0.05℃时,记录此时温度,并将温度探头取出。快速吸取水浴槽孵育的起始试剂 200 μL 至比色皿中,加上比色皿盖,关上分光光度计盖,点击检测软件的开始键,开始反应曲线。

(3) 步骤同"试剂空白"的检测。反应曲线完毕后将 90~270 秒的反应斜率记录在 Excel 表格中,在表格中进行计算,样品斜率减去试剂空白斜率后乘以 1 905,得到待检样品的 ALT 酶活力值,并将反应曲线进行保存。

(4) 将检测比色皿取出进行清洗后,处理干后进行下一个样品检测。

(五) 样品检测后

当日样品检测完毕后,取出检测和空白对照比色杯,对比色皿及搅拌磁珠进行冲洗,放入干燥盒内。

(六) 关机

关闭分光光度计连接软件,随后关闭计算机、分光光度计电源、温控系统电源、磁力搅拌器电源及恒温水浴槽,高精度温度计关闭后,清洗温度探头并擦干。

【数据处理】

(一) 样品催化活性浓度计算

通过回归分析(最小二乘法)计算吸光度随时间的改变(S^{-1})。减去试剂空白率,修正的吸光度的变化值乘以以下系数,按以下公式计算 ALT 催化活性浓度:

$$b_{ALT} = F \cdot \Delta A / \Delta t_{ALT}$$

式中:

F = 1 905 [在 339 nm 波长测量时,ε339 (NADH) = 630 m²/mol]。

ALT 催化活性浓度用 U/L 单位来计算。

$\Delta A / \Delta t_{ALT}$:经过试剂空白率校正后的吸光度变化。

b_{ALT}:ALT 催化活性浓度。

(二) 测量结果处理

(1) 计算每批次测量值的均值、标准差。

(2) 根据"第四章 第二节 酶学项目测量不确定度评定"进行测量结果不确定度评估。

(3) 酶活性单位及换算关系:酶催化活性常用单位为 Kat/L,使用时常出现多位小数,目前常以 μKat/L 或 nKat/L 表示,但临床医学中仍习惯于使用 U/L。换算关系如下:以 U/L 单位表示的催化活性浓度可通过乘以系数(f = 0.016 67)转化成 μKat/L。

【分析可靠性】

(一) 分析性能评价

依据测量不确定度、正确度、精密度、测量区间等来评估测量方法的分析可靠性。

(二) 测量不确定度

本参考测量程序的校准和测量能力(CMC)为 U_{rel} = 3.0%(k=2)。测量不确定度来源包括以下 5 个部分。

(1) 样品复溶引入的不确定度。

(2) pH、温度引入的不确定度。

(3) 摩尔消光系数、波长、光径引入的不确定度。

(4) 体积输入量、吸光度输入量读数引入的不确定度。

(5) 样品测量批次的合并标准差引入的不确定度。

(三) 正确度

使用参考物质进行正确度验证,优先选择国际或国家权威机构确认或推荐的,基质与被测样品基质相似的有证参考物质,如 JCTLM 数据库公布的参考物质 ERM AD454。

(四) 精密度

实验室内中间不精密度小于 1.5%。

(五) 测量区间

本参考测量程序的下限为 40.2 U/L,上限为 236.4 U/L。

【参考测量程序的确认】

本参考测量程序主要通过每年参加国际医学参考实验室室间质量评价计划(RELA,http://www.dgkl-rfb.de:81/)和(或)国家卫生健康委临床检验中心(National center for clinical laboratories,NCCL)参考实验室室间质量评价计划进行确认。通过确认可符合预期用途。

【结果报告】

参考测量报告中包括以下信息:样品类型和来源;采样日期和测量日期;应用的参考测量程序;包含被测量名称、数值和测量单位的结果;测量不确定度的表述;生理学和临床信息(如适用);报告适用地信息。如有特殊情况在备注中说明(包括样品不常见特性、测量程序异常特征或修改使用等)。

【质量保证】

(一) 室内质量控制

实验室每个工作日开始正式测量样品前均测量质控品,采用适当的室内质控规则监控测量过程的精密度和正确度,当质控品测量结果符合要求后才进入正式测量。质控品测量结果超出规定范围时,查找原因并实施纠正,纠正后再进行测量。

(二) 室间质量评价

每年参加 RELA 和(或)NCCL 的参考实验室室间质量评价计划,以室间质量评价计划提供者确定的等效限(ALT 为靶值±5.25%),对本参考实验室的测量结果进行判断。当出现不符合情况时,应认真查找原因,编制参考实验室能力比对反馈结果总结,实施预防措施。

(冯雪晴　王　茗)

参考文献

Schumann G, Bonora R, Ceriotti F, et al. IFCC primary reference procedures for the measurement of catalytic activity concentrations of enzymes at 37℃. Part 4. Reference Procedure for the Measurement of Catalytic Concentration of Alanine Aminotransferase[J]. Clinical Chemistry and Laboratory Medicine (CCLM), 2002, 40(7).

第四节　α-淀粉酶

【警告和安全性注意事项】

(一) 样品安全性

样品具有生物传染性,应进行必要的防护。

(二) 试剂安全性

(1) 需注意安全性试剂:氢氧化钠。

(2) 试剂安全性分类见"附录 D 危险化学品分类表"。

(3) 实验室根据《化学品分类和标签规范》对化学品进行物理危险、健康危害和环境危害进行说明和管理。

(三) 仪器安全性

(1) 仪器应严格按照说明书和校准操作规程操作。

(2) 电路和数据线路检查及维护时,注意采取防漏电措施。

【引言】

α-淀粉酶（α-amylase，AMY）主要来源于胰腺等，血清淀粉酶含量是胰腺疾病的重要诊断指标之一。本参考测量程序是国际检验医学联合溯源委员会（JCTLM）在其数据库中公布的参考测量程序，使用紫外-可见分光光度法，测量催化反应过程中吸光度的变化速率，乘以对应系数，来测量人血清中 AMY 催化活性浓度，使测量结果溯源至国际单位 Kat/L。本操作规程规定的紫外-可见分光光度法是国际检验医学联合溯源委员会在其数据库中公布的参考方法。经本实验室验证和确认，符合预期用途，如溯源性建立和正确性评价。

【范围】

本参考测量程序适用于测量血清或血浆中 AMY 催化活性浓度，所用样品材料包括校准液和血清、血浆（新鲜、冰冻或冻干粉）。本参考测量程序的测量区间参照 JCTLM 公布的参考测量程序。

【规范性引用文件】

GB/T 19702 体外诊断医疗器械生物源性样品中量的测量参考测量程序的表述和内容的要求。

JCTLM 公布的参考测量程序：IFCC primary reference procedures for the measurement of catalytic activity concentrations of enzymes at 37℃. Part 8. Reference Procedure for the Measurement of Catalytic Concentration of α-amylase。

【测量原理和方法】

（一）测量原理

本法建立的 AMY 参考测量方法测定原理为分光光度法。

（二）测量方法

本方法采用 4,6-O-亚乙基（G1）-4-硝基苯（G7）-α-(1-4)-D-麦芽七糖（EPS）作为 α-淀粉酶测定底物，在 α-淀粉酶催化下，水解为 4-硝基苯糖苷，再经 α-葡萄糖苷酶催化，水解为 4-硝基苯酚（4-NP）和葡萄糖。4-硝基苯酚的生成量与 α-淀粉酶催化活性浓度成正比，在 37℃，405 nm 波长下测定 4-硝基苯酚摩尔消光系数，计算 α-淀粉酶催化活性浓度。

【核查表】

（一）试剂和材料

试剂和材料信息见表 3-4-1。

表 3-4-1 试剂和材料列表

分类	通用名称	条件
粉末	N-2-羟基乙基哌嗪-N'-乙基磺酸	纯度≥99.5%
粉末	4,6-亚乙基（G1）-4-硝基苯（G7）-α-(1-4)-D-麦芽七糖	纯度≥90%
粉末	α-葡萄糖苷酶（EC 3.2.1.20）	/
粉末	氯化钠	纯度≥99.5%
粉末	氯化钙，二水合物	纯度≥99%
粉末	牛血清白蛋白，Fraction V	/
正确度控制品	有证参考物质	符合 ISO 15194，人体样品基质
指示剂	氢氧化钠	/
溶剂	水	超纯水
室内质控品	商品化质控品/RELA 样品，KS	无溯源要求

（二）仪器

仪器信息见表 3-4-2。

表 3-4-2 仪器列表

仪器名称	生产厂家	型号	特殊要求
分光光度计	/	/	校准合格
高精度温度计	/	/	校准合格
电子天平	/	/	校准合格
pH 计	/	/	校准合格
移液器	/	/	校准合格

【试剂和材料】

（一）试剂原料

试剂原料信息见表3-4-3a～表3-4-3g。

表3-4-3a 试剂系统名：N-2-羟乙基哌嗪-N'-乙基磺酸；通用名：HEPES

CAS,CARN注册号	7365-45-9
生产厂家	/
货号/批号	/
分子式	$C_8H_{18}N_2O_4S$
分子量	238.31
纯度	≥99.5%
特定合格要求（如有）	无
危险度	/
贮存要求	室温
失效期	/

表3-4-3b 试剂系统名：4,6-亚乙基(G1)-4-硝基苯(G7)-α-(1-4)-D-麦芽七糖

CAS,CARN注册号	56-41-7
生产厂家	/
货号/批号	/
分子式	$C_{50}H_{77}NO_{38}$
分子量	1 300.1
纯度	≥90%
特定合格要求（如有）	如果被4-硝基苯-α-D-麦芽七糖(G7-4-NP)污染可能使反应延缓，从而干扰α-淀粉酶活性浓度的测定，EPS中G7-4-NP的质量比应限制在0.001以下，如果不知其质量比，G7-4-NP的质量浓度应该被确定（见附录B）
危险度	/
贮存要求	4℃
失效期	/

表3-4-3c 试剂系统名：α-葡萄糖苷酶；通用名：/

CAS,CARN注册号	9001-42-7
生产厂家	/
货号/批号	/
分子式	EC 3.2.1.20
分子量	/
纯度	/
特定合格要求（如有）	只有裂解α-淀粉酶全部葡萄糖苷键的α-葡萄糖苷酶制剂才能使用（如嗜热芽孢杆菌）
危险度	/
贮存要求	-20℃
失效期	/

表3-4-3d 试剂系统名：二水合氯化钙；通用名：β-NADH

CAS,CARN注册号	10035-04-8
生产厂家	/
货号/批号	/
分子式	$Ca_2Cl \cdot 2H_2O$
分子量	147.02
纯度	≥99.0%
特定合格要求（如有）	无
危险度	/
贮存要求	室温
失效期	/

表3-4-3e 试剂系统名：氯化钠；通用名：/

CAS,CARN注册号	7647-14-5
生产厂家	/
货号/批号	/
分子式	NaCl
分子量	58.44
纯度	≥99.5%
特定合格要求（如有）	无
危险度	/
贮存要求	室温
失效期	/

表3-4-3f 试剂系统名:氢氧化钠;通用名:/

CAS,CARN注册号	1310-73-2
生产厂家	/
货号/批号	/
分子式	NaOH
分子量	40.00
纯度	/
特定合格要求(如有)	无
危险度	见附录D
贮存要求	室温
失效期	/

表3-4-3g 试剂系统名:牛血清白蛋白;通用名:BSA

CAS,CARN注册号	9048-46-8
生产厂家	/
货号/批号	/
分子式	/
分子量	68 000
纯度	/
特定合格要求(如有)	V级,牛血清白蛋白在厂商的说明书中应有特别说明是不含蛋白酶的
危险度	/
贮存要求	2~8℃
失效期	/

(二)试剂溶液

制备溶液时各成分给出的质量是指100%含量。如果化学物质的含量低于100%(如yz%),则应用因子:Fcontent=100/yz,计算出与给出质量相当的某化学物质的质量。

溶液的制备使用超纯水(电阻率是≥0.5 MΩ·cm,pH 6~7,硅酸盐<0.1 mg/L)。

每次称重的扩展不确定度(k=2)(包括物质纯度的不确定度)(正态分布),应≤1.5%。称量时显示的值与靶值的差异不应超过±0.5%。

1. 溶液1 6.14 g(417.5 mmol/L)氯化钙,二水。

—加入80 mL水溶解。
—转移到100 mL的容量瓶中。
—把容量瓶和水温平衡到20℃。
—将水(20℃)加至容量瓶的刻度线。
20℃:稳定3个月。

2. 溶液2 3.10 g(52.10 mmol/L)N-2-羟基乙基哌嗪-N'-乙基磺酸;1.26 g(57.50 mmol/L)氯化钠。

—溶于200 mL水中。
—加0.75 mL溶液1。
—用0.2 mol/L的NaOH调节pH(37℃)至7。
—转移至250 mL容量瓶中。
—将容量瓶和水平衡至20℃。
—加水(20℃)至容量瓶的校准刻度线。
2~8℃稳定性:5周。

3. 酶试剂稀释液 0.30 g牛血清白蛋白;0.225 g(38.5 mmol/L)氯化钠。

—溶于20 mL水中。
—转移至25 mL容量瓶中。
—将容量瓶和水平衡至20℃。
—加水(20℃)至容量瓶的校准刻度线。
2~8℃稳定性:1周。

4. 溶液3 16.9 mKat/L(1 014 kU/L) α-葡萄糖苷酶,37℃。

—按照附录测定α-葡萄糖苷酶浓度。
—用5.3.2.5酶试剂稀释液复溶冻干的α-葡萄糖苷酶,在37℃条件下,复溶液α-葡萄糖苷酶的催化活性为16.9 mKat/L(1 014 kU/L)α-葡萄糖苷酶。

按以下公式计算所需加入酶试剂稀释液体积:

$$V_{dilution} = \frac{C_{酶冻干} \times m}{1\,014}$$

式中:

$V_{dilution}$——稀释α-葡萄糖苷酶所需酶试剂稀释液体积(mL)。

$C_{酶冻干}$——冻干粉α-葡萄糖苷酶浓度。

m——所称 α-葡萄糖苷酶冻干粉的量。

——将上述酶溶液以 0.25 mL 分装,置于 −20℃冰冻保存。

20℃稳定性:至少 6 个月。

5. 反应溶液 25 mL 溶液 2+0.25 mL 溶液 3,充分混匀。

2~8℃稳定性:2 周。

6. 起始试剂溶液 1.01 g(31.00 mmol/L) 4,6-亚乙基(G1)-4-硝基苯;0.310 g (52.10 mmol/L) N-2-羟基乙基哌嗪-N′-乙基磺酸。

——用 20 mL 水溶解。

——用 0.2 mmol/L 的 NaOH 调节 pH(37℃)至 7。

——移入 25 mL 容量瓶。

——将容量瓶和水的温度补充到 20℃。

——加水至容量瓶刻度线(20℃)。

2~8℃稳定性:至少 2 周。

【仪器】

分光光度计及辅助仪器主要性能的要求见表 3-4-4。

表 3-4-4 分光光度计、辅助仪器主要性能的要求

项目		性能指标	参考方法要求
分光光度计、配件	波长准确度(nm)		405±1(k=2)
	带宽(nm)		≤2
	光径(mm)		10.00±0.01(k=2)
pH 计	pH		7.00±0.03(k=2)
高精度温度计	温度(℃)		37.0±0.1(k=2)

(一) 分光光度计

1. 基本性能特征 波长准确度:A 段(190~340 nm)波长最大允许误差为±0.3 nm、B 段(340~900 nm)波长最大允许误差为±0.5 nm;基线平直度:±0.001 A。

2. 校准依据 JJG 178 紫外、可见、近红外分光光度计检定规程。

(二) 电子天平

1. 基本性能特征 分度为 0.01 mg 的一级天平。

2. 校准依据 JJF 1847 电子天平校准规范。

【采样和样品】

(一) 样品的相关要求

(1) 参考测量实验室一般不考虑分析前因素对样品特性的影响。

(2) 血清样品在 2~8℃可稳定 2 天,若 2 天内无法完成测量,应在 −20℃或低于 −20℃冷冻保存,避免反复冻融。

(二) 样品接收及拒收的校准

1. 唯一性标识 如果标识错误、不清楚、脱落或丢失应拒收。

2. 样品类别 申请测量项目与样品类别是否相符,如样品类型错误影响测量结果应拒收。

3. 样品容器 样品容器是否正确或有破损,如容器使用错误或破损导致样品遗漏可拒收。

4. 样品外观 如样品有明显的凝血、溶血等,均可根据对测量结果的干扰拒收。

5. 样品量 按照合同或协议核对样品量,不足时可拒收。

6. 样品运送时间 查看样品采集到接收之间的时间间隔,时间过长对测量结果有影响时应拒收。

7. 样品运送条件 样品送达时干冰完全消融则拒收,或样品在>8℃环境中运送 24 小时以上拒收。

【测量系统和分析部分的准备】

(一) 总则

测量系统和分析部分的准备见表 3-4-5。

(二) 分析样品的类型

(1) 正确度控制品。

(2) 血清、血浆(新鲜、冰冻或冻干粉)。

(3) 其他加工处理过的样品。

表 3-4-5　测量系统和分析部分的准备

类型	步骤	说明及要求
仪器	紫外-可见分光光度计	紫外-可见分光光度计在校准周期内且处于参数稳定的工作状态
	电子天平	开机稳定 30 分钟,完成天平自校准
样品	血清、血浆(新鲜、冰冻或冻干粉)	必要时分装样品

表 3-4-6　α-淀粉酶催化活性浓度测量条件

测量参数	要求
温度	37.0±0.1℃
波长	405±1 nm
带宽	≤2 nm
光径	10.00±0.01 mm
孵育时间	60 s
延迟时间	180 s
测量时间	180 s
读数(测量点)	≥6

扩展不确定度(k=2)

(三) 分析序列结构

每一批次实验按以下(1)→(2)→(3)→(4)的顺序检测样品。

(1) 空白物质:生理盐水。

(2) 正确度控制品:有证参考物质。

(3) 室内质控品:商品化质控品/RELA 样品,KS。

(4) 待测样品。

(四) 分析部分

本参考测量程序待测样品多为冻干粉或深低温贮存的冰冻样品,测量前需处理成均匀的液体状态,分析部分应取自该液体样品,具体见【测量系统的操作】描述。

(五) 分析溶液的制备方法

对于冻干粉或干粉样品应从相应保存温度下取出,平衡至室温,按各冻干品要求称量加入超纯水使样品完全溶解。

对于冷冻样品如冰冻血清等,应在严格控制的条件下溶解平衡,测定前样品需充分混匀,必要时可进行离心。

【测量系统的操作】

(一) 仪器的测量参数设置

α-淀粉酶催化活性浓度的测量条件见表 3-4-6,参照该表在分光光度计连接软件中设置反应参数,等待仪器稳定 30 分钟以上。

(二) 调零

对分光光度计进行空白调零。

(三) 试剂空白检测

(1) 在 EP 管中吸取约 450 μL 起始试剂放入 37.5℃恒温水浴槽水浴,用移液器吸取 2 000 μL 反应液至比色皿中。

(2) 比色皿放入分光光度计待测孔内,带有橡皮塞固定的温度探头放入比色皿中,探头固定位置为比色皿液体中间点。打开搅拌子开关,一般在"slow"档,查看比色皿内液体旋转速度,使搅拌子在比色皿内匀速旋转;根据室温和湿度调节高精度温度计温度,一般在 37.0～37.3℃进行调节,使高精度温度计实时显示的比色皿中温度稳定在 37.00±0.05℃。此时使用移液器吸取 80 μL 0.9% 的 NaCl 溶液至比色皿中。

(3) 当温度稳定在 37.00±0.05℃时,记录此时温度,并将温度探头取出。快速吸取水浴槽孵育的起始试剂 400 μL 至比色皿中,加上比色皿盖,关上分光光度计盖,点击检测软件的开始键,开始反应曲线。

(4) 待反应曲线完毕,将温度探头再次放入比色皿中检测反应温度,并记录温度,同时记录此时的室温与湿度,将 180～360 秒的反应斜率作为"blank"记录在 Excel 表格中,并将反应曲线进行保存。

(5) 将检测比色皿取出进行清洗后,甩干进行样品检测。

(四) 样品检测

(1) 将待测样品置于室温溶解,在 EP 管中吸取约 450 μL 起始试剂放入 37.5℃恒温水浴槽水浴,用移液器吸取 2 000 μL 反应液至比色皿中,待高精度温度计实时显示的比色皿中温度稳定在 37.00±0.05℃,用移液器吸取 80 μL 样品至比色皿中。

(2) 当温度稳定在 37.00±0.05℃时,记录此时温度,并将温度探头取出。快速吸取水浴槽孵育的起始试剂 400 μL 至比色皿中,加上比色皿盖,关上分光光度计盖,点击检测软件的开始键,开始反应曲线。

(3) 步骤同"试剂空白"的检测。反应曲线完毕后将 180~360 秒的反应斜率记录在 Excel 表格中,在表格中进行计算,样品斜率减去试剂空白斜率后乘以 3 063,得到待检样品的 AMY 酶活力值,并将反应曲线进行保存。

(4) 将检测比色皿取出进行清洗后,处理干后进行下一个样品检测。

(五) 样品检测后

当日样品检测完毕后,取出检测和空白对照比色杯,对比色皿及搅拌磁珠进行冲洗,放入干燥盒内。

(六) 关机

关闭分光光度计连接软件,随后关闭计算机、分光光度计电源、温控系统电源、磁力搅拌器电源及恒温水浴槽,高精度温度计关闭后,清洗温度探头并擦干。

【数据处理】

(一) 样品催化活性浓度计算

通过回归分析(最小二乘法)计算吸光度随时间的改变(S^{-1})。减去试剂空白率,修正的吸光度的变化值乘以以下系数,按以下公式计算 AMY 催化活性浓度:

$$b_{AMY} = F \cdot \Delta A / \Delta t_{AMY}$$

式中:

F=3 063[在 405 nm 波长测定,ε405(4-NP)= 1 012 m^2/mol]。

AMY 催化活性浓度用 U/L 单位来计算。

$\Delta A/\Delta t_{AMY}$:经过试剂空白率校正后的吸光度变化。

b_{AMY}:AMY 催化活性浓度。

(二) 测量结果处理

(1) 计算每批次测量值的均值、标准差。

(2) 根据"第四章 第二节 酶学项目测量不确定度评定"进行测量结果不确定度评估。

(3) 酶活性单位及换算关系:酶催化活性常用单位为 Kat/L,使用时常出现多位小数,目前常以 μKat/L 或 nKat/L 表示,但临床医学中仍习惯于使用 U/L。换算关系如下:以 U/L 单位表示的催化活性浓度可通过乘以系数(f=0.016 67)转化成 μKat/L。

【分析可靠性】

(一) 分析性能评价

依据测量不确定度、正确度、精密度、测量区间等来评估测量方法的分析可靠性。

(二) 测量不确定度

本参考测量程序的校准和测量能力(CMC)为 U_{rel}=3.3%(k=2)。测量不确定度来源包括以下 5 个部分。

(1) 样品复溶引入的不确定度。

(2) pH、温度引入的不确定度。

(3) 摩尔消光系数、波长、光径引入的不确定度。

(4) 体积输入量、吸光度输入量读数引入的不确定度。

(5) 样品测量批次的合并标准差引入的不确定度。

(三) 正确度

使用参考物质进行正确度验证,优先选择国际或国家权威机构确认或推荐的,基质与被测样品基质相似的有证参考物质,如 JCTLM 数据库公布的参考物质 ERM AD456。

(四) 精密度

实验室内中间不精密度小于 1.5%。

(五) 测量区间

本参考测量程序的下限为 64.2 U/L，上限为 496.7 U/L。

【参考测量程序的确认】

本参考测量程序主要通过每年参加国际医学参考实验室室间质量评价计划（RELA，http://www.dgkl-rfb.de:81/）和（或）国家卫生健康委临床检验中心（NCCL）参考实验室室间质量评价计划进行确认。通过确认可符合预期用途。

【结果报告】

参考测量报告中包括以下信息：样品类型和来源；采样日期和测量日期；应用的参考测量程序；包含被测量名称、数值和测量单位的结果；测量不确定度的表述；生理学和临床信息（如适用）；报告适用地信息。如有特殊情况在备注中说明（包括样品不常见特性、测量程序异常特征或修改使用等）。

【质量保证】

(一) 室内质量控制

实验室每个工作日开始正式测量样品前均测量质控品，采用适当的室内质控规则监控测量过程的精密度和正确度，当质控品测量结果符合要求后才进入正式测量。质控品测量结果超出规定范围时，查找原因并实施纠正，纠正后再进行测量。

(二) 室间质量评价

每年参加 RELA 和（或）NCCL 的参考实验室室间质量评价计划，以室间质量评价计划提供者确定的等效限（AMY 为靶值±5.25%），对本参考实验室的测量结果进行判断。当出现不符合情况时，应认真查找原因，编制参考实验室能力比对反馈结果总结，实施预防措施。

（冯雪晴　王　茗）

参考文献

Schumann G, Bonora R, Ceriotti F, et al. IFCC primary reference procedures for the measurement of catalytic activity concentrations of enzymes at 37℃. Part 8. Reference Procedure for the Measurement of Catalytic Concentration of α-amylase[J]. Clinical Chemistry and Laboratory Medicine (CCLM), 2002, 40(7).

第五节　γ-谷氨酰基转移酶

【警告和安全性注意事项】

(一) 样品安全性

样品具有生物传染性，应进行必要的防护。

(二) 试剂安全性

(1) 需注意安全性试剂：氢氧化钠。

(2) 试剂安全性分类见"附录 D 危险化学品分类表"。

(3) 实验室根据《化学品分类和标签规范》对化学品进行物理危险、健康危害和环境危害进行说明和管理。

(三) 仪器安全性

(1) 仪器应严格按照说明书和标准操作规程操作。

(2) 电路和数据线路检查及维护时，注意采取防漏电措施。

【引言】

γ-谷氨酰基转移酶（γ-glutamyltransferase，GGT）是一种含巯基的线粒体酶，广泛分布于人体组织中，血清中的 GGT 则主要来自肝胆。因此，GGT 可用于鉴别肝胆系统疾病。本参考测量程序是国际检验医学联合溯源委员会（JCTLM）在其数据库中公布的参考测量程序，使用紫外-可见分光光度法，测量催化反应过程中吸光度的变化速率，乘以对应系数，来测量人血清中GGT催化活性浓度,使测量结果溯源至国际单位Kat/L。经本实验室验证和确认,符合预期用途,如溯源性建立和正确性评价。

【范围】

本参考测量程序适用于测量血清或血浆中GGT催化活性浓度,所用样品材料包括校准液和血清、血浆(新鲜、冰冻或冻干粉)。本参考测量程序的测量区间参照JCTLM公布的参考测量程序。

【规范性引用文件】

GB/T 19702 体外诊断医疗器械生物源性样品中量的测量参考测量程序的表述和内容的要求。

JCTLM公布的参考测量程序:IFCC primary reference procedures for the measurement of catalytic activity concentrations of enzymes at 37℃. Part 6. Reference Procedure for the Measurement of Catalytic Concentration of γ-Glutamyltransferase.

【测量原理和方法】

(一)测量原理

本法建立的GGT参考测量方法测定原理为分光光度法。

(二)测量方法

本法采用GGT催化L-γ-谷酰基-3-羧基-4-硝基苯胺与甘氨酰甘氨酸,生成L-γ-谷酰基-甘氨酰甘氨酸与5-氨基-4-硝基苯,在37℃、410 nm下,监测5-氨基-4-硝基苯引起吸光度的上升速率与GGT催化活性浓度成正比。

【核查表】

(一)试剂和材料

试剂和材料信息见表3-5-1。

表3-5-1 试剂和材料列表

分类	通用名称	条件
粉末	N-甘氨酰甘氨酸,游离基	纯度≥99.5%
粉末	L-γ-谷酰基-3-羧基-4-硝基苯胺	纯度≥99.0%
正确度控制品	有证参考物质	符合ISO 15194,人体样品基质
指示剂	氢氧化钠	/
溶剂	水	超纯水
室内质控品	商品化质控品/RELA样品,KS	无溯源要求

(二)仪器

仪器信息见表3-5-2。

表3-5-2 仪器列表

仪器名称	生产厂家	型号	特殊要求
分光光度计	/	/	校准合格
高精度温度计	/	/	校准合格
电子天平	/	/	校准合格
pH计	/	/	校准合格
移液器	/	/	校准合格

【试剂和材料】

(一)试剂原料

试剂原料信息见表3-5-3a~表3-5-3c。

表3-5-3a 试剂系统名:N-甘氨酰甘氨酸,游离基;通用名:双甘肽

CAS,CARN注册号	556-50-3
生产厂家	/
货号/批号	/
分子式	$NH_2CH_2CONHCH_2COOH$
分子量	132.12
纯度	≥99.5%
特定合格要求(如有)	所含甘氨酸应小于0.001(质量部分)
危险度	/
贮存要求	室温
失效期	/

表3-5-3b 试剂系统名：L-γ-谷酰基-3-羧基-4-硝基苯胺；通用名：/

CAS,CARN注册号	63699-78-5
生产厂家	/
货号/批号	/
分子式	$C_{12}H_{12}N_3O_7NH_4$
分子量	328.28
纯度	≥99.0%
特定合格要求(如有)	所含L-α-谷酰基-3-羧基-4-硝基苯胺应小于0.005(质量部分)，所含5-氨基-2-硝基苯甲酸应小于0.001(质量部分)
危险度	/
贮存要求	2～8℃
失效期	/

表3-5-3c 试剂系统名：氢氧化钠；通用名：/

CAS,CARN注册号	1310-73-2
生产厂家	/
货号/批号	/
分子式	NaOH
分子量	40.00
纯度	/
特定合格要求(如有)	无
危险度	见附录D
贮存要求	室温
失效期	/

（二）试剂溶液

制备溶液时各成分给出的质量是指100%含量。如果化学物质的含量低于100%(如yz%)，则应用因子：Fcontent=100/yz,计算出与给出质量相当的某化学物质的质量。

溶液的制备使用超纯水(电阻率是>0.5 MΩ·cm,pH 6～7,硅酸盐<0.1 mg/L)。

每次称重的扩展不确定度(k=2)(包括物质纯度的不确定度)(正态分布)，应≤1.5%。称量时显示的值与靶值的差异不应超过±0.5%。

1. 反应液 2.73 g(206.3 mmol/L)N-甘氨酰甘氨酸,游离基。

—溶于80 mL水中。

—用2 mol/L氢氧化钠溶液调节pH至7.70(37℃)。

—转移至100 mL容量瓶中。

—将容量瓶和水平衡至20℃。

—加水(20℃)至容量瓶的校准刻度线。

2～8℃稳定性：2周。

2. 起始试剂 0.2710 g(33.00 mmol/L)L-γ-谷酰基-3-羧基-4-硝基苯胺。

—溶于约20 mL水中。

—转移至25 mL容量瓶中。

—将容量瓶和水平衡至20℃。

—加水(20℃)至容量瓶的校准刻度线。

2～8℃稳定性：1周。

【仪器】

分光光度计及辅助仪器主要性能的要求见表3-5-4。

表3-5-4 分光光度计、辅助仪器主要性能的要求

项目	性能指标	参考方法要求
分光光度计、配件	波长准确度(nm)	410±1(k=2)
	带宽(nm)	≤2
	光径(mm)	10.00±0.01(k=2)
pH计	pH	7.70±0.05(k=2)
高精度温度计	温度(℃)	37.0±0.1(k=2)

（一）分光光度计

1. 基本性能特征 波长准确度：A段(190～340 nm)波长最大允许误差为±0.3 nm、B段(340～900 nm)波长最大允许误差为±0.5 nm；基线平直度：±0.001A。

2. 校准依据 JJG 178紫外、可见、近红外分光光度计检定规程。

（二）电子天平

1. 基本性能特征 分度为0.01 mg的一级天平。

2. 校准依据 JJF 1847电子天平校准规范。

【采样和样品】

(一) 样品的相关要求

(1) 参考测量实验室一般不考虑分析前因素对样品特性的影响。

(2) 血清样品应在-70℃或低于-70℃冷冻保存,避免反复冻融。复溶后4小时内完成检测。

(二) 样品接收及拒收的标准

1. 唯一性标识 如果标识错误、不清楚、脱落或丢失应拒收。

2. 样品类别 申请测量项目与样品类别是否相符,如样品类型错误影响测量结果应拒收。

3. 样品容器 样品容器是否正确或有破损,如容器使用错误或破损导致样品遗漏可拒收。

4. 样品外观 如样品有明显的凝血、溶血等,均可根据对测量结果的干扰拒收。

5. 样品量 按照合同或协议核对样品量,不足时可拒收。

6. 样品运送时间 查看样品采集到接收之间的时间间隔,时间过长对测量结果有影响时应拒收。

7. 样品运送条件 样品送达时干冰完全消融则拒收,或样品在>8℃环境中运送24小时以上拒收。

【测量系统和分析部分的准备】

(一) 总则

测量系统和分析部分的准备见表3-5-5。

表3-5-5 测量系统和分析部分的准备

类型	步骤	说明及要求
仪器	分光光度计	开机连接软件后,仪器自动进行初始化,完成检测方法参数设置后稳定至少30分钟
	电子天平	开机稳定30分钟,完成天平自校准
样品	血清、血浆(新鲜、冰冻或冻干粉)	必要时分装样品

(二) 分析样品的类型

(1) 正确度控制品。

(2) 血清、血浆(新鲜、冰冻或冻干粉)。

(3) 其他加工处理过的样品。

(三) 分析序列结构

每一批次实验按以下(1)→(2)→(3)→(4)的顺序检测样品。

(1) 空白物质:生理盐水。

(2) 正确度控制品:有证参考物质。

(3) 室内质控品:商品化质控品/RELA样品,KS。

(4) 待测样品。

(四) 分析部分

本参考测量程序待测样品多为冻干粉或深低温贮存的冰冻样品,测量前需处理成均匀的液体状态,分析部分应取自该液体样品,具体见【测量系统的操作】描述。

(五) 分析溶液的制备方法

对于冻干粉或干粉样品应从相应保存温度下取出,平衡至室温,按各冻干品要求称量加入超纯水使样品完全溶解。

对于冷冻样品如冰冻血清等,应在严格控制的条件下溶解平衡,测定前样品需充分混匀,必要时可进行离心。

【测量系统的操作】

(一) 仪器的测量参数设置

γ-谷氨酰基转移酶催化活性浓度的测量条件如表3-5-6,参照该表在分光光度计连接软件中设置反应参数,等待仪器稳定30分钟以上。

表3-5-6 γ-谷氨酰基转移酶催化活性浓度测量条件

测量参数	要求
温度	37.0±0.1℃
波长	410±1 nm
带宽	≤2 nm
光径	10.00±0.01 mm

续 表

测量参数	要求
孵育时间	180 s
延迟时间	60 s
测量时间	180 s
读数(测量点)	≥6

扩展不确定度(k=2)

(二) 调零
对分光光度计进行空白调零。

(三) 试剂空白检测
(1) 在 EP 管中吸取约 550 μL 起始试剂放入 37.5 ℃恒温水浴槽水浴,用移液器吸取 2 000 μL 反应液至比色皿中。

(2) 比色皿放入分光光度计待测孔内,带有橡皮塞固定的温度探头放入比色皿中,探头固定位置为比色皿液体中间点。打开搅拌子开关,一般在"slow"档,查看比色皿内液体旋转速度,使搅拌子在比色皿内匀速旋转;根据室温和湿度调节高精度温度计温度,一般在 37.0~37.3 ℃进行调节,使高精度温度计实时显示的比色皿中温度稳定在 37.00±0.05 ℃。此时使用移液器吸取 250 μL 0.9% 的 NaCl 溶液至比色皿中。

(3) 当温度稳定在 37.00±0.05 ℃时,记录此时温度,并将温度探头取出。快速吸取水浴槽孵育的起始试剂 500 μL 至比色皿中,加上比色皿盖,关上分光光度计盖,点击检测软件的开始键,开始反应曲线。

(4) 待反应曲线完毕,将温度探头再次放入比色皿中检测反应温度,并记录温度,同时记录此时的室温与湿度,将 60~240 秒的反应斜率作为"blank"记录在 Excel 表格中,并将反应曲线进行保存。

(5) 将检测比色皿取出进行清洗后,甩干进行样品检测。

(四) 样品检测
(1) 将待测样品置于室温溶解,在 EP 管中吸取约 550 μL 起始试剂放入 37.5 ℃恒温水浴槽水浴,用移液器吸取 2 000 μL 反应液至比色皿中,待高精度温度计实时显示的比色皿中温度稳定在 37.00±0.05 ℃,用移液器吸取 250 μL 样品至比色皿中。

(2) 当温度稳定在 37.00±0.05 ℃时,记录此时温度,并将温度探头取出。快速吸取水浴槽孵育的起始试剂 500 μL 至比色皿中,加上比色皿盖,关上分光光度计盖,点击检测软件的开始键,开始反应曲线。

(3) 步骤同"试剂空白"的检测。反应曲线完毕后,将 60~240 秒的反应斜率记录在 Excel 表格中,在表格中进行计算,样品斜率减去试剂空白斜率后乘以 1 382,得到待检样品的 GGT 酶活力值,并将反应曲线进行保存。

(4) 将检测比色皿取出进行清洗后,处理干后进行下一个样品检测。

(五) 样品检测后
当日样品检测完毕后,取出检测和空白对照比色杯,对比色皿及搅拌磁珠进行冲洗,放入干燥盒内。

(六) 关机
关闭分光光度计连接软件,随后关闭计算机、分光光度计电源、温控系统电源、磁力搅拌器电源及恒温水浴槽,高精度温度计关闭后,清洗温度探头并擦干。

【数据处理】

(一) 样品催化活性浓度计算
通过回归分析(最小二乘法)计算吸光度随时间的改变(S^{-1})。减去试剂空白率,修正的吸光度的变化值乘以以下系数,按以下公式计算 GGT 催化活性浓度:

$$b_{GGT} = F \cdot \Delta A / \Delta t_{GGT}$$

式中:

$F=1 382$[在 410 nm 波长测量时,ε_{410}(5-氨基-2-硝基苯甲酸酯)=796 m^2/mol]。

GGT 催化活性浓度用 U/L 单位来计算。

$\Delta A/\Delta t_{GGT}$：经过试剂空白率校正后的吸光度变化。

b_{GGT}：GGT 催化活性浓度。

（二）测量结果处理

（1）计算每批次测量值的均值、标准差。

（2）根据"第四章 第二节 酶学项目测量不确定度评定"进行测量结果不确定度评估。

（3）酶活性单位及换算关系：酶催化活性常用单位为 Kat/L，使用时常出现多位小数，目前常以 $\mu Kat/L$ 或 $nKat/L$ 表示，但临床医学中仍习惯于使用 U/L。换算关系如下：以 U/L 单位表示的催化活性浓度可通过乘以系数（f＝0.016 67）转化成 $\mu Kat/L$。

【分析可靠性】

（一）分析性能评价

依据测量不确定度、正确度、精密度、测量区间等来评估测量方法的分析可靠性。

（二）测量不确定度

本参考测量程序的校准和测量能力（CMC）为 $U_{rel}=2.0\%$（k＝2）。测量不确定度来源包括以下 3 个部分。

1. 测量前的不确定度来源　包含试剂配制、样品复溶等。

2. 测量中的不确定度来源　主要来源于影响酶催化活性浓度的因素：测量温度、测量 pH、摩尔消光系数、波长、光径、样本的容积分量和吸光度值输入量、精密度、反应时间等。

3. 测量后的不确定度来源　包含结果修约等。

（三）正确度

使用参考物质进行正确度验证，优先选择国际或国家权威机构确认或推荐的，基质与被测样品基质相似的有证参考物质，如 JCTLM 数据库公布的参考物质 ERM AD452。

（四）精密度

实验室内中间不精密度小于 1.5%。

（五）测量区间

本参考测量程序的下限为 76.8 U/L，上限为 225.8 U/L。

【参考测量程序的确认】

本参考测量程序主要通过每年参加国际医学参考实验室室间质量评价计划（RELA，http://www.dgkl-rfb.de:81/）和（或）国家卫生健康委临床检验中心（NCCL）参考实验室室间质量评价计划进行确认。通过确认可符合预期用途。

【结果报告】

参考测量报告中包括以下信息：样品类型和来源；采样日期和测量日期；应用的参考测量程序；包含被测量名称、数值和测量单位的结果；测量不确定度的表述；生理学和临床信息（如适用）；报告适用地信息。如有特殊情况在备注中说明（包括样品不常见特性、测量程序异常特征或修改使用等）。

【质量保证】

（一）室内质量控制

实验室每个工作日开始正式测量样品前均测量质控品，采用适当的室内质控规则监控测量过程的精密度和正确度，当质控品测量结果符合要求后才进入正式测量。质控品测量结果超出规定范围时，查找原因并实施纠正，纠正后再进行测量。

（二）室间质量评价

每年参加 RELA 和（或）NCCL 的参考实验室室间质量评价计划，以室间质量评价计划提供者确定的等效限（GGT 为靶值±5.25%），对本参考实验室的测量结果进行判断。当出现不符合情况时，应认真查找原因，编制参考实验室能力比对反馈结果总结，实施预防措施。

（王　茗　虞啸炫）

参考文献

Schumann G, Bonora R, Ceriotti F, et al. IFCC primary reference procedures for the measurement of catalytic activity concentrations of enzymes at 37℃. Part 6. Reference procedure for the measurement of catalytic concentration of γ-glutamyltransferase [J]. Clinical Chemistry and Laboratory Medicine (CCLM), 2002, 40(7): 734-738.

第六节 糖化血红蛋白

【警告和安全性注意事项】

（一）样品安全性

样品具有生物传染性，应进行必要的防护。

（二）试剂安全性

（1）需注意安全性试剂：乙腈、三氟乙酸、氢氧化钠、盐酸和磷酸。

（2）试剂安全性分类见"附录 D 危险化学品分类表"。

（3）实验室根据《化学品分类和标签规范》对化学品进行物理危险、健康危害和环境危害进行说明和管理。

（三）仪器安全性

（1）仪器应严格按照说明书和标准操作规程操作。

（2）色谱仪自动进样器运行时，勿放样及取样，以防针刺损伤。毛细管电泳运行电压为 18 kV，开机状态下，勿打开样品托盘面板和毛细管卡盒面板，勿触碰电极。

（3）电路和数据线路检查及维护时，注意采取防漏电措施。

【引言】

糖化血红蛋白（Hemoglobin A_{1c}，HbA_{1c}）是红细胞中的血红蛋白与糖类（主要指葡萄糖）通过非酶反应相结合的产物，是糖尿病的诊断指标之一。本参考测量程序是国际检验医学联合溯源委员会（JCTLM）在其数据库中公布的参考测量程序。使用高效液相色谱串联毛细管电泳法（high performance liquid chromatography capillary electrophoresis，HPLC-CE），通过测量血红蛋白β链N末端的六肽，使用一级校准品建立校准曲线 $y=ax+b$（其中 x 表示校准品的实测峰面积比，y 表示校准品的已知峰面积比），来测量人红细胞中的 HbA_{1c} 含量，使测量结果溯源至国际单位 mmol/mol。经本实验室验证和确认，符合预期用途，如溯源性建立和正确性评价。

【范围】

本参考测量程序适用于测量人全血中 HbA_{1c} 含量，所用样品材料包括校准液和全血（新鲜、冰冻或冻干粉）。某些特定的血红蛋白变异体、α 和 β 地中海贫血等来源的样品可能会带来干扰。本参考测量程序的测量区间参照 JCTLM 公布的参考测量程序。

【规范性引用文件】

GB/T 19702 体外诊断医疗器械生物源性样品中量的测量参考测量程序的表述和内容的要求。

IFCC 参考测量程序：Approved IFCC reference method for the measurement of HbA_{1c} in human blood.

【测量原理和方法】

（一）测量原理

本法建立的 HbA_{1c} 参考测量方法以高效液相色谱串联毛细管电泳法为测量原理。

（二）测量方法

谷氨酸蛋白内切酶将血红蛋白裂解成多

肽,然后将得到的β链N末端糖化与非糖化的六肽用高效液相色谱法分离,用毛细管电泳法进一步分离和定量,HbA_{1c}由血红蛋白β链N末端糖化六肽与非糖化六肽的比值而确定。

【核查表】

(一) 试剂和材料

试剂和材料信息见表3-6-1。

表3-6-1　试剂和材料列表

分类	通用名称	条件
溶剂	谷氨酸蛋白内切酶	分析纯
溶质	乙酸铵	分析纯
溶剂	盐酸	分析纯
溶剂	磷酸	分析纯
溶质	氢氧化钠	分析纯
溶剂	醋酸	分析纯
溶剂	三氟乙酸	分析纯
校准品	HbA_{1c}校准品	符合ISO 15194
溶剂	乙腈	色谱纯
溶剂	水	超纯水
室内质控品	商品化质控品	/

(二) 仪器

仪器信息见表3-6-2。

表3-6-2　仪器列表

仪器名称	生产厂家	型号	特殊要求
高效液相色谱仪(HPLC)	/	/	校准合格
毛细管电泳仪(CE)	/	/	校准合格
热混匀仪	/	/	校准合格
天平	/	/	校准合格
pH计	/	/	校准合格

【试剂和材料】

(一) 试剂原料

试剂原料信息见表3-6-3a～表3-6-3e。

表3-6-3a　试剂系统名:乙腈;通用名:乙腈

CAS,CARN注册号	75-05-8
生产厂家	/
货号/批号	/
分子式	C_2H_3N
分子量	41.05
纯度	>95%
特定合格要求(如有)	/
危险度	见附录D
贮存要求	存放在通风良好的地方,保持低温
失效期	

表3-6-3b　试剂系统名:三氟乙酸;通用名:三氟乙酸

CAS,CARN注册号	76-05-1
生产厂家	/
货号/批号	/
分子式	CF_3COOH
分子量	100.02
纯度	98%～100%
特定合格要求(如有)	/
危险度	见附录D
贮存要求	存放于干燥、阴凉且通风良好处;保存在做了适当标签的容器中;按照当地法规储存
失效期	

表3-6-3c　试剂系统名:氢氧化钠;通用名:氢氧化钠

CAS,CARN注册号	1310-73-2
生产厂家	/
货号/批号	/
分子式	NaOH
分子量	40
纯度	
特定合格要求(如有)	/
危险度	见附录D
贮存要求	存放处需加锁;储存于有抗腐蚀衬里的耐腐蚀不锈钢容器中
失效期	

表 3-6-3d　试剂系统名：盐酸；通用名：盐酸

CAS,CARN 注册号	7647-01-0
生产厂家	/
货号/批号	/
分子式	HCl
分子量	36.46
纯度	36%～38%
特定合格要求（如有）	/
危险度	见附录 D
贮存要求	存放于通风良好的地方；保持容器密闭；存放处需加锁；贮存于抗腐蚀/带抗腐蚀衬里的容器中
失效期	/

表 3-6-3e　试剂系统名：磷酸；通用名：磷酸

CAS,CARN 注册号	7664-38-2
生产厂家	/
货号/批号	/
分子式	H_3PO_4
分子量	98
纯度	90%
特定合格要求（如有）	/
危险度	见附录 D
贮存要求	贮存在阴凉处；容器保持紧闭，储存在干燥通风处；勿用金属或轻金属容器
失效期	/

（二）试剂溶液

溶液的制备使用超纯水，符合下列条件：电导率≤0.055 5 μS/cm，电阻率＞18 MΩ·cm，总 Si 含量≤3 μg/L，Cl^-＜1 μg/L，Na^+＜1 μg/L，总有机碳＜50 μg/L。其他溶液配制见表 3-6-4。

表 3-6-4　溶液配制

名称	成分	浓度	用途	其他
酶解缓冲液	水、乙酸铵	50 mmol/L	酶解缓冲液	pH 4.3
酶液	水、谷氨酸蛋白内切酶	200 μg/mL	酶解	/

续　表

名称	成分	浓度	用途	其他
乙酸溶液	水、乙酸	50%（重量体积比）	调酶解缓冲液 pH	/
HPLC 流动相 A	水、三氟乙酸	0.1%三氟乙酸	HPLC 流动相	/
HPLC 流动相 B	乙腈、三氟乙酸	0.1%三氟乙酸	HPLC 流动相	/
电泳缓冲液	水、磷酸	0.1 mol/L	CE 缓冲液	pH 2.5
氢氧化钠	水、氢氧化钠	100 mmol/L	毛细管柱冲洗	/
盐酸	水、盐酸	100 mmol/L	毛细管柱冲洗	/
冻干物溶解液	水、三氟乙酸	0.01%三氟乙酸	溶解冻干产物	/

【仪器】

（一）液相色谱仪基本性能特征

1. 系统压力范围　上限 600 bar。
2. 流速范围　上限 5 mL/min。
3. 进样量范围　0.1～100 μL。

（二）毛细管电泳仪基本性能特征

1. 系统压力范围　上限 100 psi。
2. 样品温度范围　5～60℃。
3. 电压范围　1～30 kV。

（三）电子天平基本性能特征

（1）电源 12 V DC±3%，2.25 A，最大波纹：80 mVpp。
（2）最大称量值 220 g。
（3）可读性 0.01 mg。
（4）稳定时间 ≤2 秒。
（5）最小称量值 0.001 g。

【采样和样品】

（一）全血样品的相关要求

（1）样品不受饮食和采血时间的影响。
（2）按照适用于临床实验室测量的常规方法采集静脉血。

(3) 采用含有乙二胺四乙酸(EDTA)抗凝剂的采血管。

(4) 全血样品 4℃ 储存，可以稳定 1 周。在 −70℃ 或更低温度可以长期储存，稳定 1 年以上，但不宜在 −20℃ 长期储存。

(二) 样品接收及拒收的标准

1. 唯一性标识　如果标识错误、不清楚、脱落或丢失应拒收。

2. 样品类别　申请测量项目与样品类别是否相符，如样品类型错误影响测量结果应拒收。

3. 样品容器　样品容器是否正确或有破损，如容器使用错误或破损导致样品遗漏可拒收。

4. 样品外观　如样品有明显的凝血、溶血等，均可根据对测量结果的干扰拒收。

5. 样品量　按照合同或协议核对样品量，不足时可拒收。

6. 样品运送时间　查看样品采集到接收之间的时间间隔，时间过长对测量结果有影响时应拒收。

7. 样品运送条件　样品送达时干冰完全消融则拒收，或样品在 >8℃ 环境中运送 24 小时以上拒收。

【测量系统和分析部分的准备】

(一) 仪器的准备

1. HPLC　使用新配制的流动相对色谱柱进行冲洗和平衡，观察系统压力处于正常范围内，柱温箱温度稳定在 50℃。

2. CE　使用新配制的磷酸缓冲液对毛细管柱进行冲洗和平衡，观察系统压力处于正常范围内，柱温箱温度稳定在 25℃。

(二) 校准

1. 校准类型　采用 6 点校准。

2. 校准品　IFCC HbA_{1c} 一级校准品。

3. 校准品的准备　将 IFCC HbA_{1c} 一级校准品从 −80℃ 取出后，室温平衡备用。可溯源至物质的量的 SI 单位。

4. 校准品的测量　校准品与待测样品和质控品同步测量。

5. 测量不确定度计算　不确定度按照 CNAS-GL006 化学分析中不确定度的评估指南进行计算。

6. 校准曲线的评价　计算校准品的已知峰面积比和实测峰面积比的相关系数 r，以校准品的实测峰面积比为自变量，以校准品的已知峰面积比为因变量。$r \geqslant 0.990$ 为可接受，若不符合要求需重新建立校准曲线。

7. 标准曲线的使用　对每个浓度的校准品测量三次取均值，建立标准曲线，用于校准同批次的质控品和待测样品。

(三) 分析样品的类型

(1) 校准品。

(2) 全血(新鲜、冰冻或冻干粉)。

(3) 其他加工处理过的样品。

(四) 分析序列结构

按下列顺序进行测量：校准品—质控品—待测样品。

(五) 分析部分

危险和注意事项参照本规程第一部分。HbA_{1c} 测量依据 IFCC 公布的参考测量程序进行。

(六) 分析溶液的制备

对于冻干粉或干粉样品，应使用超纯水溶解；对于冷冻液体样品如冰冻全血等，待其完全溶解，充分混匀后再进行测量。必要时，离心。

(七) 样品预处理

(1) 取 1.5 mL 全血，加入 10 mL 氯化钠(0.15 mol/L) 3 000g 8℃ 离心 10 分钟以洗涤红细胞。向洗涤后的红细胞中加入 10 mL 氯化钠溶液(0.15 mol/L)，在 37℃ 孵育 4 小时以除去前 HbA_{1c}。然后 3 000g 8℃ 离心 10 分钟。弃上清。向细胞沉淀中加入 1 mL 水，溶解细胞，释放血红蛋白。

(2) 1 mg 总血红蛋白需加入 50 μL 酶液，

两者的混合液用酶解缓冲液至总体积为 500 μL。装有酶解液的小瓶仔细用瓶盖密封，在 37℃（±0.5℃）孵育 18 个小时，其间需不时进行轻微摇动与旋转。将小瓶置于 −20℃ 2 小时以终止酶解反应。将酶解液进行 14 000 g，2 分钟离心。

【测量系统的操作】

（一）HPLC‑CE 使用前检查

测定前检查 HPLC‑CE，使其符合【测量系统和分析部分的准备】的要求。

（二）仪器的测量参数条件

1. 液相色谱仪测定条件

（1）色谱柱型号：Kinetex C18 柱长 100 mm，柱径 2.1 mm，粒径 2.6 μm。

（2）色谱柱温度：45℃。

（3）流动相组成：见表 3‑6‑5。

（4）进样量：200 μL。

（5）样品盘温度：4℃。

（6）流速 1.0 mL/min。

（7）馏分收集：收集主峰并冻干（将馏分收集管中的收集液转移至 9 mL 试管中，使用离心冻干浓缩仪，3 000 g，7.5～9 小时）。冻干品在进行毛细管电泳前用 50 μL 0.01% 三氟乙酸水溶液复溶。

表 3‑6‑5　HPLC 梯度洗脱

时间（分钟）	（%）流动相 B
0.01	12
10	12
13	13
13.1	90
18	90
18.1	12
25	12
25.1	停止运行

2. 毛细管电泳测定条件

（1）毛细管柱型号：柱长 77 cm，柱径 75 μm。

（2）色谱柱温度：25℃。

（3）测量吸光度：214 nm。

（4）电泳缓冲液：0.1 mol/L，pH 2.50 的 H_3PO_4/NaH_2PO_4 缓冲液。

（5）电压：18 kV。

（6）电泳时间：25 分钟。

（三）系统平衡

见第二章第二节。

（四）建立进样序列表

见第二章第二节。

（五）提交检测

见第二章第二节。

（六）确认原始数据

见第二章第二节。

（七）维护与保养

见第二章第二节。

【数据处理】

计算峰面积的比值，比值为 3 次重复测量数值的平均值。具体计算原理如下：

x：HbA_{1c} = 样品中 HbA_{1c} 浓度。

y：HbA_0 = 样品中 HbA_0 浓度。

Hb_{tot}：$HbA_{1c} + HbA_0$ 总浓度。

Z_{conc}：样品中 HbA_{1c} 百分比。

$$Z_{conc} = \frac{100 \times x}{x + y} = \frac{100 \times x}{Hb_{tot}}$$

S_x：HbA_{1c} 的峰面积 = area(glcβ1‑6)

S_y：HbA_0 的峰面积 = area(β1‑6)

a：测量仪器的 HbA_0 反应系数。

$β$：测量仪器的 HbA_{1c} 反应系数。

r_{sig}：信号比率。

$$r_{sig} = \frac{S_x}{S_y} = \frac{area(glcβ1-6)}{area(β1-6)} \quad S_{x=a \times x}; \; S_{x=β \times y}$$

根据方法的校准，得出信号比率 r_{sig} 与用于配制校准品的混合液中纯 HbA_{1c} 与 HbA_0 的浓度比率 r_{conc} 的计算关系。r_{sig} 从此校准函数可得到未知样品的 r_{conc} 数值，所需的 Z_{conc}

（‰HbA_{1c}）量需要另一个计算函数得到：

$$Z_{conc} = \frac{x}{Hb_{tot}} = \frac{100 \times r_{sig}}{\frac{a}{\beta} + r_{sig}} = \frac{100 \times r_{conc}}{1 + r_{conc}}$$

【分析可靠性】

（一）分析性能评价

依据测量不确定度、正确度、精密度、测量区间等来评估测量方法的分析可靠性。

（二）测量不确定度

分析的测量不确定度来源包括以下4个部分。

(1) 体积、称量、pH引入的不确定度。

(2) IFCC HbA_{1c} 一级校准品引入的不确定度。

(3) 用一级校准品拟合的校准曲线引入的不确定度。

(4) 样品测量批次的合并标准差引入的不确定度。

（三）正确度

使用参考物质进行正确度验证，优先选择国际或国家权威机构确认或推荐的、基质与被测样品基质相似的有证参考物质，如JCTLM数据库公布的参考物质 LNE HbA_{1c} 401。

（四）精密度

实验室内由同一操作人员运行本测量程序，对样品中的 HbA_{1c} 重复测量至少12次，所得的中间精密度小于3%为可接受。

（五）测量区间

本参考测量程序的下限为32.8 mmol/mol，上限为100.9 mmol/mol。

【参考测量程序的确认】

本参考测量程序主要通过每年参加 IFCC HbA_{1c} 参考实验室网络比对和国际医学参考实验室室间质量评价计划（RELA，http://www.dgkl-rfb.de:81/）进行确认。通过确认可符合预期用途。

【结果报告】

参考测量报告中应包括以下信息：样品类型和来源；采样日期和测量日期；应用的参考测量程序；包含被测量名称、数值和测量单位的结果；测量不确定度的表述；生理学和临床信息（如适用）；报告适用地信息。如有特殊情况在备注中说明（包括样品不常见特性、测量程序异常特征或修改使用等）。

【质量保证】

（一）室内质量控制

实验室至少应采用高低两个浓度的质控品，采用适用的室内质控规则监控测量过程的精密度和正确度。当质控品测量结果失控、正确度控制物质的测量结果超出规定范围时，应查找原因并实施纠正，纠正后再进行重新测量。

（二）室间质量评价

每年参加 RELA 比对，比对组织者以靶值±4.5%为等效限，对本实验室的结果给予判断。每年参加 IFCC HbA_{1c} 参考实验室网络比对，由比对组织者对所有参加者的回报结果进行统计分析，计算系统偏倚和比例偏倚，小于1.5 mmol/mol，对本参考实验室的测量结果进行判断。

（李 卿 金中淦）

参考文献

Jeppsson J O, Kobold U, Barr J, et al. Approved IFCC reference method for the measurement of HbA1c in human blood[J]. Clin Chem Lab Med, 2002, 40(1): 70-89.

第七节 钙

【警告和安全性注意事项】

（一）样品安全性
样品具有生物传染性，应进行必要的防护。

（二）试剂安全性
（1）需注意安全性试剂：硝酸。
（2）试剂安全性分类见"附录 D 危险化学品分类表"。
（3）实验室根据《化学品分类和标签规范》对化学品进行物理危险、健康危害和环境危害进行说明和管理。

（三）仪器安全性
（1）仪器应严格按照说明书和标准操作规程操作。
（2）仪器在点炬状态下，切勿打开仪器上盖。
（3）电路和数据线路检查及维护时，注意采取防漏电措施。

【引言】

人体内的钙（calcium, Ca）包括游离钙和结合钙，在反映体内钙总体代谢状况上，需对总钙进行检测。本参考测量程序是国际检验医学联合溯源委员会（JCTLM）在其数据库中公布的参考测量程序，使用电感耦合等离子体质谱法（inductively coupled plasma mass spectrometry, ICP-MS），用校准溶液、样品中钙和内标的信号强度比计算钙浓度。

$$C = \left[(I_{sam} - I_{low}) \times \frac{(W_{hi} - W_{low})}{(I_{hi} - I_{low})} + W_{low} \right] \times M_{is} \times D_s \times \frac{1\,000}{(M_{ser} \times 40.08)}$$

测量结果溯源至国际单位 mmol/L。经本实验室验证和确认，符合预期用途，如溯源性建立和正确性评价。

【范围】

本参考测量程序适用于测量人血清中钙含量，所用样品材料包括校准液和血清（新鲜、冰冻或冻干粉）。环境中存在的钙及与钙含有相同质荷比的某些原子可能会带来干扰。本参考测量程序的测量范围参照 JCTLM 公布的参考测量程序。

【规范性引用文件】

GB/T 19702 体外诊断医疗器械生物源性样品中量的测量参考测量程序的表述和内容的要求。

JCTLM 公布的参考测量程序：A candidate reference method for serum calcium measurement by inductively coupled plasma mass spectrometry（NCCL）。

【测量原理和方法】

（一）测量原理
本法建立的血清钙参考测量方法以电感耦合等离子体质谱法为测定原理，校准采用包括法。

（二）测量方法
将一定量的内标分别添加至血清样本和高低浓度标准物质中，加硝酸硝化处理，加超纯水稀释，用氦气作为碰撞气，使用碰撞模式消除质谱干扰。用钙和内标的信号强度比计算血清钙浓度。

【核查表】

（一）试剂和材料
试剂和材料信息见表 3-7-1。

表 3-7-1 试剂和材料列表

分类	通用名称	条件
校准品	钙标准物质	符合 ISO 15194，纯品
内标物质	铝标准溶液	无钙干扰
溶剂	硝酸	光谱纯
溶剂	水	超纯水
正确度控制品	（具有互换性的）有证参考物质	符合 ISO 15194，人体样品基质
室内质控品	商品化质控品/RELA样品，KS	无溯源性要求

（二）仪器

仪器信息见表 3-7-2。

表 3-7-2 仪器列表

仪器名称	生产厂家	型号	特殊要求
电感耦合等离子体质谱仪	/	/	校准合格
电子天平	/	/	校准合格

【试剂和材料】

（一）试剂原料

试剂原料信息见表 3-7-3。

表 3-7-3 试剂系统名：硝酸；通用名：硝酸

CAS,CARN 注册号	7697-37-2
生产厂家	/
货号/批号	/
分子式	HNO_3
分子量	63
纯度	optima 光谱纯
特定合格要求（如有）	/
危险度	见附录 D
贮存要求	室温
失效期	/

（二）试剂溶液

溶液的配制使用超纯水，符合下列条件：电导率≤0.055 5 μS/cm，电阻率＞18 MΩ·cm，总 Si 含量≤3 μg/L，Cl^-＜1 μg/L，Na^+＜1 μg/L，总有机碳＜50 μg/L。其他溶液配制见表 3-7-4。

表 3-7-4 溶液配制

名称	成分	浓度	用途	其他
5%硝酸水溶液	水、硝酸	5:95 (V/V)	校准溶液、内标液配制	/

【仪器】

（一）电感耦合等离子体质谱仪

1. 基本性能特征　见本书第二章第四节。

2. 校准依据　JJF 1159 四极杆电感耦合等离子体质谱仪校准规范。

（二）电子天平

1. 基本性能特征　分度为 0.01 mg 的一级天平。

2. 校准依据　JJF 1847 电子天平校准规范。

【采样和样品】

（一）样品的相关要求

（1）参考测量实验室一般不考虑分析前因素对样品特性的影响。

（2）血清样品在 2～8℃可稳定 2 天，若 2 天内无法完成测量，应在 -20℃或低于 -20℃冷冻保存，避免反复冻融。

（二）样品接收及拒收的校准

1. 唯一性标识　如果标识错误、不清楚、脱落或丢失应拒收。

2. 样品类别申请　测量项目与样品类别是否相符，如样品类型错误影响测量结果应拒收。

3. 样品容器　查看样品容器是否正确或有破损，如容器使用错误或破损导致样品遗漏可拒收。

4. 样品外观　如样品有明显的凝血、溶血等，均可根据对测量结果的干扰拒收。

5. 样品量　按照合同或协议核对样品量，

不足时可拒收。

6. **样品运送时间** 查看样品采集到接收之间的时间间隔，时间过长对测量结果有影响时应拒收。

7. **样品运送条件** 样品送达时干冰完全消融则拒收，或样品在>8℃环境中运送 24 小时以上拒收。

【测量系统和分析部分的准备】

（一）总则

测量系统和分析部分的准备见表 3-7-5。

表 3-7-5 测量系统和分析部分的准备

类型	步骤	说明及要求
仪器	电感耦合等离子体质谱仪	电感耦合等离子体质谱仪在校准期内且处于气、电参数稳定的工作状态
	电子天平	开机稳定 30 分钟，完成天平自校准
校准	标准物质及内标储备液	依据待测样品浓度确定待配制储备液的浓度和稀释步骤
	工作校准溶液配制	依据待测样品配制合适浓度的高低工作校准溶液
样品	血清（新鲜、冰冻或冻干粉）	必要时分装样品

（二）校准

1. **校准类型** 两点包括法。
2. **校准品** 采用钙标准物质 NIST3109a，可溯源至物质的量的 SI 基本单位。
3. **校准品的准备**
（1）钙校准品储备液的配制：钙标准物质（9.819 mg/g）经重量法用 5% 硝酸稀释 10 倍得到储备液 0.981 9 mg/g。
（2）铝内标储备液的配制：内标液（1 000 μg/mL）稀释 50 倍到内标储备液 20 μg/mL。
（3）工作校准溶液的配制：根据样本浓度再在储备液的基础上做稀释，使高低校准溶液的浓度能包括样本的浓度。工作校准液的浓度与样品浓度接近。

4. **校准品的测量** 校准品与待测样品和质控品同步测量。
5. **测量不确定度计算** 不确定度按照 CNAS-GL006 化学分析中不确定度的评估指南进行计算。
6. **校准曲线的评价** 校准品浓度应在样品浓度的 0.90~1.10，根据配制的校准品可使用两点包括法进行样品浓度的计算。
7. **校准曲线的使用时间间隔** 同一批实验内使用同一条校准曲线。

（三）分析样品的类型

（1）校准品。
（2）血清（新鲜、冰冻或冻干粉）。
（3）其他加工处理过的样品。

（四）分析序列结构

1. **校准顺序** 每一批次实验按低浓度校准溶液—控制物质—空白—样品—空白—控制物质—高浓度校准溶液。
2. **分析序列说明**
（1）同一系列实验不同批次间至少要测定一次正确度控制物质。
（2）不同类型样本之间加测空白样本，空白样本的信号应小于下一针样本信号的 5%（序列最后一针空白除外）。

（五）分析部分

本参考测量程序待测样品多为冻干粉或深低温贮存的冰冻样品，测量前需处理成均匀的液体状态，分析部分应取自该液体样品，具体见【测量系统的操作】描述。

（六）分析溶液的制备方法

对于冻干粉或干粉样品，应使用超纯水溶解；对于冷冻样品如冰冻血清等，待其完全溶解，充分混匀后再进行测量。必要时，离心。

（七）样品预处理

将样品瓶置离心机上涡旋，短暂离心后，置于室温平衡 1 小时。精密称取 0.5 g 样品和 0.5 g 内标于消解罐中，添加硝酸 3 mL，加热硝化 1.5 小时，精确定量至 50.0 g，摇匀，待测。

【测量系统的操作】

（一）ICP-MS 使用前检查

测定前检查 ICP-MS，使其符合【测量系统和分析部分的准备】的要求。

（二）仪器的测量参数条件

（1）扫描模式（scan mode）：跳峰（peak hopping）。

（2）等待时间（dwell time）：100 毫秒。

（3）积分时间（integration）：3 000 毫秒。

（4）分析模式（analysis mode）：KED。

（5）氦气流速（He gas flow rate）：3 mL/min。

（6）电子稀释（RPA）：0。

（7）电子稀释（RPQ）：0.25。

（8）扫描次数（sweeps）：30。

（9）读取次数（readings）：1。

（10）重复次数（replicates）：3。

（三）系统平衡

见仪器操作相关章节。

（四）建立进样序列表

见仪器操作相关章节。

（五）提交检测

见仪器操作相关章节。

（六）确认原始数据

见仪器操作相关章节。

（七）维护与保养

见仪器操作相关章节。

【数据处理】

（一）校准品中浓度和信号比例关系的建立

根据配制的高低校准品浓度和仪器读取的信号响应得出两者之间的相关性。

（二）样品浓度计算

$$C = \left[(I_{sam} - I_{low}) \times \frac{(W_{hi} - W_{low})}{(I_{hi} - I_{low})} + W_{low} \right] \times M_{is} \times D_s \times \frac{1\,000}{(M_{ser} \times 40.08)}$$

C：血清钙的浓度。

I_{sam}：血清样本中钙和内标的信号比。

I_{low}：低浓度校准品中钙和内标的信号比。

I_{hi}：高浓度校准品中钙和内标的信号比。

W_{low}：低浓度校准品中钙和内标的浓度比。

W_{hi}：高浓度校准品中钙和内标的浓度比。

M_{is}：血清样本中内标质量。

M_{ser}：血清样本质量。

D_s：血清样本密度。

40.08：钙的相对原子质量。

当样本浓度用 μg/g 表示时，需要进行单位换算，换算公式如下：

$$C_{mmol/L} = (C_{\mu g/g}/40.08) \times 1.024$$

（三）测量结果处理

（1）计算三批次测量值的均值。

（2）根据 CNAS-GL006 化学分析中不确定度的评估指南进行测量结果不确定度评估。

【分析可靠性】

（一）分析性能评价

依据测量不确定度、正确度、精密度、测量区间等来评估测量方法的分析可靠性。

（二）测量不确定度

本参考测量程序的校准和测量能力（CMC）为 $U_{rel}=1.1\%(k=2)$，测量不确定度来源包括以下 3 个部分。

（1）校准品纯度引入的不确定度。

（2）校准品、样品及其内标称量引入的不确定度。

（3）测量重复性引入的不确定度。

（三）正确度

使用参考物质进行正确度验证，优先选择国际或国家权威机构确认或推荐的、基质与被测样品基质相似的有证参考物质，如 JCTLM 数据库公布的参考物质 NIST956d。

（四）精密度

实验室内由同一操作人员运行本测量程序，对样品重复测量至少 9 次，所得的中间精密度小于 2.0% 为可接受。

（五）测量区间

本参考测量程序的下限为 1.781 mmol/L，上限为 3.524 mmol/L。

【参考测量程序的确认】

本参考测量程序主要通过每年参加国际医学参考实验室室间质量评价计划（RELA,http://www.dgkl-rfb.de:81/）和（或）国家卫生健康委临床检验中心（NCCL）参考实验室室间质量评价计划进行确认。通过确认可符合预期用途。

【结果报告】

参考测量报告中应包括以下信息：样品类型和来源；采样日期和测量日期；应用的参考测量程序；包含被测量名称、数值和测量单位的结果；测量不确定度的表述；生理学和临床信息（如适用）；报告适用地信息。如有特殊情况在备注中说明（包括样品不常见特性、测量程序异常特征或修改使用等）。

【质量保证】

（一）室内质量控制

实验室应采用高低两个浓度的质控品、正确度控制物质，采用适当的室内质控规则监控测量过程的精密度和正确度。当质控品测量结果失控、正确度控制物质测量结果超出规定范围时，应查找原因并实施纠正，纠正后重新测量。

（二）室间质量评价

每年参加 RELA 和（或）NCCL 的参考实验室室间质量评价计划，以室间质量评价计划提供者确定的等效限（Ca 为靶值±2.50%）对本参考实验室的测量结果进行判断。

（范霄宇　罗夏琳）

参考文献

Yan Y, Ge M, Ma R, et al. A candidate reference method for serum calcium measurement by inductively coupled plasma mass spectrometry[J]. Clin Chim Acta, 2016, 461: 141-145.

第八节　氯

【警告和安全性注意事项】

（一）样品安全性

样品具有生物传染性，应进行必要的防护。

（二）试剂安全性

（1）需注意安全性试剂：硝酸。

（2）试剂安全性分类见"附录 D 危险化学品分类表"。

（3）实验室根据《化学品分类和标签规范》对化学品进行物理危险、健康危害和环境危害进行说明和管理。

（三）仪器安全性

（1）仪器应严格按照说明书和校准操作规程操作。

（2）仪器在点炬状态下，切勿打开仪器上盖。

（3）电路和数据线路检查及维护时，注意采取防漏电措施。

【引言】

氯（chlorine, Cl）离子是人体血液中的重要阴离子，具有调节机体的酸碱平衡、渗透压及电解质平衡的功能，氯离子浓度变化可以为医生提供关于患者体内电解质平衡状况的信息，有助于诊断某些疾病。本参考测量程序是国际检验医学联合溯源委员会（JCTLM）在其数据库中公布的参考测量程序，使用同位素稀释扇形磁场电感耦合等离子体质谱仪[inductively coupled plasma (isotope dilution) sector field mass spectrometry,

ICP-(ID) SFMS],用校准溶液、样品中氯和内标的信号强度比计算氯浓度。利用校准品拟合方程 $y=kx+b$ 计算出 k 值（y 是校准品中氯的响应信号与内标信号的比值，x 是氯的浓度值），再结合样品中氯和内标信号比计算氯浓度。测量结果溯源至国际单位 mmol/L。

【范围】

本参考测量程序适用于测量人血清中氯含量，所用样品材料包括血清或血浆（新鲜、冰冻或冻干粉）。检测值范围在 50～150 mmol/L。

【规范性引用文件】

GB/T 19702 体外诊断医疗器械生物源性样品中量的测量参考测量程序的表述和内容的要求。

JCTLM 公布的参考测量程序：Candidate Reference Measurement Procedures for Chloride, Potassium, Sodium, Calcium, Magnesium, and Lithium by Inductively Coupled Plasma (Isotope Dilution) Sector Field Mass Spectrometry [ICP-(ID) SFMS] in Serum (INSTAND)。

【测量原理和方法】

（一）测量原理

本法建立的血清氯参考测量方法以扇形磁场电感耦合等离子体质谱法为测定原理，校准采用同位素稀释法。

（二）测量方法

通过向需分析的血清样品中加入已知含量的内标溶液，并用 4 mmol/L 硝酸稀释，使用蠕动泵连续输注引入 ICP-SFMS 装置中，测出相应信号进行定量分析。

【核查表】

（一）试剂和材料

试剂和材料信息见表 3-8-1。

表 3-8-1 试剂和材料列表

分类	通用名称	条件
校准品	氯有证参考物质	符合 ISO 15194，纯品
内标物质	氯同位素标记物	无氯干扰
溶剂	硝酸(67%～70%)	光谱纯
溶剂	水	超纯水
正确度控制品	（具有互换性的）有证参考物质	符合 ISO 15194，人体样品基质
室内质控品	商品化质控品/RELA 样品，HM	无溯源性要求

（二）仪器

仪器信息见表 3-8-2。

表 3-8-2 仪器列表

仪器名称	生产厂家	型号	特殊要求
扇形磁场电感耦合等离子体质谱仪	/	/	校准合格
电子天平	/	/	校准合格

【试剂和材料】

（一）试剂原料

试剂原料信息见表 3-8-3。

表 3-8-3 试剂系统名：硝酸；通用名：硝酸

CAS,CARN 注册号	7697-37-2
生产厂家	/
货号/批号	/
分子式	HNO_3
分子量	63
纯度	Optima 光谱纯
特定合格要求（如有）	/
危险度	见附录 D
贮存要求	室温
失效期	/

（二）试剂溶液

溶液的配制使用超纯水，符合下列条件：电

导率≤0.055 5 μS/cm,电阻率＞18 MΩ·cm,总 Si 含量≤3 μg/L,Cl⁻＜1 μg/L,Na⁺＜1 μg/L,总有机碳＜50 μg/L。其他溶液配制见表 3-8-4。

表 3-8-4 溶液配制

名称	成分	浓度	用途	其他
硝酸水溶液	水、硝酸	4 mmol/L	校准溶液、内标液配制	/

【仪器】

（一）电感耦合等离子体质谱仪

1. 基本性能特征　见本书第二章第四节。
2. 校准依据　JJF 1159 四极杆电感耦合等离子体质谱仪校准规范。

（二）电子天平

1. 基本性能特征　分度为 0.01 mg 的一级天平。
2. 校准依据　JJF 1847 电子天平校准规范。

【采样和样品】

（一）样品的相关要求

（1）参考测量实验室一般不考虑分析前因素对样品特性的影响。

（2）血清样品在 2~8℃ 可稳定 2 天,若 2 天内无法完成测量,应在 -20℃ 或低于 -20℃ 冷冻保存,避免反复冻融。

（二）样品接收及拒收的校准

1. 唯一性标识　如果标识错误、不清楚、脱落或丢失应拒收。
2. 样品类别　申请测量项目与样品类别是否相符,如样品类型错误影响测量结果应拒收。
3. 样品容器　查看样品容器是否正确或有破损,如容器使用错误或破损导致样品遗漏可拒收。
4. 样品外观　如样品有明显的凝血、溶血等,均可根据对测量结果的干扰拒收。
5. 样品量　按照合同或协议核对样品量,不足时可拒收。
6. 样品运送时间　查看样品采集到接收之间的时间间隔,时间过长对测量结果有影响时应拒收。
7. 样品运送条件　样品送达时干冰完全消融则拒收,或样品在＞8℃ 环境中运送 24 小时以上拒收。

【测量系统和分析部分的准备】

（一）总则

测量系统和分析部分的准备见表 3-8-5。

表 3-8-5 测量系统和分析部分的准备

类型	步骤	说明及要求
仪器	扇形磁场电感耦合等离子体质谱仪	电感耦合等离子体质谱仪在校准期内且处于气、电参数稳定的工作状态
	电子天平	开机稳定 30 分钟,完成天平自校准
校准	标准物质和内标储备液	依据待测样品浓度确定待配制储备液的浓度和稀释步骤
	工作校准溶液配制	依据待测样品配制合适浓度的校准工作液
样品	血清、血浆（新鲜、冰冻或冻干粉）	必要时分装样品

（二）校准

1. 校准类型　同位素稀释法。
2. 校准品　采用氯标准物质 NIST SRM 919b(NaCl),可溯源至物质的量的 SI。
3. 校准品的准备

（1）氯校准品储备液和工作液的配制:氯标准物质 SRM 919b(NaCl)经称重法用 4 mmol/L 硝酸配制得到浓度为 15 g/kg 的储备液。储备液经 4 mmol/L 硝酸稀释,得到浓度为 2.5 g/kg 的氯工作溶液。

（2）内标储备液和工作液的配制:氯内标物质 Na³⁷Cl 经称重法用 4 mmol/L 硝酸配制得到浓度为 5 g/kg 的储备液。储备液经 4 mmol/L 硝酸稀释,得到浓度为 2.5 g/kg 的内标工作溶液。

(3) 校准品的配制:通过称重法,往氯工作溶液加入内标溶液,使分析物/内标物的信号比约为 1.0。同样方法准备三份校准品(校准品 A、B、C)。

4. 校准品的测量　校准品与待测样品和质控品同步测量。

5. 测量不确定度计算　不确定度使用测量不确定度评定和表示指南(GUM)进行计算。

(三) 分析样品的类型

(1) 校准品。

(2) 血清、血浆(新鲜、冰冻或冻干粉)。

(3) 其他加工处理过的样品。

(四) 分析序列结构

每一批次实验按校准品 A—样本 1—校准品 B—样本 2—校准品 C—溶剂空白(测 2 次)—标准品空白(测 3 次)—溶剂空白(测 2 次)—加标空白(测 3 次)顺序依次进样。

(五) 分析部分

本参考测量程序待测样品多为冻干粉或深低温贮存的冰冻样品,测量前需处理成均匀的液体状态,分析部分应取自该液体样品,具体见【测量系统的操作】描述。

(六) 分析溶液的制备方法

对于冻干粉或干粉样品,应使用超纯水溶解;对于冷冻样品如冰冻血清等,待其完全溶解,充分混匀后再进行测量。必要时,离心。

(七) 样品预处理

冻干的血清样品按照制造商的说明书溶解。充分混匀后精密称取血清样品于聚苯乙烯(PS)管中,一式两份(样本 1、样本 2),经称重分别加入 120 μg ^{37}Cl 内标。再往加标后的样本中添加 4 mmol/L 硝酸 10 mL,摇匀,待测。

【测量系统的操作】

(一) ICP-SFMS 使用前检查

测定前检查 ICP-SFMS,使其符合【测量系统和分析部分的准备】的要求。

(二) 测量仪器的测量参数条件

测量仪器的测量参数条件见表 3-8-6。

表 3-8-6　ICP-SFMS 仪器参数

参　数	值		单　位
	中等分辨率	高分辨率	
聚焦偏移	18.30		%
UaUb 电压	−0.300		%
冷却气(Ar)	16.00		L/min
辅助气(Ar)	0.80		L/min
样品气(Ar)	1.120		L/min
等离子体	1 300		Watt
提取电压	−2 000		V
聚焦电压	−1 075		V
X 偏转电压	3.90		V
Y 偏转电压	2.10		V
形状电压	138.00		V
四极杆 1 旋转电压	1.75	0.69	V
四极杆 2 旋转电压	−4.73	0.25	V
四极杆 1 聚焦电压	2.79	3.84	V
四极杆 2 聚焦电压	0.00	0.00	V
松田板电压	65.72		V
SEM 偏转电压	−172.00		V
SEM 电压	1 450.0		V
保护电极	Yes		
炬管 X 位置	5.200		mm
炬管 Y 位置	2.300		mm
炬管 Z 位置	−4.800		mm
蠕动泵转速	9		r/min
雾室帕尔贴冷却温度	5		℃

【数据处理】

(一) 校准品中浓度和信号比例关系的建立

根据配制的校准品浓度和仪器读取的信号响应得出两者之间的相关性。

(二) 样品浓度计算

(1) 利用校准品拟合方程 $y=kx+b$ 计算出 k 值(y 是校准品中氯的响应信号与内标信号的比值,x 是氯的浓度值),再结合样品中氯和内标信号比计算氯浓度。

(2) 被测量值报告单位为 mmol/L。

（三）测量结果处理

(1) 计算 3 批次测量值的均值，每批次重复测量 2 次。

(2) 根据 GUM 原则对本项目的测量不确定度进行计算。

【分析可靠性】

（一）分析性能评价

依据检出限和定量限、测量不确定度、正确度、精密度、测量区间等来评估测量方法的分析可靠性。

（二）测量不确定度

本参考测量程序的校准和测量能力（CMC）为 $U_{rel}=1\%(k=2)$。

（三）正确度

使用参考物质进行正确度验证，优先选择国际或国家权威机构确认或推荐的、基质与被测样品基质相似的有证参考物质，如 JCTLM 数据库公布的参考物质 NIST 956c。

（四）精密度

实验室由同一操作人员运行本测量程序，连续 3 天对样品重复测量 10 次，每批次重复测量 2 次，计算精密度。本参考测量程序的精密度在 0.36% 和 0.95% 之间。

（五）测量区间

本参考测量程序的下限为 50 mmol/L，上限为 150 mmol/L。

【参考测量程序的确认】

本参考测量程序主要通过每年参加国际医学参考实验室室间质量评价计划（RELA，http://www.dgkl-rfb.de:81/）进行确认。通过确认可符合预期用途。

【结果报告】

参考测量报告中应包括以下信息：样品类型和来源；采样日期和测量日期；应用的参考测量程序；包含被测量名称、数值和测量单位的结果；测量不确定度的表述；生理学和临床信息（如适用）；报告适用地信息。如有特殊情况在备注中说明（包括样品不常见特性、测量程序异常特征或修改使用等）。

【质量保证】

（一）室内质量控制

实验室应采用质控品、正确度控制物质，采用适当的室内质控规则监控测量过程的精密度和正确度。当质控品测量结果失控、正确度控制物质测量结果超出规定范围时，应查找原因并实施纠正，纠正后重新测量。

（二）室间质量评价

每年参加 RELA 参考实验室室间质量评价计划对本参考实验室的测量结果进行判断。

（罗夏琳　范霄宇）

参考文献

Kramer U, Kress M, Reinauer H, et al. Candidate reference measurement procedures for Chloride, Potassium, Sodium, Calcium, Magnesium, and Lithium by inductively coupled plasma (isotope dilution) sector field mass spectrometry [ICP-(ID) SFMS] in serum [J]. Clin Lab, 2013, 59: 1017-1029.

第九节　钾

【警告和安全性注意事项】

（一）样品安全性

样品具有生物传染性，应进行必要的防护。

（二）试剂安全性

(1) 需注意安全性试剂：硝酸。

(2) 试剂安全性分类见"附录 D 危险化学品分类表"。

(3) 实验室根据《化学品分类和标签规范》对化学品进行物理危险、健康危害和环境危害进行说明和管理。

(三) 仪器安全性

(1) 仪器应严格按照说明书和标准操作规程操作。

(2) 仪器在点炬状态下,切勿打开仪器上盖。

(3) 电路和数据线路检查及维护时,注意采取防漏电措施。

【引言】

钾(potassium, K)作为主要的细胞内阳离子,不仅在维持细胞液平衡和心率方面起着重要作用,而且也参与葡萄糖和蛋白质的代谢以及神经肌肉的调节功能。本参考测量程序是国际检验医学联合溯源委员会(JCTLM)在其数据库中公布的参考测量程序,使用电感耦合等离子体质谱法(ICP-MS),用校准溶液、样品中钾和内标的信号强度比计算钾浓度。

$$C = \left[(I_{sam} - I_{low}) \times \frac{(W_{hi} - W_{low})}{(I_{hi} - I_{low})} + W_{low} \right] \times M_{is} \times D_s \times \frac{1\,000}{(M_{ser} \times 39.098\,3)}$$

测量结果溯源至国际单位 mmol/L。经本实验室验证和确认,符合预期用途,如溯源性建立和正确性评价。

【范围】

本参考测量程序适用于测量人血清中钾含量,所用样品材料包括校准液和血清(新鲜、冰冻或冻干粉)。环境中存在的钾及与钾含有相同质荷比的某些原子可能会带来干扰。本参考测量程序的测量范围参照 JCTLM 公布的参考测量程序。

【规范性引用文件】

GB/T 19702 体外诊断医疗器械生物源性样品中量的测量参考测量程序的表述和内容的要求。

JCTLM 公布的参考测量程序:A candidate reference method for serum potassium measurement by inductively coupled plasma mass spectrometry (NCCL)。

【测量原理和方法】

(一) 测量原理

本法建立的血清钾参考测量方法以电感耦合等离子体质谱法为测定原理,校准采用包括法。

(二) 测量方法

将一定量的内标分别添加至血清样本和高低浓度标准物质中,加硝酸硝化处理,加超纯水稀释,用氦气作为碰撞气,使用碰撞模式消除质谱干扰。用钾和内标的信号强度比计算血清钾浓度。

【核查表】

(一) 试剂和材料

试剂和材料信息见表 3-9-1。

表 3-9-1 试剂和材料列表

分类	通用名称	条件
校准品	钾标准物质	符合 ISO 15194,纯品
内标物质	铷标准溶液	无钾干扰
溶剂	硝酸	光谱纯
溶剂	水	超纯水
正确度控制品	(具有互换性的)有证参考物质	符合 ISO 15194,人体样品基质
室内质控品	商品化质控品/RELA 样品,KS	无溯源性要求

(二) 仪器

仪器信息见表 3-9-2。

表 3-9-2 仪器列表

仪器名称	生产厂家	型号	特殊要求
电感耦合等离子体质谱仪	/	/	校准合格
电子天平	/	/	校准合格

【试剂和材料】

（一）试剂原料

试剂原料信息见表3-9-3。

表3-9-3 试剂系统名：硝酸；通用名：硝酸

CAS,CARN注册号	7697-37-2
生产厂家	/
货号/批号	/
分子式	HNO_3
分子量	63
纯度	optima 光谱纯
特定合格要求（如有）	/
危险度	见附录 D
贮存要求	室温
失效期	/

（二）试剂溶液

溶液的配制使用超纯水，符合下列条件：电导率≤0.055 5 μS/cm，电阻率＞18 MΩ·cm，总 Si 含量 ≤3 μg/L，Cl^-＜1 μg/L，Na^+＜1 μg/L，总有机碳＜50 μg/L。其他溶液配制见表3-9-4。

表3-9-4 溶液配制

名称	成分	浓度	用途	其他
5%硝酸水溶液	水、硝酸	5∶95 (V/V)	校准溶液、内标液配制	/

【仪器】

（一）电感耦合等离子体质谱仪

1. 基本性能特征　见本书第二章第四节。
2. 校准依据　JJF 1159 四极杆电感耦合等离子体质谱仪校准规范。

（二）电子天平

1. 基本性能特征　分度为 0.01 mg 的一级天平。
2. 校准依据　JJF 1847 电子天平校准规范。

【采样和样品】

（一）样品的相关要求

（1）参考测量实验室一般不考虑分析前因素对样品特性的影响。

（2）血清样品在2～8℃可稳定2天，若2天内无法完成测量，应在－20℃或低于－20℃冷冻保存，避免反复冻融。

（二）样品接收及拒收的校准

1. 唯一性标识　如果标识错误、不清楚、脱落或丢失应拒收。
2. 样品类别　申请测量项目与样品类别是否相符，如样品类型错误影响测量结果应拒收。
3. 样品容器　查看样品容器是否正确或有破损，如容器使用错误或破损导致样品遗漏可拒收。
4. 样品外观　如样品有明显的凝血、溶血等，均可根据对测量结果的干扰拒收。
5. 样品量　按照合同或协议核对样品量，不足时可拒收。
6. 样品运送时间　查看样品采集到接收之间的时间间隔，时间过长对测量结果有影响时应拒收。
7. 样品运送条件　样品送达时干冰完全消融则拒收，或样品在＞8℃环境中运送24小时以上拒收。

【测量系统和分析部分的准备】

（一）总则

测量系统和分析部分的准备见表3-9-5。

表3-9-5 测量系统和分析部分的准备

类型	步骤	说明及要求
仪器	电感耦合等离子体质谱仪	电感耦合等离子体质谱仪在校准期内且处于气、电参数稳定的工作状态
	电子天平	开机稳定30分钟，完成天平自校准

续 表

类型	步骤	说明及要求
校准	标准物质及内标储备液	依据待测样品浓度确定待配制储备液的浓度和稀释步骤
	工作校准溶液配制	依据待测样品配制合适浓度的高低工作校准溶液
样品	血清(新鲜、冰冻或冻干粉)	必要时分装样品

(二)校准

1. 校准类型　两点包括法。

2. 校准品　采用钾标准物质 NIST3141a，可溯源至物质的量的 SI 基本单位。

3. 校准品的准备

(1)钾校准品储备液的配制：钾标准物质(10.003 mg/g)经重量法用5%硝酸水溶液稀释10倍得到钾储备液 1.000 3 mg/g。

(2)铝内标储备液的配制：内标液(1 000 μg/mL)稀释 50 倍得到内标储备液 20 μg/mL。

(3)工作校准溶液的配制：根据样本浓度再在储备液的基础上做稀释，使高低校准溶液的浓度能包括样本的浓度。工作校准液的浓度与样品浓度接近。

4. 校准品的测量　校准品与待测样品和质控品同步测量。

5. 测量不确定度计算　不确定度按照 CNAS-GL006 化学分析中不确定度的评估指南计算。

6. 校准曲线的评价　校准品浓度应在样品浓度的 0.90～1.10，根据配制的校准品可使用两点包括法进行样品浓度的计算。

7. 校准曲线的使用时间间隔　同一批实验内使用同一条校准曲线。

(三)分析样品的类型

(1)校准品。

(2)血清(新鲜、冰冻或冻干粉)。

(3)其他加工处理过的样品。

(四)分析序列结构

1. 校准顺序　每一批次实验按低浓度校准溶液—控制物质—空白—样品—空白—控制物质—高浓度校准溶液。

2. 分析序列说明

(1)同一系列实验不同批次间至少要测定一次正确度控制物质。

(2)不同类型样本之间加测空白样本，空白样本的信号应小于下一针样本信号的5%(序列最后一针空白除外)。

(五)分析部分

本参考测量程序待测样品多为冻干粉或深低温贮存的冰冻样品，测量前需处理成均匀的液体状态，分析部分应取自该液体样品，具体见【测量系统的操作】描述。

(六)分析溶液的制备方法

对于冻干粉或干粉样品，应使用超纯水溶解；对于冷冻样品如冰冻血清等，待其完全溶解，充分混匀后再进行测量。必要时，离心。

(七)样品预处理

将样品瓶置离心机上涡旋，短暂离心后，置于室温平衡 1 小时。精密称取 0.5 g 样品和 0.5 g 内标于消解罐管中，添加硝酸 3 mL，加热硝化 1.5 小时，精确定量至 50.0 g，摇匀，待测。

【测量系统的操作】

(一)ICP-MS 使用前检查

测定前检查 ICP-MS，使其符合【测量系统和分析部分的准备】的要求。

(二)仪器的测量参数条件

(1)扫描模式(scan mode)：跳峰(peak hopping)。

(2)等待时间(dwell time)：100 毫秒。

(3)积分时间(integration)：3 000 毫秒。

(4)分析模式(analysis mode)：KED。

(5)氦气流速(He gas flow rate)：3 mL/min。

(6)电子稀释(RPA)：0.015。

(7)电子稀释(RPQ)：0.25。

(8)扫描次数(sweeps)：30。

(9)读取次数(readings)：1。

(10) 重复次数(replicates)：3。

（三）系统平衡
见仪器操作相关章节。

（四）建立进样序列表
见仪器操作相关章节。

（五）提交检测
见仪器操作相关章节。

（六）确认原始数据
见仪器操作相关章节。

（七）维护与保养
见仪器操作相关章节。

【数据处理】

（一）校准品中浓度和信号比例关系的建立
根据配制的高低校准品浓度和仪器读取的信号响应得出两者之间的相关性。

（二）样品浓度计算

$$C = \left[(I_{sam} - I_{low}) \times \frac{(W_{hi} - W_{low})}{(I_{hi} - I_{low})} + W_{low} \right] \times M_{is} \times D_s \times \frac{1\,000}{(M_{ser} \times 39.098\,3)}$$

C：血清钾的浓度。

I_{sam}：血清样本中钾和内标的信号比。

I_{low}：低浓度校准品里钾和内标的信号比。

I_{hi}：高浓度校准品里钾和内标的信号比。

W_{low}：低浓度校准品里钾和内标的浓度比。

W_{hi}：高浓度校准品里钾和内标的浓度比。

M_{is}：血清样本中内标质量。

M_{ser}：血清样本质量。

D_s：血清样本密度。

39.098 3：钾的相对原子质量。

当样本浓度用 μg/g 表示时，需要进行单位换算，换算公式如下：

$$C_{mmol/L} = (C_{\mu g/g}/39.098\,3) \times 1.024$$

（三）测量结果处理
(1) 计算三批次测量值的均值。

(2) 根据 CNAS-GL006 化学分析中不确定度的评估指南进行测量结果不确定度评估。

【分析可靠性】

（一）分析性能评价
依据测量不确定度、正确度、精密度、测量区间等来评估测量方法的分析可靠性。

（二）测量不确定度
本参考测量程序的校准和测量能力(CMC)为 $U_{rel} = 0.9\% (k=2)$。测量不确定度来源包括以下 3 个部分。

(1) 校准品纯度引入的不确定度。

(2) 校准品、样品及其内标称量引入的不确定度。

(3) 测量重复性引入的不确定度。

（三）正确度
使用参考物质进行正确度验证，优先选择国际或国家权威机构确认或推荐的、基质与被测样品基质相似的有证参考物质，如 JCTLM 数据库公布的参考物质 NIST956d。

（四）精密度
实验室内由同一操作人员运行本测量程序，对样品重复测量至少 9 次，所得的中间精密度小于 2.5% 为可接受。

（五）测量区间
本参考测量程序的下限为 1.57 mmol/L，上限为 6.27 mmol/L。

【参考测量程序的确认】

本参考测量程序主要通过每年参加国际医学参考实验室室间质量评价计划(RELA, http://www.dgkl-rfb.de:81/)和(或)国家卫生健康委临床检验中心(NCCL)参考实验室室间质量评价计划进行确认。通过确认可符合预期用途。

【结果报告】

参考测量报告中应包括以下信息：样品类型和来源；采样日期和测量日期；应用的参考测

量程序;包含被测量名称、数值和测量单位的结果;测量不确定度的表述;生理学和临床信息(如适用);报告适用地信息。如有特殊情况在备注中说明(包括样品不常见特性、测量程序异常特征或修改使用等)。

【质量保证】

(一) 室内质量控制

实验室应采用高低两个浓度的质控品、正确度控制物质,采用适当的室内质控规则监控测量过程的精密度和正确度。当质控品测量结果失控、正确度控制物质测量结果超出规定范围时,应查找原因并实施纠正,纠正后重新测量。

(二) 室间质量评价

每年参加 RELA 和(或)NCCL 的参考实验室室间质量评价计划,以室间质量评价计划提供者确定的等效限(K 为靶值±2.00%)对本参考实验室的测量结果进行判断。

(范霄宇　罗夏琳)

参考文献

Yan Y, Han B, Zeng J, et al. A candidate reference method for serum potassium measurement by inductively coupled plasma mass spectrometry[J]. Clin Chem Lab Med, 2017, 55: 1517-1522.

第十节　钠

【警告和安全性注意事项】

(一) 样品安全性

样品具有生物传染性,应进行必要的防护。

(二) 试剂安全性

(1) 需注意安全性试剂:硝酸。

(2) 试剂安全性分类见"附录 D 危险化学品分类表"。

(3) 实验室根据《化学品分类和标签规范》对化学品进行物理危险、健康危害和环境危害进行说明和管理。

(三) 仪器安全性

(1) 仪器应严格按照说明书和标准操作规程操作。

(2) 仪器在点炬状态下,切勿打开仪器上盖。

(3) 电路和数据线路检查及维护时,注意采取防漏电措施。

【引言】

钠(sodium, Na)在体内细胞外液腔的渗透压调节和水的分布中起着关键作用。本参考测量程序是国际检验医学联合溯源委员会(JCTLM)在其数据库中公布的参考测量程序,使用电感耦合等离子体质谱法(ICP-MS),用校准溶液、样品中钠和内标的信号强度比计算钠浓度。

$$C = \left[(I_{sam} - I_{low}) \times \frac{(W_{hi} - W_{low})}{(I_{hi} - I_{low})} + W_{low}\right] \times M_{is} \times D_s \times \frac{1\,000}{(M_{ser} \times 22.989\,8)}$$

测量结果溯源至国际单位 mmol/L。经本实验室验证和确认,符合预期用途,如溯源性建立和正确性评价。

【范围】

本参考测量程序适用于测量人血清中钠含量,所用样品材料包括校准液和血清(新鲜、冰冻或冻干粉)。环境中存在的钠及与钠含有相同质荷比的某些原子可能会带来干扰。本参考测量程序的测量范围参照 JCTLM 公布的参考测量程序。

【规范性引用文件】

GB/T 19702 体外诊断医疗器械生物源性

样品中量的测量参考测量程序的表述和内容的要求。

JCTLM公布的参考测量程序：Measurement of Serum Sodium and Magnesium by Inductively Coupled Plasma Mass Spectrometry with Aluminum as Internal Standard(NCCL)。

【测量原理和方法】

（一）测量原理

本法建立的血清钠参考测量方法以电感耦合等离子体质谱法为测定原理，校准采用包括法。

（二）测量方法

将一定量的内标分别添加至血清样本和高低浓度标准物质中，加硝酸硝化处理，加超纯水稀释，用氦气作为碰撞气，使用碰撞模式消除质谱干扰。用钠和内标的信号强度比计算血清钠浓度。

【核查表】

（一）试剂和材料

试剂和材料信息见表3-10-1。

表3-10-1 试剂和材料列表

分类	通用名称	条件
校准品	钠标准物质	符合 ISO 15194，纯品
内标物质	铝标准溶液	无钠干扰
溶剂	硝酸	光谱纯
溶剂	水	超纯水
正确度控制品	（具有互换性的）有证参考物质	符合 ISO 15194，人体样品基质
室内质控品	商品化质控品/RELA 样品，KS	无溯源性要求

（二）仪器

仪器信息见表3-10-2。

表3-10-2 仪器列表

仪器名称	生产厂家	型号	特殊要求
电感耦合等离子体质谱仪	/	/	校准合格
电子天平	/	/	校准合格

【试剂和材料】

（一）试剂原料

试剂原料信息见表3-10-3。

表3-10-3 试剂系统名：硝酸；通用名：硝酸

CAS, CARN 注册号	7697-37-2
生产厂家	/
货号/批号	/
分子式	HNO_3
分子量	63
纯度	optima 光谱纯
特定合格要求（如有）	/
危险度	见附录 D
贮存要求	室温
失效期	/

（二）试剂溶液

溶液的配制使用超纯水，符合下列条件：电导率≤0.055 5 μS/cm，电阻率＞18 MΩ·cm，总 Si 含量 ≤3 μg/L，Cl^-＜1 μg/L，Na^+＜1 μg/L，总有机碳＜50 μg/L。其他溶液配制见表3-10-4。

表3-10-4 溶液配制

名称	成分	浓度	用途	其他
5%硝酸水溶液	水、硝酸	5:95 (V/V)	校准溶液、内标液配制	/

【仪器】

（一）电感耦合等离子体质谱仪

1. 基本性能特征 见第二章第四节。

2. 校准依据 JJF 1159 四极杆电感耦合等离子体质谱仪校准规范。

(二) 电子天平

1. 基本性能特征 分度为 0.01 mg 的一级天平。

2. 校准依据 JJF 1847 电子天平校准规范。

【采样和样品】

(一) 样品的相关要求

(1) 参考测量实验室一般不考虑分析前因素对样品特性的影响。

(2) 血清样品在 2~8℃可稳定 2 天,若 2 天内无法完成测量,应在 −20℃或低于 −20℃冷冻保存,避免反复冻融。

(二) 样品接收及拒收的校准

1. 唯一性标识 如果标识错误、不清楚、脱落或丢失应拒收。

2. 样品类别 申请测量项目与样品类别是否相符,如样品类型错误影响测量结果应拒收。

3. 样品容器 查看样品容器是否正确或有破损,如容器使用错误或破损导致样品遗漏可拒收。

4. 样品外观 如样品有明显的凝血、溶血等,均可根据对测量结果的干扰拒收。

5. 样品量 按照合同或协议核对样品量,不足时可拒收。

6. 样品运送时间 查看样品采集到接收之间的时间间隔,时间过长对测量结果有影响时应拒收。

7. 样品运送条件 样品送达时干冰完全消融则拒收,或样品在 >8℃环境中运送 24 小时以上拒收。

【测量系统和分析部分的准备】

(一) 总则

测量系统和分析部分的准备见表 3-10-5。

表 3-10-5 测量系统和分析部分的准备

类型	步骤	说明及要求
仪器	电感耦合等离子体质谱仪	电感耦合等离子体质谱仪在校准期内且处于气、电参数稳定的工作状态
	电子天平	开机稳定 30 分钟,完成天平自校准
校准	标准物质及内标储备液	依据待测样品浓度确定待配制储备液的浓度和稀释步骤
	工作校准溶液配制	依据待测样品配制合适浓度的高低工作校准溶液
样品	血清(新鲜、冰冻或冻干粉)	必要时分装样品

(二) 校准

1. 校准类型 两点包括法。

2. 校准品 采用钠标准物质 NIST3152a,可溯源至物质的量的 SI。

3. 校准品的准备

(1) 钠校准品储备液的配制:钠标准物质 (9.994 mg/g) 经重量法用 5% 硝酸分别稀释 2.5 倍和 5 倍得到高 (3.997 6 mg/g)、低 (1.998 8 mg/g) 浓度储备液。

(2) 铝内标储备液的配制:内标液 (1 000 μg/mL) 稀释 50 倍得到内标储备液 20 μg/mL。

(3) 工作校准溶液的配制:根据样本浓度再在储备液的基础上做稀释,使高低校准溶液的浓度能包括样本的浓度。工作校准液的浓度与样品浓度接近。

4. 校准品的测量 校准品与待测样品和质控品同步测量。

5. 测量不确定度计算 不确定度按照 CNAS-GL006 化学分析中不确定度的评估指南计算。

6. 校准曲线的评价 校准品浓度应在样品浓度的 0.90~1.10,根据配制的校准品可使用两点包括法进行样品浓度的计算。

7. 校准曲线的使用时间间隔 同一批实验内使用同一条校准曲线。

(三) 分析样品的类型
(1) 校准品。
(2) 血清（新鲜、冰冻或冻干粉）。
(3) 其他加工处理过的样品。

(四) 分析序列结构
1. 校准顺序　每一批次实验按低浓度校准溶液—控制物质—空白—样品—空白—控制物质—高浓度校准溶液。
2. 分析序列说明
(1) 同一系列实验不同批次间至少要测定一次正确度控制物质。
(2) 不同类型样本之间加测空白样本，空白样本的信号应小于下一针样本信号的5%（序列最后一针空白除外）。

(五) 分析部分
本参考测量程序待测样品多为冻干粉或深低温贮存的冰冻样品，测量前需处理成均匀的液体状态，分析部分应取自该液体样品，具体见【测量系统的操作】描述。

(六) 分析溶液的制备方法
对于冻干粉或干粉样品，应使用超纯水溶解；对于冷冻样品如冰冻血清等，待其完全溶解，充分混匀后再进行测量。必要时，离心。

(七) 样品预处理
将样品瓶置离心机上涡旋，短暂离心后，置于室温平衡1小时。精密称取0.5 g样品和0.5 g内标于消解罐管中，添加硝酸3 mL，加热硝化1.5小时，精确定量至50.0 g，摇匀，待测。

【测量系统的操作】

(一) ICP-MS使用前检查
测定前检查ICP-MS，使其符合【测量系统和分析部分的准备】的要求。

(二) 仪器的测量参数条件
(1) 扫描模式(scan mode)：跳峰(peak hopping)。
(2) 等待时间(dwell time)：100毫秒。
(3) 积分时间(integration)：3 000毫秒。
(4) 分析模式(analysis mode)：KED。
(5) 氦气流速(He gas flow rate)：3 mL/min。
(6) 电子稀释(RPA)：0.016。
(7) 电子稀释(RPQ)：0.25。
(8) 扫描次数(sweeps)：30。
(9) 读取次数(readings)：1。
(10) 重复次数(replicates)：3。

(三) 系统平衡
见仪器操作相关章节。

(四) 建立进样序列表
见仪器操作相关章节。

(五) 提交检测
见仪器操作相关章节。

(六) 确认原始数据
见仪器操作相关章节。

(七) 维护与保养
见仪器操作相关章节。

【数据处理】

(一) 校准品中浓度和信号比例关系的建立
根据配制的高低校准品浓度和仪器读取的信号响应得出两者之间的相关性。

(二) 样品浓度计算

$$C = \left[(I_{sam} - I_{low}) \times \frac{(W_{hi} - W_{low})}{(I_{hi} - I_{low})} + W_{low} \right] \times M_{is} \times D_s \times \frac{1\,000}{(M_{ser} \times 22.989\,8)}$$

C：血清钠的浓度。
I_{sam}：血清样本中钠和内标的信号比。
I_{low}：低浓度校准品里钠和内标的信号比。
I_{hi}：高浓度校准品里钠和内标的信号比。
W_{low}：低浓度校准品里钠和内标的浓度比。
W_{hi}：高浓度校准品里钠和内标的浓度比。
M_{is}：血清样本中内标质量。
M_{ser}：血清样本质量。
D_s：血清样本密度。
22.989 8：钠的相对原子质量。

当样本浓度用μg/g表示时，需要进行单位

换算,换算公式如下:

$$C_{mmol/L} = (C_{\mu g/g}/22.9898) \times 1.024$$

(三) 测量结果处理

(1) 计算三批次测量值的均值。

(2) 根据 CNAS-GL006 化学分析中不确定度的评估指南进行测量结果不确定度评估。

【分析可靠性】

(一) 分析性能评价

依据测量不确定度、正确度、精密度、测量区间等来评估测量方法的分析可靠性。

(二) 测量不确定度

本参考测量程序的校准和测量能力(CMC)为 $U_{rel}=1.0\%(k=2)$。测量不确定度来源包括以下 3 个部分。

(1) 校准品纯度引入的不确定度。

(2) 校准品、样品及其内标称量引入的不确定度。

(3) 测量重复性引入的不确定度。

(三) 正确度

使用参考物质进行正确度验证,优先选择国际或国家权威机构确认或推荐的、基质与被测样品基质相似的有证参考物质,如 JCTLM 数据库公布的参考物质 NIST956d。

(四) 精密度

实验室内由同一操作人员运行本测量程序,对样品重复测量至少 9 次,所得的中间精密度小于 2.0% 为可接受。

(五) 测量区间

本参考测量程序的下限为 109.4 mmol/L,上限为 157.1 mmol/L。

【参考测量程序的确认】

本参考测量程序主要通过每年参加国际医学参考实验室室间质量评价计划(RELA, http://www.dgkl-rfb.de:81/)和(或)国家卫生健康委临床检验中心(NCCL)参考实验室室间质量评价计划进行确认。通过确认可符合预期用途。

【结果报告】

参考测量报告中应包括以下信息:样品类型和来源;采样日期和测量日期;应用的参考测量程序;包含被测量名称、数值和测量单位的结果;测量不确定度的表述;生理学和临床信息(如适用);报告适用地信息。如有特殊情况在备注中说明(包括样品不常见特性、测量程序异常特征或修改使用等)。

【质量保证】

(一) 室内质量控制

实验室应采用高低两个浓度的质控品、正确度控制物质,采用适当的室内质控规则监控测量过程的精密度和正确度。当质控品测量结果失控、正确度控制物质测量结果超出规定范围时,应查找原因并实施纠正,纠正后重新测量。

(二) 室间质量评价

每年参加 RELA 和(或)NCCL 的参考实验室室间质量评价计划,以室间质量评价计划提供者确定的等效限(Na 为靶值±1.25%)对本参考实验室的测量结果进行判断。

(范霄宇　罗夏琳)

参考文献

Yan Y, Zhang C, Zhang J, et al. Measurement of serum sodium and magnesium by inductively coupled plasma mass spectrometry with aluminum as internal standard[J]. Clin Lab, 2016, 62: 719-725.

第十一节 肌 酐

【警告和安全性注意事项】

（一）样品安全性

样品具有生物传染性，应进行必要的防护。

（二）试剂安全性

（1）需注意安全性试剂：乙腈、盐酸。

（2）试剂安全性分类见"附录 D 危险化学品分类表"。

（3）实验室根据《化学品分类和标签规范》对化学品进行物理危险、健康危害和环境危害进行说明和管理。

（三）仪器安全性

（1）仪器应严格按照说明书和标准操作规程操作。

（2）仪器在激活状态中，切勿卸下离子源。

（3）电路和数据线路检查及维护时，注意采取防漏电措施。

【引言】

肌酐（creatinine，Crea）是临床检验中常见且重要的检测项目，其准确度在肾脏疾病的诊断和治疗中起非常关键的作用。本参考测量程序为一级参考测量程序，使用同位素稀释液相色谱质谱串联法（isotope dilution liquid chromatography/tandom mass spectrometry，ID‑LC‑MS/MS）结合内标和包括法，用肌酐和同位素内标信号比计算血清样本中肌酐的含量，测量结果溯源至国际单位 $\mu mol/L$。

本操作规程规定的同位素稀释液相色谱质谱串联法是国际检验医学联合溯源委员会（JCTLM）在其数据库中公布的参考方法。经本实验室验证和确认，符合预期用途，如溯源性建立和正确性评估价。

【范围】

本参考测量程序用于测量人血清中肌酐的含量。所用样品材料包括校准液和血清、血浆（新鲜、冰冻或冻干粉）。本参考测量程序的测量区间参照 JCTLM 公布的参考测量程序。

【规范性引用文件】

GB/T 19702 体外诊断医疗器械生物源性样品中量的测量参考测量程序的表述和内容的要求。

JCTLM 公布的参考测量程序：Application of Liquid Chromatography/LTQ Linear Ion Trap Mass Spectrometry for Quantifying the Biomarkers Creatinine and Cortisol in Serum.

【测量原理和方法】

（一）测量原理

本法建立的血清肌酐参考测量方法以同位素稀释质谱法为测定原理。

（二）测量方法

该法以稳定同位素标记的肌酐为内标添加至血清中，内标与血清均匀混合后用乙腈沉淀蛋白质，氮吹后流动相复溶，用液相色谱串联质谱分离和测定血清肌酐和内标特异的离子转变。用肌酐和内标峰面积比计算血清肌酐浓度。

【核查表】

（一）试剂和材料

试剂和材料信息见表 3‑11‑1。

（二）仪器

仪器信息见表 3‑11‑2。

表 3-11-1　试剂和材料列表

分类	系统名称	条件
校准品	肌酐有证参考物质	符合 ISO 15194，纯品
内标物质	肌酐 D_3 同位素标记物	无干扰
溶剂	乙腈	色谱纯
溶剂	盐酸	色谱纯
溶剂	乙酸铵	色谱纯
溶剂	水	超纯水
正确度控制品	（具有互换性的）有证参考物质	符合 ISO 15194，人体样品基质
室内质控品	商品化质控品/RELA 样品，KS	无溯源性要求

表 3-11-2　仪器列表

仪器名称	生产厂家	型号	特殊要求
质谱仪	/	/	校准合格
液相色谱仪	/	/	校准合格
电子天平	/	/	校准合格
台式离心机	/	/	校准合格
移液器	/	/	校准合格
纯水仪	/	/	校准合格

【试剂和材料】

（一）试剂原料

试剂原料信息见表 3-11-3a～表 3-11-3c。

表 3-11-3a　试剂系统名：乙腈；通用名：乙腈

CAS,CARN 注册号	75-05-8
生产厂家	/
货号/批号	/
分子式	C_2H_3N
分子量	41.05
纯度	LC/MS 级
特定合格要求（如有）	无
危险度	见附录 D
贮存要求	室温
失效期	/

表 3-11-3b　试剂系统名：盐酸；通用名：盐酸

CAS,CARN 注册号	7647-01-0
生产厂家	/
货号/批号	/
分子式	HCl
分子量	36.5
纯度	优级纯
特定合格要求（如有）	无
危险度	见附录 D
贮存要求	室温
失效期	/

表 3-11-3c　试剂系统名：乙酸铵；通用名：乙酸铵

CAS,CARN 注册号	631-61-8
生产厂家	/
货号/批号	/
分子式	$C_2H_7NO_2$
分子量	77.08
纯度	HPLC 级
特定合格要求（如有）	无
危险度	非危险性物质
贮存要求	室温
失效期	/

（二）试剂溶液

溶液的配制使用超纯水，符合下列条件：电导率≤0.055 5 $\mu S/cm$，电阻率>18 $M\Omega \cdot cm$，总 Si 含量≤3 $\mu g/L$，Cl^-<1 $\mu g/L$，Na^+<1 $\mu g/L$，总有机碳<50 $\mu g/L$。其他溶液配制见表 3-11-4。

表 3-11-4　溶液配制

名称	成分	浓度	用途	其他
盐酸溶液	水、盐酸	1 mmol/L	配制肌酐标准品	/
乙酸铵溶液	水、乙酸铵	10 mmol/L	液相色谱流动相 A	/

【仪器】

（一）液相色谱串联质谱仪

1. 基本性能特征　见第二章第二节。
2. 校准依据　JJF 1317 液相色谱-质谱联用仪校准规范。

（二）电子天平

1. 基本性能特征　分度为 0.01 mg 的一级天平。
2. 校准依据　JJF 1847 电子天平校准规范。

【采样和样品】

（一）样品的相关要求

（1）参考测量实验室一般不考虑分析前因素对样品特性的影响。

（2）血清样品在 2~8℃可稳定 2 天，若 2 天内无法完成测量，应在 -20℃或低于 -20℃冷冻保存，避免反复冻融。

（二）样品接收及拒收的校准

1. 唯一性标识　如果标识错误、不清楚、脱落或丢失应拒收。
2. 样品类别　申请测量项目与样品类别是否相符，如样品类型错误影响测量结果应拒收。
3. 样品容器　样品容器是否正确或有破损，如容器使用错误或破损导致样品遗漏可拒收。
4. 样品外观　如样品有明显的凝血、溶血等，均可根据对测量结果的干扰拒收。
5. 样品量　按照合同或协议核对样品量，不足时可拒收。
6. 样品运送时间　查看样品采集到接收之间的时间间隔，时间过长对测量结果有影响时应拒收。
7. 样品运送条件　样品送达时干冰完全消融则拒收，或样品在 >8℃环境中运送 24 小时以上拒收。

【测量系统和分析部分的准备】

（一）总则

测量系统和分析部分的准备见表 3-11-5。

表 3-11-5　测量系统和分析部分的准备

类型	步骤	说明及要求
仪器	液相质谱仪准备	液相质谱仪在校准期内且处于气、电参数稳定的工作状态
	天平准备	校准合格；环境温度和湿度符合要求
校准	标准物质及内标储备液	依据待测样本浓度确定待配制储备液的浓度和稀释步骤
	工作标准溶液配制	依据待测样本配制合适浓度的校准曲线
样品	血清（新鲜、冰冻或冻干粉）	必要时分装样本

（二）校准

1. 校准类型　两点包括法。
2. 校准品　NIST 有证标准物质 914b，可溯源至物质的量的 SI 基本单位。
3. 校准品的准备

（1）1 mg/g 肌酐纯度标准物质储备液的配制：称取肌酐标记物 10~20 mg，准确称量至 0.1 mg。将其转移至 25 mL 烧杯中。用自动取样器加入 10~20 mL，1 mmol/L 的盐酸溶液，准确至 1 mg。轻轻摇动锥形瓶（烧杯），使其完全溶解。用封口膜密封瓶口，置于 4℃冰箱 4 小时，取出后将储备液分别装入 1.5 mL Ep 管中，密封并置于 -20℃冰箱保存，超过三个月不再使用。可根据实际肌酐同位素标记物称量量及相应加入的溶剂量计算实际配制的储备液浓度，用于工作液的配制。

（2）1 mg/g 肌酐同位素标记物储备液的配制：称取肌酐标记物 10~20 mg，准确称量至 0.1 mg。将其转移至 25 mL 烧杯中。用自动取样器加入 10~20 mL，1 mmol/L 的盐酸溶液，准确至 1 mg。轻轻摇动锥形瓶（烧杯），使其完全溶解。用封口膜密封瓶口，置于 4℃冰箱 4 小时,取出后将储备液分别装入 1.5 mL Ep 管中,密封并置于 -20℃ 冰箱保存,超过三个月不再使用。可根据实际肌酐同位素标记物称量量及相应加入的溶剂量计算实际配制的储备液浓度,用于工作液的配制。

(3) 工作标准溶液的配制:根据检测样品的浓度范围稀释已配制的储备液获得工作标准溶液,工作标准液应该使用当日制备。工作标准液的浓度与样品浓度接近。为每一样品准备一对标样,使得高标中肌酐标准品与内标的比接近 1.1∶1,低标中肌酐标准品与内标的比接近 0.9∶1。

4. 校准品的测量　校准品与待测样品和质控品同步测量。

5. 测量不确定度计算　不确定度按照 CNAS-GL006 化学分析中不确定度的评估指南进行计算。

6. 校准函数的可接受性　高标中肌酐标准品与内标的比接近 1.1∶1,低标中肌酐标准品与内标的比接近 0.9∶1,根据配制的校准品使用两点包括法进行样品浓度的计算。

7. 校准曲线的使用时间间隔　每批实验均重新制备校准曲线。

(三) 分析样品的类型

(1) 校准品。

(2) 全血(新鲜、冰冻或冻干粉)。

(3) 其他加工处理过的样品。

(四) 分析序列结构

1. 按下列顺序进行测量　校准品—质控品—待测样品。

2. 分析序列说明

(1) 同一系列实验不同批次间至少要测定一次正确度控制物质。

(2) 每个样本最少重复进样三次,要求三次进样的检测结果 $CV<2\%$ [coefficient of variation,变异系数,简称 CV,为标准差与均值之比,计算公式为: $CV=(SD/\bar{x})\times100\%$],否则需要再增加进样次数至满足要求。

(五) 分析部分

肌酐参考方法测量的样品多为冻干粉或深低温的冰冻样品,测量前需处理为均匀的液体状态,分析部分应取自该液体样品。实验室需对待测的各种样品经过一定方法处理后,取出分析部分进行测量。

(六) 分析溶液的制备方法

对于冻干粉或干粉样品,应使用超纯水溶解;对于冷冻样品如冰冻血清等,待其完全溶解,充分混匀后再进行测量。必要时,离心。

(七) 样品预处理

1. 常规方法测定肌酐浓度　在分析前,使用常规方法(如碱性苦味酸法或酶法)初步测定各种分析样本中肌酐的浓度。

2. 测定血清密度　血清样本密度通常采用 1.024 g/mL,对于肉眼可见脂血、黄疸等样本在分析前,测定血清样本的密度,所得结果保留 4 位有效数字。

3. 血清样品称量　用取样移液器取下层无气泡的血清约 200 μL 于 Ep 管中称量,精确测量至 0.1 mg。

4. 样品制备　将肌酐标记物溶液加入血清样品,加入氘(D3)标记的肌酐标记物溶液(加入的量约 200 μL),血清中肌酐的含量与肌酐标记物含量的比值接近 1,精确测量至 0.1 mg。样品在漩涡振荡器上轻轻振荡混匀。

5. 离心　将样品瓶置离心机上短暂离心后,置于室温(20~25℃)平衡 1 小时。

6. 加入沉淀剂　取出加入一定量的乙腈作为沉淀剂沉淀蛋白质(血清与乙腈的体积比为 1∶3),于漩涡振荡器上轻轻混合 2 分钟,溶液均匀后静置 10 分钟。

7. 吸取上层清液　在离心机上以 10 000g 的转速离心 10 分钟,小心吸取上层清液至另一管中。

8. 样品检测及保存　滤液在 40℃ 左右氮气下吹干,后加入 1 000 μL 流动相复溶,同时轻轻混合均匀,用移液器取出此提取液,根据样本浓度用流动相适当稀释,放置在液相色谱专用样品瓶中,进行同位素稀释液相色谱/质谱法的检测。若样品不能立即上机检测,可将处理好的样品置于4℃冰箱保存。

【测量系统的操作】

(一)LC-MS/MS 使用前检查

测定前检查 LC-MS/MS,使其符合【测量系统和分析部分的准备】的要求。

(二)仪器的测定参数条件

1. 液相色谱仪测定条件

(1)色谱柱型号:ZORBAX Bonus-RP,C18 柱长 100 mm,柱径 2.1 mm,粒径 1.8 μm。

(2)色谱柱温度:25℃。

(3)流动相组成:流动相 A:乙酸铵(浓度为 10 mmol/L);流动相 B:乙腈,具体设置见表 3-11-6。

表 3-11-6 流动相参数

时间(min)	流速(μL/min)	流动相 A	流动相 B
0.00	200	90	10
1.90	200	90	10
2.00	200	0	100
4.00	200	0	100
4.10	200	90	10
7.00	200	90	10

进样量:1 μL。

样品盘温度为:4℃。

2. 质谱仪测定条件 离子源类型:ESI;数据采集时间:7.011 分钟;扫描速率:标准扫描速度;选择离子扫描:z=86 和 89(对应母离子为 114 和 117);离子极性:正离子模式;碰撞气(CAD):6 PSI;气帘气(CUR):40 PSI;雾化气(GS1):55 V;辅助气(GS2):55 V;喷雾电压(IS):5 000.0 V;离子源温度:550.0℃;化合物分析能量设置见表 3-11-7。

表 3-11-7 化合物能量设置

化合物	母离子/子离子 (m/z)	去簇电压 DP(V)	入口电压 EP(V)	碰撞电压 CE(V)	出口电压 CXP(V)
肌酐	114/86	46.000	5.000	17.000	13.000
同位素标记内标	117/89	56.000	5.000	17.000	13.000

(三)系统平衡

见仪器操作相关章节。

(四)建立进样序列表

见仪器操作相关章节。

(五)提交检测

见仪器操作相关章节。

(六)确认原始数据

见仪器操作相关章节。

(七)维护与保养

见仪器操作相关章节。

【数据处理】

(一)样品浓度计算

计算实际血清样品中肌酐含量的公式如下:

$$C = \left[\frac{(I_{sam} - I_{low}) \times (W_{hi} - W_{low})}{(I_{hi} - I_{low})} + W_{low}\right] \times \frac{Q_{is}}{M_{ser}} \times D_s \times P_{std} \times \frac{1\,000}{113}$$

C:血清中肌酐的浓度(μmol/L)。

I_{sam}:样品中肌酐与内标的峰面积比(测定值)。

I_{low}:低标中肌酐与内标的峰面积比(测定值)。

I_{hi}:高标中肌酐与内标的峰面积比(测定值)。

W_{low}:低标中肌酐与内标的质量比。

W_{hi}:高标中肌酐与内标的质量比。

Q_{is}:血清样品中内标的质量(单位:g)。

M_{ser}:血清样品的质量(单位:g)。

D_s:血清的密度。

P_{std}:标准物质的纯度。

113:肌酐的相对分子质量(g/mol)。

(二)测量结果处理

(1)计算每批次测量值的均值、标准差。

(2) 根据 CNAS-GL006 化学分析中不确定度的评估指南进行测量结果不确定度评估。

【分析可靠性】

（一）分析性能评价

依据测量不确定度、正确度、精密度、测量区间等来评估测量方法的分析可靠性。

（二）测量不确定度

本参考测量程序的校准和测量能力（CMC）为 $U_{rel}=1.7\%(k=2)$。测量不确定度来源包括以下 3 个部分。

(1) 校准品纯度引入的不确定度。

(2) 样品及标准品称量引入的不确定度。

(3) 样品的重复性测定引入的不确定度。

（三）正确度

使用参考物质进行正确度验证，优先选择国际或国家权威机构确认或推荐的，基质与被测样品基质相似的有证参考物质，如 JCTLM 数据库公布的参考物质 NIST SRM 909c。

（四）精密度

实验室内由同一操作人员运行本测量程序，对样品重复测量至少 9 次，所得的中间精密度小于 2.0% 为可接受。

【参考测量程序的确认】

本参考测量程序主要通过每年参加国际医学参考实验室室间质量评价计划（RELA，http://www.dgkl-rfb.de:81/）和（或）国家卫生健康委临床检验中心（NCCL）参考实验室室间质量评价计划进行确认。通过确认可符合预期用途。

【结果报告】

参考测量报告中应包括以下信息：样品类型和来源；采样日期和测量日期；应用的参考测量程序；包含被测量名称、数值和测量单位的结果；测量不确定度的表述；生理学和临床信息（如适用）；报告适用地信息。如有特殊情况在备注中说明（包括样品不常见特性、测量程序异常特征或修改使用等）。

【质量保证】

（一）室内质量控制

实验室应采用高低两个浓度的质控品、正确度控制物质，采用适当的室内质控规则监控测量过程的精密度和正确度。当质控品测量结果失控、正确度控制物质测量结果超出规定范围时，应查找原因并实施纠正，纠正后重新测量。

（二）室间质量评价

每年参加 RELA 和（或）NCCL 的参考实验室室间质量评价计划，以室间质量评价计划提供者确定的等效限（肌酐为靶值±5%）为对本参考实验室的测量结果进行判断。

（张素洁　金中涂）

参考文献

Xinhua Dai, Xiang Fang, Mengrui Yang, et al. Application of Liquid Chromatography/LTQ Linear Ion Trap Mass Spectrometry for Quantifying the Biomarkers Creatinine and Cortisol in Serum[J]. Analytical Letters, 2008, 4(16): 2912-2922.

第十二节　葡萄糖

【警告和安全性注意事项】

（一）样品安全性

样品具有生物传染性，应进行必要的防护。

（二）试剂安全性

(1) 需注意安全性试剂：无水乙醇、二氯甲烷、盐酸羟胺、吡啶、乙酸酐。

(2) 试剂安全性分类见"附录 D 危险化学

品分类表"。

(3) 实验室根据《化学品分类和标签规范》对化学品进行物理危险、健康危害和环境危害进行说明和管理。

(三) 仪器安全性

(1) 仪器应严格按照说明书和标准操作规程操作。

(2) 电路和数据线路检查及维护时，注意采取防漏电措施。

【引言】

葡萄糖(glucose, GLU)是临床试验中重要的检测项目，血糖监测是糖尿病诊断和治疗的重要环节，其结果有助于评估糖尿病患者血糖代谢情况，可帮助临床制订治疗方案，并监测疗效。本参考测量程序为一级参考测量程序，使用同位素稀释气相色谱质谱串联法(isotope dilution gas chromatography/tandom mass spectrometry, ID-GC-MS/MS)结合包括法，用葡萄糖和同位素内标信号比计算血清样本中葡萄糖的含量，测量结果溯源至国际单位 mmol/L。本操作规程规定的同位素稀释气相色谱质谱串联法是国际检验医学联合溯源委员会在其数据库中公布的参考方法。经验证和确认，符合预期用途，如溯源性建立和正确性评估价。

【范围】

本参考测量程序用于测量人血清中葡萄糖的含量。所用样品材料包括校准液和血清、血浆(新鲜、冰冻或冻干粉)。本参考测量程序葡萄糖测量区间为 1.8~26.3 mmol/L。

【规范性引用文件】

GB/T 19702 体外诊断医疗器械生物源性样品中量的测量参考测量程序的表述和内容的要求。

JCTLM公布的参考测量程序：Candidate reference methods for determining target values for cholesterol, creatinine, uric acid, and glucose in external quality assessment and internal accuracy control. I. Method setup。

【测量原理和方法】

(一) 测量原理

本法建立的血清葡萄糖参考测量方法以同位素稀释质谱法为测定原理。

(二) 测量方法

以稳定同位素标记的葡萄糖为内标添加至血清中，内标与血清均匀混合后用无水乙醇沉淀蛋白质，氮吹后与盐酸羟氨溶液进行肟化反应，再与乙酸酐进行乙酰化反应，最后氮气吹干，二氯甲烷复溶，用气相色谱串联质谱分离和测定血清葡萄糖衍生物和内标特异的离子转变。用葡萄糖衍生物和内标衍生物峰面积比计算血清葡萄糖浓度。

【核查表】

(一) 试剂和材料

试剂和材料信息见表 3-12-1。

表 3-12-1 试剂和材料列表

分类	通用名称	条件
校准品	葡萄糖标准物质	符合 ISO 15194，纯品
内标物质	葡萄糖同位素标记物	/
试剂	二氯甲烷	分析纯
试剂	盐酸羟胺	分析纯
试剂	吡啶	分析纯
试剂	乙酸酐	分析纯
试剂	无水乙醇	分析纯
溶剂	水	超纯水
正确度控制品	(具有互换性的)有证参考物质	符合 ISO 15194，人体样品基质
室内质控品	商品化质控品/RELA 比对样品, KS	无溯源性要求

(二) 仪器

仪器信息见表 3-12-2。

表 3-12-2　仪器列表

仪器名称	生产厂家	型号	特殊要求
气相色谱仪	/	/	校准合格
质谱仪	/	/	校准合格
电子天平	/	/	校准合格

【试剂和材料】

（一）试剂原料

试剂原料信息见表 3-12-3a～表 3-12-3c。

表 3-12-3a　试剂系统名：盐酸羟胺；通用名：盐酸羟胺

CAS,CARN 注册号	5470-11-1
生产厂家	/
货号/批号	/
分子式	$HO-NH_2-HCl$
分子量	69.49
纯度	99%
特定合格要求（如有）	无
危险度	见附录 D
贮存要求	室温
失效期	/

表 3-12-3b　试剂系统名：吡啶；通用名：吡啶

CAS,CARN 注册号	110-86-1
生产厂家	/
货号/批号	/
分子式	C_5H_5N
分子量	79.10
纯度	/
特定合格要求（如有）	无
危险度	见附录 D
贮存要求	室温
失效期	/

表 3-12-3c　试剂系统名：无水乙醇；通用名：无水乙醇

CAS,CARN 注册号	64-17-5
生产厂家	/
货号/批号	/
分子式	C_2H_5OH
分子量	46.07
纯度	>95%
特定合格要求（如有）	/
危险度	见附录 D
贮存要求	存放在通风良好的地方，保持低温
失效期	/

（二）试剂溶液

溶液的制备使用超纯水，符合下列条件：电导率 $\leqslant 0.0555\ \mu S/cm$，电阻率 $>18\ M\Omega\cdot cm$，总 Si 含量 $\leqslant 3\ \mu g/L$，$Cl^-<1\ \mu g/L$，$Na^+<1\ \mu g/L$，总有机碳 $<50\ \mu g/L$。

【仪器】

（一）气相色谱串联质谱仪

1. 基本性能特征　见第二章第三节。
2. 校准依据　JJF 1164—2018 气相色谱-质谱联用仪校准规范。

（二）电子天平

1. 基本性能特征　分度为 0.01 mg 的一级天平。
2. 校准依据　JJF 1847 电子天平校准规范。

【采样和样品】

（一）样品的相关要求

（1）参考测量实验室一般不考虑分析前因素对样品特性的影响。

（2）血清样品在 2~8℃可稳定 2 天，若 2 天内无法完成测量，应在 −20℃ 或 −70℃ 冷冻保存，避免反复冻融。

（二）样品接收及拒收的校准

1. 唯一性标识　如果标识错误、不清楚、脱落或丢失应拒收。

2. 样品类别　申请测量项目与样品类别是否相符,如样品类型错误影响测量结果应拒收。

3. 样品容器　样品容器是否正确或有破损,如容器使用错误或破损导致样品遗漏可拒收。

4. 样品外观　如样品有明显的凝血、溶血等,均可根据对测量结果的干扰拒收。

5. 样品量　按照合同或协议核对样品量,不足时可拒收。

6. 样品运送时间　查看样品采集到接收之间的时间间隔,时间过长对测量结果有影响时应拒收。

7. 样品运送条件　样品送达时干冰完全消融则拒收,或样品在＞8℃环境中运送24小时以上拒收。

【测量系统和分析部分的准备】

(一) 总则

测量系统和分析部分的准备见表3-12-4。

表3-12-4　测量系统和分析部分的准备

类型	步骤	说明及要求
仪器	气相质谱仪准备	气相质谱仪在校准期内且处于气、电参数稳定的工作状态
	天平准备	开机稳定30分钟,完成天平自校准
校准	标准物质及内标储备液	依据待测样本浓度确定待配制储备液的浓度和稀释步骤
	工作标准溶液配制	依据待测样本配制合适浓度的高低工作标准溶液
样品	血清(新鲜、冰冻或冻干粉)	必要时分装样本

(二) 校准

1. 校准类型　两点包括法。

2. 校准品　NIST有证标准物质917c。

3. 校准品的准备及校准物的准备

(1) 1 mg/g葡萄糖纯度标准物质储备液的配制:称取葡萄糖纯度标准物质10~20 mg于25 mL烧杯中,准确称量至0.1 mg。用移液器加入10~20 mL超纯水,准确至0.1 mg。轻轻摇动烧杯,使其完全溶解。用封口膜密封瓶口,置于4℃冰箱4小时,取出后将储备液分别装入1.5 mL Ep管中,密封并置于-20℃冰箱保存,超过三个月不再使用。可根据实际葡萄糖纯度标准物质量及相应加入的溶剂量计算实际配制的储备液浓度,用于工作液的配制。

(2) 1 mg/g葡萄糖同位素标记物储备液的配制:称取葡萄糖标记物10~20 mg,准确称量至0.1 mg。将其转移至25 mL烧杯中。用自动取样器加入10~20 mL超纯水,准确至0.1 mg。轻轻摇动烧杯,使其完全溶解。用封口膜密封瓶口,置于4℃冰箱4小时,取出后将储备液分别装入1.5 mL Ep管中,密封并置于-20℃冰箱保存,超过3个月不再使用。可根据实际葡萄糖同位素标记物称量量及相应加入的溶剂量计算实际配制的储备液浓度,用于工作液的配制。

(3) 工作标准溶液的配制:根据检测样品的浓度范围稀释已配制的储备液获得工作标准溶液,工作标准液应该使用当日制备。工作标准液的浓度与样品浓度接近。为每一样品准备一对标样,使得高标中葡萄糖标准品与内标的比接近1.1:1,低标中葡萄糖标准品与内标的比接近0.9:1。

4. 校准物的测量　校准物的处理及测量同样品。

5. 测量不确定度计算　不确定度按照CNAS-GL006化学分析中不确定度的评估指南进行计算。

6. 校准函数的可接受性　高标中葡萄糖标准品与内标的比接近1.1:1,低标中葡萄糖标准品与内标的比接近0.9:1,根据配制的校准品使用两点包括法进行样品浓度的计算。

7. 校准曲线的使用时间间隔　每批实验均重新制备校准曲线。

(三) 分析样品的类型

(1) 校准品。

(2) 血清、血浆（新鲜、冰冻或冻干粉）。
(3) 其他加工处理过的样品。

(四) 分析序列结构

(1) 每一批次实验按校准品-样品（含控制物质）校准品进样次序进样。

(2) 分析序列说明

1) 同一系列实验不同批次间至少要测定一次正确度控制物质。

2) 每个样本最少重复进样三次，要求三次进样的检测结果 CV<2%，否则需要再增加进样次数至满足要求。

(五) 分析部分

本参考测量程序待测样品多为冻干粉或深低温贮存的冰冻样品，测量前需处理成均匀的液体状态，分析部分应取自该液体样品，具体见【测量系统的操作】描述。

(六) 分析溶液的制备方法

对于冻干粉或干粉样品，应使用超纯水溶解；对于冷冻样品如冰冻血清等，待其完全溶解，充分混合后再进行测量。必要时，离心。

(七) 样品预处理

(1) 常规方法测定葡萄糖浓度：在分析前，使用常规方法初步测定各种分析样本中葡萄糖的浓度。

(2) 测定血清密度：血清样本密度通常采用 1.024 g/mL，对于肉眼可见脂血、黄疸等样本在分析前，测定血清样本的密度，所得结果保留 4 位有效数字。

(3) 血清样品称量：用移液器取下层无气泡的血清约 200 μL 于 Ep 管中称量，精确测量至 0.1 mg。

(4) 将葡萄糖标记物溶液加入血清样品，加入葡萄糖标记物溶液（加入的量约 200 μL），血清中葡萄糖的含量与葡萄糖标记物含量的比值接近1，精确测量至 0.1 mg。样品在漩涡振荡器上轻轻振荡混匀。

(5) 将样品瓶置离心机上短暂离心后，置于室温（20～25℃）平衡 1 小时。

(6) 取出加入一定量的无水乙醇作为沉淀剂沉淀蛋白质（血清与无水乙醇的体积比为 1:2），于漩涡振荡器上轻轻混合 5 分钟，溶液均匀后静置 10 分钟。

(7) 在离心机上以 10 000g 的转速离心 10 分钟，小心吸取上层清液至另一管中。

(8) 取上清液 200 μL 至 2 mL 样品瓶中，60℃氮气吹干后，加入盐酸羟氨的吡啶溶液 200 μL，混匀，90℃下反应 1.5 小时，冷却后加乙酸酐 300 μL，90℃下反应 1 小时，上述反应混合液于氮气流下 60℃加热吹干。

(9) 反应完毕后冷却至室温，加入二氯甲烷 400 μL 复溶，根据样品浓度用二氯甲烷进行适当稀释后，进行同位素稀释气相色谱/质谱法分析。若样品不能立即上机检测，可将处理好的样品置于 4℃冰箱保存。

【测量系统的操作】

(一) GC-MS 使用前检查

测定前检查 GC-MS，使其符合【测量系统和分析部分的准备】的要求。

(二) 仪器的测量参数条件

1. 气相条件的设置　以分流模式进样，分样流比 20:1。进样口温度为 270℃，恒流下操作，氦气流速 1.0 mL/min，初始炉温为 150℃，保持 1 分钟，升温程序以 30℃/min 速率升至 180℃，保持 1 分钟，再以 20℃/min 速率升至 280℃，保持 1 分钟。

2. 质谱条件设置　离子源温度 250℃，电离能量－70 eV。选择离子监测模式下采集质荷比(m/z)314 和 319，扫描时间 200 毫秒。

3. 进样量　1 μL。

(三) 系统平衡

见仪器操作相关章节。

(四) 建立进样序列表

见仪器操作相关章节。

(五) 提交检测

见仪器操作相关章节。

（六）确认原始数据

见仪器操作相关章节。

（七）维护与保养

见仪器操作相关章节。

【数据处理】

（一）样品浓度计算

计算实际血清样品中葡萄糖含量的公式如下：

$$C = \left[\frac{(I_{sam} - I_{low}) \times (W_{hi} - W_{low})}{(I_{hi} - I_{low})} + W_{low}\right] \times \frac{Q_{is}}{M_{ser}} \times D_s \times P_{std} \times \frac{1\,000}{180}$$

C：血清中葡萄糖的浓度（mmol/L）。

I_{sam}：样品中葡萄糖与内标的峰面积比（测定值）。

I_{low}：低标中葡萄糖与内标的峰面积比（测定值）。

I_{hi}：高标中葡萄糖与内标的峰面积比（测定值）。

W_{low}：低标中葡萄糖与内标的质量比。

W_{hi}：高标中葡萄糖与内标的质量比。

Q_{is}：血清样品中内标的质量（单位：g）。

M_{ser}：血清样品的质量（单位：g）。

D_s：血清的密度。

P_{std}：标准物质的纯度。

180：葡萄糖的相对分子质量。

（二）测量结果处理

（1）计算三批次测量值的均值。

（2）根据 CNAS-GL006 化学分析中不确定度的评估指南进行测量结果不确定度评估。

【分析可靠性】

（一）分析性能评价

依据不确定度、正确度、精密度等来评估 GLU 参考测量方法的分析可靠性。

（二）测量不确定度

本参考测量程序的校准和测量能力（CMC）为 $U_{rel} = 1.4\%$（k=2），测量不确定度来源包括以下 3 个部分。

（1）校准品纯度引入的不确定度。

（2）样品及标准品称量引入的不确定度。

（3）样品的重复性测定引入的不确定度。

（三）正确度验证

使用参考物质进行正确度验证，优先选择国际或国家权威机构确认或推荐的、基质与被测样品基质相似的有证参考物质，如 NIST SRM965b。

（四）精密度

实验室内由同一操作人员运行本测量程序，对样品重复测量至少 9 次，所得的中间精密度≤2.0%为可接受。

（五）通过实验室间比对进行确认

根据 RELA 比对给定的等效限，结果需在靶值±3.75%内。

【参考测量程序的确认】

本参考测量程序主要通过每年参加国际医学参考实验室室间质量评价计划（RELA，http://www.dgkl-rfb.de:81/）和（或）国家卫生健康委临床检验中心（NCCL）参考实验室室间质量评价计划进行确认。通过确认可符合预期用途。

【结果报告】

参考测量报告中应包括以下信息：样品类型和来源；采样日期和测量日期；应用的参考测量程序；包含被测量名称、数值和测量单位的结果；测量不确定度的表述；生理学和临床信息（如适用）；报告适用地信息。如有特殊情况在备注中说明（包括样品不常见特性、测量程序异常特征或修改使用等）。

【质量保证】

（一）室内质量控制

实验室应采用高低两个浓度的质控品、正确度控制物质，采用适当的室内质控规则监控测量过程的精密度和正确度。当质控品测量结果失控、正确度控制物质测量结果超出规定范围时，应查找原因并实施纠正，纠正后重新测量。

（二）室间质量评价

每年参加RELA和（或）NCCL的参考实验室室间质量评价计划，以室间质量评价计划提供者确定的等效限（靶值±3.75%）为对测量结果进行判断。

（金中淦　张素洁）

参考文献

Stöckl D, Reinauer H. Candidate reference methods for determining target values for cholesterol, creatinine, uric acid, and glucose in external quality assessment and internal accuracy control. I. Method setup[J]. Clinical Chemistry, 1993, 39(6): 993-1000.

第十三节　胆固醇

【警告和安全性注意事项】

（一）样品安全性

样品具有生物传染性，应进行必要的防护。

（二）试剂安全性

（1）需注意安全性试剂：甲醇、异丙醇、丙酮、硫酸、氢氧化钾、正己烷。

（2）试剂安全性分类见"附录D 危险化学品分类表"。

（3）实验室根据《化学品分类和标签规范》对化学品进行物理危险、健康危害和环境危害。

（三）仪器安全性

（1）仪器应严格按照说明书和标准操作规程操作。

（2）仪器在激活状态中，切勿卸下离子源。

（3）电路和数据线路检查及维护时，注意采取防漏电措施。

【引言】

胆固醇（cholesterol，CHOL）是一项重要的常规检测项目，临床上以其水平的升高作为动脉粥样硬化性心血管病的重要危险因素。本参考测量程序为一级参考测量程序，通过测定校准溶液建立校准曲线 $y=ax+b$（其中 x 表示校准品中标物与内标的的实测峰面积比，y 表示校准品中标物与内标的浓度比）和样本中CHOL和内标的峰面积比来计算人血清CHOL的含量，使测量结果溯源至国际单位mmol/L。

本操作规程规定的同位素稀释高效液相色谱质谱串联法是国际检验医学联合溯源委员会（JCTLM）在其数据库中公布的参考方法。经本实验室验证和确认，符合预期用途，如溯源性建立和正确性评估价。

【范围】

本参考测量程序用于测量人血清中CHOL的含量。所用样品材料包括校准液和血清、血浆（新鲜、冰冻或冻干粉）。本参考测量程序的测量区间参照JCTLM公布的参考测量程序。

【规范性引用文件】

GB/T 19702 体外诊断医疗器械生物源性样品中量的测量参考测量程序的表述和内容的要求。

JCTLM公布的参考测量程序：Serum cholesterol measured by isotope dilution liquid chromatography tandem mass spectrometry.

【测量原理和方法】

（一）测量原理

本法建立的血清CHOL参考测量方法以同位素稀释质谱法为测定原理。

（二）测量方法

本法采用 CHOL 水溶液作校准溶液，$[3,4-^{13}C_2]$-胆固醇作内标，用氢氧化钾醇溶液水解血清胆固醇酯为 CHOL，用三氧化铬-硫酸氧化 CHOL 为胆甾-4-烯-3,6-二酮，用液相色谱串联质谱分析 CHOL 和内标氧化产物，采用大气压化学电离源的正离子模式进行检测，用二元回归模型进行定量，测定血清 CHOL 浓度。

【核查表】

（一）试剂和材料

试剂和材料信息见表 3-13-1。

表 3-13-1　试剂和材料列表

分类	系统名称	条件
校准品	胆固醇有证参考物质	符合 ISO 15194，纯品
内标物质	胆固醇 C_{13} 同位素标记物	无干扰
溶剂	甲醇	色谱纯
溶剂	异丙醇	色谱纯
溶剂	正己烷	色谱纯
溶剂	丙酮	色谱纯
溶剂	氢氧化钾	分析纯
溶剂	三氧化铬	分析纯
溶剂	硫酸	分析纯
溶剂	甲基β环糊精	分析纯
溶剂	水	超纯水
正确度控制品	（具有互换性的）有证参考物质	符合 ISO 15194，人体样品基质
室内质控品	商品化质控品/RELA 样品，KS	无溯源性要求

（二）仪器

仪器信息见表 3-13-2。

表 3-13-2　仪器列表

仪器名称	生产厂家	型号	特殊要求
质谱仪	/	/	校准合格
液相色谱仪	/	/	校准合格

续表

仪器名称	生产厂家	型号	特殊要求
电子天平	/	/	校准合格
台式离心机	/	/	校准合格
移液器	/	/	校准合格
纯水仪	/	/	校准合格

【试剂和材料】

（一）试剂原料

试剂原料信息见表 3-13-3a～表 3-13-3h。

表 3-13-3a　试剂系统名：甲醇；通用名：甲醇

CAS, CARN 注册号	67-56-1
生产厂家	/
货号/批号	/
分子式	CH_4O
分子量	32.04
纯度	LC/MS 级
特定合格要求（如有）	无
危险度	见附录 D
贮存要求	室温
失效期	/

表 3-13-3b　试剂系统名：异丙醇；通用名：异丙醇

CAS, CARN 注册号	67-63-0
生产厂家	/
货号/批号	/
分子式	C_3H_8O
分子量	60.10
纯度	HPLC 级
特定合格要求（如有）	无
危险度	见附录 D
贮存要求	室温
失效期	/

表3-13-3c 试剂系统名：正己烷；通用名：正己烷

CAS,CARN 注册号	92112-69-1
生产厂家	/
货号/批号	/
分子式	C_6H_{14}
分子量	86.17
纯度	95%
特定合格要求（如有）	无
危险度	见附录D
贮存要求	室温
失效期	/

表3-13-3d 试剂系统名：丙酮；通用名：丙酮

CAS,CARN 注册号	67-64-1
生产厂家	/
货号/批号	/
分子式	C_3H_6O
分子量	58.08
纯度	HPLC级
特定合格要求（如有）	无
危险度	见附录D
贮存要求	室温
失效期	/

表3-13-3e 试剂系统名：氢氧化钾；通用名：氢氧化钾

CAS,CARN 注册号	1310-58-3
生产厂家	/
货号/批号	/
分子式	KOH
分子量	56.11
纯度	优级纯GR
特定合格要求（如有）	无
危险度	见附录D
贮存要求	室温
失效期	/

表3-13-3f 试剂系统名：三氧化铬；通用名：三氧化铬

CAS,CARN 注册号	1333-82-0
生产厂家	/
货号/批号	/
分子式	CrO_3
分子量	99.99
纯度	分析纯AR
特定合格要求（如有）	无
危险度	见附录D
贮存要求	室温
失效期	/

表3-13-3g 试剂系统名：硫酸；通用名：硫酸

CAS,CARN 注册号	7664-93-9
生产厂家	/
货号/批号	/
分子式	H_2SO_4
分子量	98.08
纯度	分析纯AR
特定合格要求（如有）	无
危险度	见附录D
贮存要求	室温
失效期	/

表3-13-3h 试剂系统名：甲基-β-环糊精；通用名：甲基-β-环糊精

CAS,CARN 注册号	128446-36-6
生产厂家	/
货号/批号	/
分子式	$C_{54}H_{94}O_{35}$
分子量	1 303.30
纯度	99.6%
特定合格要求（如有）	无
危险度	无
贮存要求	室温
失效期	/

(二) 试剂溶液

溶液的配制使用超纯水，符合下列条件：电导率≤0.055 5 μS/cm，电阻率＞18 MΩ·cm，总 Si 含量 ≤3 μg/L，Cl^-＜1 μg/L，Na^+＜1 μg/L，总有机碳＜50 μg/L。其他溶液配制见表 3-13-4。

表 3-13-4 溶液配制

名称	成分	浓度	用途	其他
氢氧化钾溶液	水、氢氧化钾	8.9 mol/L	胆固醇酯化反应	/
三氧化铬溶液	水、三氧化铬	2 mol/L	胆固醇氧化反应	/
硫酸溶液	水、浓硫酸	2 mol/L	胆固醇氧化反应	/
流动相B	80%甲醇、20%异丙醇	/	液相色谱流动相B	/

【仪器】

(一) 液相色谱串联质谱仪

1. 基本性能特征　见第二章第二节。
2. 校准依据　JJF 1317 液相色谱-质谱联用仪校准规范。

(二) 电子天平

1. 基本性能特征　分度为 0.01 mg 的一级天平。
2. 校准依据　JJF 1847 电子天平校准规范。

【采样和样品】

(一) 样品的相关要求

(1) 参考测量实验室一般不考虑分析前因素对样品特性的影响。

(2) 血清样品在 2~8℃可稳定 2 天，若 2 天内无法完成测量，应在 -20℃ 或低于 -20℃ 冷冻保存，避免反复冻融。

(二) 样品接收及拒收的校准

1. 唯一性标识　如果标识错误、不清楚、脱落或丢失应拒收。

2. 样品类别　申请测量项目与样品类别是否相符，如样品类型错误影响测量结果应拒收。

3. 样品容器　样品容器是否正确或有破损，如容器使用错误或破损导致样品遗漏可拒收。

4. 样品外观　如样品有明显的凝血、溶血等，均可根据对测量结果的干扰拒收。

5. 样品量　按照合同或协议核对样品量，不足时可拒收。

6. 样品运送时间　查看样品采集到接收之间的时间间隔，时间过长对测量结果有影响时应拒收。

7. 样品运送条件　样品送达时干冰完全消融则拒收，或样品在＞8℃环境中运送 24 小时以上拒收。

【测量系统和分析部分的准备】

(一) 总则

测量系统和分析部分的准备见表 3-13-5。

表 3-13-5 测量系统和分析部分的准备

类型	步骤	说明及要求
仪器	液相质谱仪准备	液相质谱仪在校准期内且处于气、电参数稳定的工作状态
	天平准备	校准合格；环境温度和湿度符合要求
校准	标准物质及内标储备液	依据待测本浓度确定待配制储备液的浓度和稀释步骤
	工作标准溶液配制	依据待测样本配制合适浓度的校准曲线
样品	血清(新鲜、冰冻或冻干粉)	必要时分装样本

(二) 校准

1. 校准类型　标准曲线法。
2. 校准品　有证标准物质 GBW09203b，可溯源至物质的量的 SI。
3. 校准品的准备

(1) 4 mg/g 胆固醇标准物质储备液的配制：称取干燥的胆固醇纯度标准物质（GBW09203b）

40～80 mg 于 25 mL 烧杯中,准确称量至 0.1 mg。用移液器加入 10～20 mL 20％甲基-β-环糊精溶液配制,准确至 0.1 mg。轻轻摇动烧杯,使其完全溶解。用封口膜密封瓶口,置于 4℃冰箱 4 小时,取出后将储备液分别装入 1.5 mL Ep 管中,密封并置于 -20℃冰箱保存。可根据实际胆固醇纯度标准物质称量量及相应加入的溶剂量计算实际配制的储备液浓度,用于工作液的配制。

(2) 2 mg/g 胆固醇同位素标记物储备液的配制:称取胆固醇同位素标记物 10～20 mg,准确称量至 0.1 mg。将其转移至 25 mL 烧杯中。用自动取样器加入 10～20 mL 10％甲基-β-环糊精溶液配制,准确至 1 mg。轻轻摇动锥形瓶(烧杯),使其完全溶解。用封口膜密封瓶口,置于 4℃冰箱 4 小时,取出后将储备液分别装入 1.5 mL EP 管中,密封并置于 -20℃冰箱保存。可根据实际胆固醇同位素标记物称量量及相应加入的溶剂量计算实际配制的储备液浓度,用于工作液的配制。

(3) 胆固醇环糊精校准溶液的密度测定:称取 0.1 mL 胆固醇环糊精校准溶液,加入 EP 管中,准确称重,精确至 0.1 mg,重复称量 6 次,计算重量平均值,并计算胆固醇环糊精校准溶液密度。

(4) 工作标准溶液的配制:根据检测样品的浓度范围用 10％甲基-β-环糊精溶液稀释配制的校准液获得工作标准溶液,工作标准液应该使用当日制备。根据胆固醇标准物质储备液的质量浓度 C(mg/g)和胆固醇环糊精校准溶液的密度 ρ(g/mL),将胆固醇标准物质储备液的单位换算成体积浓度 C(mg/mL)。

计算公式为:$C(\text{mg/mL}) = C(\text{mg/g}) \times \rho(\text{g/mL})$。

依据胆固醇标准物质储备液的体积浓度,稀释工作标准液的浓度分别约为:4 mg/mL、2 mg/mL、1 mg/mL、0.5 mg/mL。

4. 校准品的测量 校准品与待测样品和质控品同步测量。

5. 测量不确定度计算 不确定度按照 CNAS-GL006 化学分析中不确定度的评估指南进行计算。

6. 校准曲线的评价 计算标准液峰面积比与质量比的相关系数 r,以标准液的胆固醇和内标色谱峰的峰面积比为自变量,以胆固醇浓度为因变量。在 Excel 中用 CORREL 公式计算相关系数 r;$r^2 > 0.999$ 为定标合格,若不符合要求则定标不能通过,需重新建立校准曲线。

7. 校准曲线的使用时间间隔 每批实验均重新制备校准曲线。

(三) 分析样品的类型
(1) 校准品。
(2) 全血(新鲜、冰冻或冻干粉)。
(3) 其他加工处理过的样品。

(四) 分析序列结构
1. 按下列顺序进行测量 校准品—质控品—待测样品。
2. 分析序列说明
(1) 同一系列实验不同批次间至少要测定一次正确度控制物质。
(2) 每个样本最少重复进样三次,要求三次进样的检测结果 $CV < 2\%$,否则需要再增加进样次数至满足要求。

(五) 分析部分
胆固醇参考方法测量的样品多为冻干粉或深低温的冰冻样品,测量前需处理为均匀的液体状态,分析部分应取自该液体样品。实验室需对待测的各种样品经过一定方法处理后,取出分析部分进行测量。

(六) 分析溶液的制备方法
对于冻干粉或干粉样品,应使用超纯水溶解;对于冷冻样品如冰冻血清等,待其完全溶解,充分混匀后再进行测量。必要时,离心。

(七) 样品预处理
1. 常规方法测定胆固醇浓度 在分析前,使用常规方法(如胆固醇氧化酶法)初步测定各种分析样本中胆固醇的浓度。

2. 胆固醇酯的水解　用移液器取 50 μL 胆固醇水溶液,血清样品或质控品平衡至室温,加入 500 μL 乙醇和 8.9 mol/L KOH 混合液(9:1),放置于 50℃ 水浴中,恒温水解 2 小时;再依次加入 500 μL 水、50 μL 内标(2 mg/mL)、1 mL 正己烷,放置振荡器上振荡 10 分钟。

3. 氧化反应　取 400 μL 正己烷层置于 2 mL EP 管中,置于氮吹仪上,50℃ 吹干,依次加入 200 μL 丙酮、20 μL 三氧化铬:硫酸(均为 2 mol/L)溶液室温振荡 5 分钟,再加入 200 μL 水、1 mL 正己烷,室温振荡 15 分钟,1 000 r/min,离心 5 分钟,15 000 r/min。

4. 复溶　取正己烷层 100 μL,50℃ 氮气吹干,加入 1 mL 流动相复溶,振荡 2 分钟,进样。

【测量系统的操作】

(一) LC-MS/MS 使用前检查

测定前检查 LC-MS/MS,使其符合【测量系统和分析部分的准备】的要求。

(二) 仪器的测定参数条件

1. 液相色谱仪测定条件

(1) 色谱柱型号:ZORBAX eclipse plus, C18 柱长 50 mm,柱径 2.1 mm,粒径 1.8 μm。

(2) 色谱柱温度:30℃。

(3) 流动相 B 组成:甲醇:异丙醇(80:20)流动相参数见表 3-13-6。

表 3-13-6　流动相参数

时间(分钟)	流速(μL/min)	流动相 A	流动相 B
0	400	0	100
5	400	0	100

(4) 进样量:1 μL。

(5) 样品盘温度为:4℃。

2. 质谱仪测定条件　离子源类型:APCI;数据采集时间:2.002 分钟;扫描速率:100 毫秒;扫描模式:MRM;选择离子扫描:z=381.5 和 383.4(对应母离子为 399.4 和 401.4);离子极性:正离子模式;碰撞气(CAD):6 PSI;气帘气(CUR):30 PSI;雾化气(GS1):65 V;喷雾电压(IS):5 500.0 V;离子源温度:450.0℃;化合物能量设置见表 3-13-7。

表 3-13-7　化合物能量设置

化合物	母离子/子离子 (m/z)	去簇电压 $DP(V)$	入口电压 $EP(V)$	碰撞电压 $CE(V)$	出口电压 $CXP(V)$
胆固醇(定量)	399.4/381.5	108	9	21	12
胆固醇(定性)	399.4/173.1	132	9	37	12
同位素标记内标(定量)	401.4/383.4	105	9	21	12
同位素标记内标(定性)	401.4/175.2	134	9	31	12

(三) 系统平衡

见仪器操作相关章节。

(四) 建立进样序列表

见仪器操作相关章节。

(五) 提交检测

见仪器操作相关章节。

(六) 确认原始数据

见仪器操作相关章节。

(七) 维护与保养

见仪器操作相关章节。

【数据处理】

(一) 校准曲线的建立

以质谱检测的胆固醇和内标氧化产物的峰面积比值为自变量 x,胆固醇工作曲线的浓度为因变量 y。用二元回归模型校准数据,模型公式为:$y = m_2 x^2 + m_1 x + b$。

采用 Excel 表格的"LINEST"函数进行数据分析,函数公式为:LINEST$(y, x\string^\{1,2\},$ true, true)。将测得的样品中的胆固醇与内标氧化产物的峰面积比值代入二元模型中计算样品中的胆固醇浓度 C_{sam}。

（二）样品浓度计算

计算实际血清样品中胆固醇含量的公式如下：

$$C = C_{sam} \times P_{std} \times \frac{1\,000}{Mr}$$

C：血清中胆固醇的浓度(mmol/L)。

C_{sam}：血清中胆固醇浓度(mg/mL)根据二元模型公式计算出的值。

P_{std}：标准物质的纯度。

Mr：胆固醇的相对分子质量(g/mol)。

（三）测量结果处理

(1) 计算三批次测量值的均值。

(2) 根据 CNAS-GL006 化学分析中不确定度的评估指南进行测量结果不确定度评估。

【分析可靠性】

（一）分析性能评价

依据测量不确定度、正确度、精密度、测量区间等来评估测量方法的分析可靠性。

（二）测量不确定度

本参考测量程序的校准和测量能力(CMC)为 $U_{rel} = 2.4\% (k=2)$。

测量不确定度来源包括以下 4 个部分。

(1) 校准品纯度引入的不确定度。

(2) 校准曲线配制引入的不确定度。

(3) 样品及标准品称量引入的不确定度。

(4) 样品的重复性测定引入的不确定度。

（三）正确度

使用参考物质进行正确度验证，优先选择国际或国家权威机构确认或推荐的、基质与被测样品基质相似的有证参考物质，如 JCTLM 数据库公布的参考物质 NIST SRM 909c。

（四）精密度

实验室内由同一操作人员运行本测量程序，对样品重复测量至少 9 次，所得的中间精密度小于 2.5% 为可接受。

（五）测量区间

本参考测量程序的下限为 2.1 mmol/mol，上限为 8.1 mmol/mol。

【参考测量程序的确认】

本参考测量程序主要通过每年参加国际医学参考实验室室间质量评价计划（RELA, http://www.dgkl-rfb.de:81/）和(或)国家卫生健康委临床检验中心(NCCL)参考实验室室间质量评价计划进行确认。通过确认可符合预期用途。

【结果报告】

参考测量报告中应包括以下信息：样品类型和来源；采样日期和测量日期；应用的参考测量程序；包含被测量名称、数值和测量单位的结果；测量不确定度的表述；生理学和临床信息(如适用)；报告适用地信息。如有特殊情况在备注中说明(包括样品不常见特性、测量程序异常特征或修改使用等)。

【质量保证】

（一）室内质量控制

实验室应采用高低两个浓度的质控品、正确度控制物质，采用适当的室内质控规则监控测量过程的精密度和正确度。当质控品测量结果失控、正确度控制物质测量结果超出规定范围时，应查找原因并实施纠正，纠正后重新测量。

（二）室间质量评价

每年参加 RELA 和(或)NCCL 的参考实验室室间质量评价计划，以室间质量评价计划提供者确定的等效限(胆固醇为靶值±3.25%)为对本参考实验室的测量结果进行判断。

（张素洁　金中淦）

参考文献

Zhou W, Li H, Dong J, et al. Serum cholesterol measured by isotope dilution liquid chromatography tandem mass spectrometry[J]. Clin Chem Lab Med, 2011, 49(4): 669-676.

第十四节 尿 酸

【警告和安全性注意事项】

（一）样品安全性
样品具有生物传染性，应进行必要的防护。

（二）试剂安全性
（1）需注意安全性试剂：乙腈、氨水。

（2）试剂安全性分类见"附录D 危险化学品分类表"。

（3）实验室根据《化学品分类和标签规范》对化学品进行物理危险、健康危害和环境危害进行说明和管理。

（三）仪器安全性
（1）仪器应严格按照说明书和标准操作规程操作。

（2）仪器在激活状态中，切勿卸下离子源。

（3）电路和数据线路检查及维护时，注意采取防漏电措施。

【引言】

尿酸（uric acid，UA）是嘌呤代谢的产物，也是诊断和监测高尿酸血症的指标。本参考测量程序为一级参考测量程序，使用同位素稀释高效液相色谱质谱串联法结合内标和包括法，用尿酸和同位素内标信号比计算血清样本中尿酸的含量，测量结果溯源至国际单位 $\mu mol/L$。

本操作规程规定的同位素稀释高效液相色谱质谱串联法是国际检验医学联合溯源委员会（JCTLM）在其数据库中公布的参考方法。经本实验室验证和确认，符合预期用途，如溯源性建立和正确性评估价。

【范围】

本参考测量程序用于测量人血清中尿酸的含量。所用样品材料包括校准液和血清、血浆（新鲜、冰冻或冻干粉）。本参考测量程序的测量区间参照JCTLM公布的参考测量程序。

【规范性引用文件】

GB/T 19702 体外诊断医疗器械生物源性样品中量的测量参考测量程序的表述和内容的要求。

JCTLM公布的参考测量程序：Determination of serum uric acid using high-performance liquid chromatography（HPLC）/isotope dilution mass spectrometry（ID-MS）as a candidate reference method。

【测量原理和方法】

（一）测量原理
本法建立的血清尿酸参考测量方法以同位素稀释质谱法为测定原理。

（二）测量方法
该法以稳定同位素标记的尿酸为内标添加至血清中，内标与血清均匀混合后用乙腈沉淀蛋白质，氮吹后流动相复溶，用液相色谱串联质谱分离和测定血清尿酸和内标特异的离子转变。用尿酸和内标峰面积比计算血清尿酸浓度。

【核查表】

（一）试剂和材料
试剂和材料信息见表3-14-1。

表3-14-1 试剂和材料列表

分类	系统名称	条件
校准品	尿酸有证参考物质	符合ISO 15194，纯品
内标物质	尿酸同位素标记物	无干扰
溶剂	乙腈	色谱纯

续表

分类	系统名称	条件
溶剂	氨水	色谱纯
溶剂	乙酸铵	色谱纯
溶剂	水	超纯水
正确度控制品	（具有互换性的）有证参考物质	符合 ISO 15194，人体样品基质
室内质控品	商品化质控品/RELA样品，KS	无溯源性要求

（二）仪器

仪器信息见表 3-14-2。

表 3-14-2 仪器列表

仪器名称	生产厂家	型号	特殊要求
质谱仪	/	/	校准合格
液相色谱仪	/	/	校准合格
电子天平	/	/	校准合格
台式离心机	/	/	校准合格
移液器	/	/	校准合格
纯水仪	/	/	校准合格

【试剂和材料】

（一）试剂原料

试剂原料信息见表 3-14-3a～表 3-14-3c。

表 3-14-3a 试剂系统名：乙腈；通用名：乙腈

CAS,CARN 注册号	75-05-8
生产厂家	/
货号/批号	/
分子式	C_2H_3N
分子量	41.05
纯度	LC/MS 级
特定合格要求（如有）	无
危险度	见附录 D
贮存要求	室温
失效期	/

表 3-14-3b 试剂系统名：氨水；通用名：氨水

CAS,CARN 注册号	1336-21-6
生产厂家	/
货号/批号	/
分子式	NH_3H_2O
分子量	35.045 8
纯度	28%～30%
特定合格要求（如有）	无
危险度	见附录 D
贮存要求	室温
失效期	/

表 3-14-3c 试剂系统名：乙酸铵；通用名：乙酸铵

CAS,CARN 注册号	631-61-8
生产厂家	/
货号/批号	/
分子式	$C_2H_7NO_2$
分子量	77.08
纯度	HPLC 级
特定合格要求（如有）	无
危险度	非危险性物质
贮存要求	室温
失效期	/

（二）试剂溶液

溶液的配制使用超纯水，符合下列条件：电导率≤0.055 5 μS/cm，电阻率＞18 MΩ·cm，总 Si 含量 ≤3 μg/L，Cl^-＜1 μg/L，Na^+＜1 μg/L，总有机碳＜50 μg/L。其他溶液配制见表 3-14-4。

表 3-14-4 溶液配制

名称	成分	浓度	用途	其他
氨水溶液	水、氨水	2 mmol/L	配制尿酸标准品	/
乙酸酐乙酸溶液	水、乙酸铵、乙酸	0.08% 乙酸 10 mmol/L 乙酸铵	液相色谱流动相 A	

【仪器】

（一）液相色谱串联质谱仪

1. 基本性能特征　见第二章第二节。
2. 校准依据　JJF 1317 液相色谱-质谱联用仪校准规范。

（二）电子天平

1. 基本性能特征　分度为 0.01 mg 的一级天平。
2. 校准依据　JJF 1847 电子天平校准规范。

【采样和样品】

（一）样品的相关要求

（1）参考测量实验室一般不考虑分析前因素对样品特性的影响。

（2）血清样品在 2~8℃ 可稳定 2 天，若 2 天内无法完成测量，应在 -20℃ 或低于 -20℃ 冷冻保存，避免反复冻融。

（二）样品接收及拒收的校准

1. 唯一性标识　如果标识错误、不清楚、脱落或丢失应拒收。
2. 样品类别　申请测量项目与样品类别是否相符，如样品类型错误影响测量结果应拒收。
3. 样品容器　样品容器是否正确或有破损，如容器使用错误或破损导致样品遗漏可拒收。
4. 样品外观　如样品有明显的凝血、溶血等，均可根据对测量结果的干扰拒收。
5. 样品量　按照合同或协议核对样品量，不足时可拒收。
6. 样品运送时间　查看样品采集到接收之间的时间间隔，时间过长对测量结果有影响时应拒收。
7. 样品运送条件　样品送达时干冰完全消融则拒收，或样品在 >8℃ 环境中运送 24 小时以上拒收。

【测量系统和分析部分的准备】

（一）总则

测量系统和分析部分的准备见表 3-14-5。

表 3-14-5　测量系统和分析部分的准备

类型	步骤	说明及要求
仪器	液相色谱仪准备	液相质谱仪在校准期内且处于气、电参数稳定的工作状态
	天平准备	校准合格；环境温度和湿度符合要求
校准	标准物质及内标储备液	依据待测样本浓度确定待配制储备液的浓度和稀释步骤
	工作标准溶液配制	依据待测样本配制合适浓度的校准曲线
样品	血清（新鲜、冰冻或冻干粉）	必要时分装样本

（二）校准

1. 校准类型　两点包括法。
2. 校准品　NIST 有证标准物质 913b，可溯源至物质的量的 SI 基本单位。
3. 校准品的准备

（1）0.1 mg/g 尿酸纯度标准物质储备液的配制：称取尿酸纯度标准物质 10~20 mg 于 25 mL 烧杯中，准确称量至 0.1 mg。用移液器加入 100~200 mL，2 mmol/L 的氨水溶液，准确至 0.1 mg。轻轻摇动烧杯，使其完全溶解。用封口膜密封瓶口，置于冰箱 4 小时，取出后将储备液分别装入 1.5 mL Ep 管中，密封并置于 -20℃ 冰箱保存，超过三个月不再使用。可根据实际尿酸纯度标准物质称量量及相应加入的溶剂量计算实际配制的储备液浓度，用于工作液的配制。

（2）0.1 mg/g 尿酸同位素标记物储备液的配制：称取尿酸标记物 10~20 mg，准确称量至 0.1 mg。将其转移至 25 mL 烧杯中。用自动取样器加入 100~200 mL，2 mmol/L 的氨水溶液，准确至 1 mg。轻轻摇动锥形瓶（烧杯），使其完全溶解。用封口膜密封瓶口，置于冰箱 4 小时，取出后将储备液分别装入 1.5 mL Ep 管中，密封并置于 -20℃ 冰箱保存，超过 3 个月不再使用。可根据实际尿酸同位素标记物称量量及相应加入的溶剂量计算实际配制的储备液浓度，用于工作液的配制。

(3) 根据检测样品的浓度范围稀释配制的储备液获得工作标准溶液,工作标准溶液应该使用当日制备。工作标准溶液的浓度与样品浓度接近。为每一样品浓度准备一对标样,使得高标中尿酸标准品与内标的比接近1.1∶1,低标中尿酸标准品与内标的比接近0.9∶1。

4. 校准品的测量　校准品与待测样品和质控品同步测量。

5. 测量不确定度计算　不确定度按照CNAS-GL006化学分析中不确定度的评估指南进行计算。

6. 校准函数的可接受性　高标中尿酸标准品与内标的比接近1.1∶1,低标中尿酸标准品与内标的比接近0.9∶1,根据配制的校准品使用两点包括法进行样品浓度的计算。

7. 校准曲线的使用时间间隔　每批实验均重新制备校准曲线。

(三) 分析样品的类型

(1) 校准品。

(2) 全血(新鲜、冰冻或冻干粉)。

(3) 其他加工处理过的样品。

(四) 分析序列结构

1. 按下列顺序进行测量　校准品—质控品—待测样品。

2. 分析序列说明

(1) 同一系列实验不同批次间至少要测定一次正确度控制物质。

(2) 每个样本最少重复进样三次,要求三次进样的检测结果CV<2%,否则需要再增加进样次数至满足要求。

(五) 分析部分

尿酸参考方法测量的样品多为冻干粉或深低温的冰冻样品,测量前需处理为均匀的液体状态,分析部分应取自该液体样品。实验室需对待测的各种样品经过一定方法处理后,取出分析部分进行测量。

(六) 分析溶液的制备方法

对于冻干粉或干粉样品,应使用超纯水溶解;对于冷冻样品如冰冻血清等,待其完全溶解,充分混匀后再进行测量。必要时,离心。

(七) 样品预处理

(1) 常规方法测定尿酸浓度:在分析前,使用常规方法初步测定各种分析样本中尿酸的浓度。

(2) 测定血清密度:血清样本密度通常采用1.024 g/mL,对于肉眼可见脂血、黄疸等样本在分析前,测定血清样本的密度,所得结果保留4位有效数字。

(3) 血清样品称量:用取样移液器取下层无气泡的血清约200 μL于Ep管中称量,精确测量至0.1 mg。

(4) 将尿酸标记物溶液加入血清样品,加入尿酸标记物溶液(加入的量约200 μL),血清中尿酸的含量与尿酸标记物含量的比值接近1,精确测量至0.1 mg。样品在漩涡振荡器上轻轻振荡混匀在漩涡振荡器上轻轻混合均匀。

(5) 将样品瓶置离心机上短暂离心后,置于室温(20~25℃)平衡1小时。

(6) 取出加入一定量的乙腈作为沉淀剂沉淀蛋白质(血清与乙腈的体积比为1∶3),于漩涡振荡器上轻轻混合2分钟,溶液均匀后静置10分钟。

(7) 在离心机上以10 000g的转速离心10分钟,小心吸取上层清液至另一管中。

(8) 滤液在40℃左右氮气下吹干,后加入1 000 μL流动相复溶,同时轻轻混合均匀,用移液器取出此提取液,根据样本浓度用流动相适当稀释,放置在液相色谱专用样品瓶中,进行同位素稀释液相色谱/质谱法的检测。若样品不能立即上机检测,可将处理好的样品置于4℃冰箱保存。

【测量系统的操作】

(一) LC-MS/MS使用前检查

测定前检查LC-MS/MS,使其符合【测量系统和分析部分的准备】的要求。

(二) 仪器的测定参数条件

1. 液相色谱仪测定条件

(1) 色谱柱型号：ZORBAX SB-Aq,C18 柱长 100 mm,柱径 2.1 mm,粒径 1.8 μm。

(2) 色谱柱温度：30℃。

(3) 流动相组成：流动相 A：乙酸铵（浓度为 10 mmol/L）；流动相 B：乙腈。具体设置见表 3-14-6。

表 3-14-6 流动相参数

时间（分钟）	流速（μL/min）	流动相 A	流动相 B
0.00	250	90	10
6.00	250	90	10

(4) 进样量：1 μL。

(5) 样品盘温度为：4℃。

2. 质谱仪测定条件

离子源类型：ESI；数据采集时间：6.102 分钟；扫描速率：200 毫秒；选择离子扫描：z=124.1 和 125.1（对应母离子为 167.1 和 169.1）；离子极性：负离子模式；碰撞气（CAD）：6 PSI；气帘气（CUR）：40 PSI；雾化气（GS1）：55 V；辅助气（GS2）：55 V；喷雾电压（IS）：-4 500 V；离子源温度：550℃。化合物分析能量设置见表 3-14-7。

表 3-14-7 化合物分析能量设置

化合物	母离子/子离子（m/z）	去簇电压 DP(V)	入口电压 EP(V)	碰撞电压 CE(V)	出口电压 CXP(V)
尿酸	124.1/167.1	-60	-10	-21	-7
同位素标记内标	125.1/169.1	-58	-10	-22	-7

(三) 系统平衡
见仪器操作相关章节。

(四) 建立进样序列表
见仪器操作相关章节。

(五) 提交检测
见仪器操作相关章节。

(六) 确认原始数据
见仪器操作相关章节。

(七) 维护与保养
见仪器操作相关章节。

【数据处理】

(一) 样品浓度计算

计算实际血清样品中尿酸含量的公式如下：

$$C = \left[\frac{(I_{sam} - I_{low}) \times (W_{hi} - W_{low})}{(I_{hi} - I_{low})} + W_{low}\right] \times \frac{Q_{is}}{M_{ser}} \times D_s \times P_{std} \times \frac{1\,000}{168}$$

C：血清中尿酸的浓度（μmol/L）。

I_{sam}：样品中尿酸与内标的峰面积比（测定值）。

I_{low}：低标中尿酸与内标的峰面积比（测定值）。

I_{hi}：高标中尿酸与内标的峰面积比（测定值）。

W_{low}：低标中尿酸与内标的质量比。

W_{hi}：高标中尿酸与内标的质量比。

Q_{is}：血清样品中内标的质量（单位：g）。

M_{ser}：血清样品的质量（单位：g）。

D_s：血清的密度。

P_{std}：标准物质的纯度。

168：尿酸的相对分子质量（g/mol）。

(二) 测量结果处理

(1) 计算每批次测量值的均值、标准差。

(2) 根据 CNAS-GL006 化学分析中不确定度的评估指南进行测量结果不确定度评估。

【分析可靠性】

(一) 分析性能评价
依据测量不确定度、正确度、精密度、测量区间等来评估测量方法的分析可靠性。

(二) 测量不确定度
测量不确定度来源包括以下 3 部分：本参

考测量程序的校准和测量能力(CMC)为 $U_{rel}=2.4\%(k=2)$。

(1) 校准品纯度引入的不确定度。

(2) 样品及标准品称量引入的不确定度。

(3) 样品的重复性测定引入的不确定度。

(三) 正确度

使用参考物质进行正确度验证,优先选择国际或国家权威机构确认或推荐的,基质与被测样品基质相似的有证参考物质,如 JCTLM 数据库公布的参考物质 NIST SRM 909c。

(四) 精密度

实验室内由同一操作人员运行本测量程序,对样品重复测量至少9次,所得的中间精密度小于2.0%为可接受。

【参考测量程序的确认】

本参考测量程序主要通过每年参加国际医学参考实验室室间质量评价计划(RELA,http://www.dgkl-rfb.de:81/)和(或)国家卫生健康委临床检验中心(NCCL)参考实验室室间质量评价计划进行确认。通过确认可符合预期用途。

【结果报告】

参考测量报告中应包括以下信息:样品类型和来源;采样日期和测量日期;应用的参考测量程序;包含被测量名称、数值和测量单位的结果;测量不确定度的表述;生理学和临床信息(如适用);报告适用地信息。如有特殊情况在备注中说明(包括样品不常见特性、测量程序异常特征或修改使用等)。

【质量保证】

(一) 室内质量控制

实验室应采用高低两个浓度的质控品、正确度控制物质,采用适当的室内质控规则监控测量过程的精密度和正确度。当质控品测量结果失控、正确度控制物质测量结果超出规定范围时,应查找原因并实施纠正,纠正后重新测量。

(二) 室间质量评价

每年参加 RELA 和(或)NCCL 的参考实验室室间质量评价计划,以室间质量评价计划提供者确定的等效限(尿酸为靶值±3.25%)为对本参考实验室的测量结果进行判断。

(张素洁 金中淦)

参考文献

[1] Dai X, Fang X, Zhang C, et al. Determination of serum uric acid using high-performance liquid chromatography (HPLC)/isotope dilution mass spectrometry (ID-MS) as a candidate reference method [J]. Journal of Chromatography B, 2007, 857(2): 287-295.

[2] 张传宝,张江涛,张天娇,等. 同位素稀释液相色谱串联质谱法测定人血清尿酸[J]. 检验医学, 2009, 24(12): 878-882.

第十五节 尿 素

【警告和安全性注意事项】

(一) 样品安全性

样品具有生物传染性,应进行必要的防护。

(二) 试剂安全性

(1) 需注意安全性试剂:乙腈、盐酸。

(2) 试剂安全性分类见"附录D 危险化学品分类表"。

(3) 实验室根据《化学品分类和标签规范》对化学品进行物理危险、健康危害和环境危害进行说明和管理。

(三) 仪器安全性

(1) 仪器应严格按照说明书和标准操作规程操作。

(2) 电路和数据线路检查及维护时,注意采取防漏电措施。

【引言】

尿素(UREA)是人体蛋白质代谢的主要终末产物,是反映肾脏功能的重要指标之一。本参考测量程序为一级参考测量程序,使用同位素稀释气相色谱质谱串联法(ID-GC-MS/MS)结合包括法,用 UREA 和同位素内标信号比计算血清样本中 UREA 的含量,测量结果溯源至国际单位 mmol/L。本操作规程规定的同位素稀释气相色谱质谱串联法是国际检验医学联合溯源委员会在其数据库中公布的参考方法。经验证和确认,符合预期用途,如溯源性建立和正确性评估价。

【范围】

本参考测量程序用于测量人血清中 UREA 的含量。所用样品材料包括校准液和血清、血浆(新鲜、冰冻或冻干粉)。本参考测量程序 UREA 测量区间为 4.4~32.2 mmol/L。

【规范性引用文件】

GB/T 19702 体外诊断医疗器械生物源性样品中量的测量参考测量程序的表述和内容的要求。

JCTLM 公布的参考测量程序: Measurement of Urea in Human Serum by Isotope Dilution Mass Spectrometry: A Reference Procedure.

【测量原理和方法】

(一) 测量原理

本法建立的血清 UREA 参考测量方法以同位素稀释质谱法为测定原理。

(二) 测量方法

本法以稳定同位素标记的尿素为内标添加至血清中,内标与血清均匀混合后用乙腈沉淀蛋白质,用无水乙醇沉淀、去除血清中的蛋白类物质,依次使用丙二醛-二甲基缩醛和 N-甲基-(三甲基硅烷基)-三氟乙酰胺(MSTFA)将尿素衍生成为三甲基硅烷氧基嘧啶,氮吹后乙腈复溶,用气相色谱串联质谱分离和测定血清尿素衍生物和内标特异的离子转变。用尿素衍生物和内标衍生物峰面积比计算血清尿素浓度。

【核查表】

(一) 试剂和材料

试剂和材料信息见表 3-15-1。

表 3-15-1 试剂和材料列表

分类	通用名称	条件
校准品	尿素标准物质	符合 ISO 15194,纯品
内标物质	尿素同位素标记物	/
试剂	乙腈	色谱纯
试剂	盐酸	色谱纯
试剂	丙二醛二甲基缩醛	色谱纯
试剂	N-甲基-(三甲基硅烷基)—三氟乙酰胺	分析纯
溶剂	水	超纯水
正确度控制品	(具有互换性的)有证参考物质	符合 ISO 15194,人体样品基质
室内质控品	商品化质控品/RELA 比对样品,KS	无溯源性要求

(二) 仪器

仪器信息见表 3-15-2。

表 3-15-2 仪器列表

仪器名称	生产厂家	型号	特殊要求
气相色谱仪	/	/	校准合格
质谱仪	/	/	校准合格
电子天平	/	/	校准合格

【试剂和材料】

(一) 试剂原料

试剂原料信息见表 3-15-3a~表 3-15-3d。

表3-15-3a 试剂系统名：乙腈；通用名：乙腈

CAS,CARN注册号	75-05-8
生产厂家	/
货号/批号	/
分子式	C_2H_3N
分子量	41.05
纯度	LC/MS级
特定合格要求（如有）	无
危险度	见附录D
贮存要求	存放在通风良好的地方；保持低温
失效期	/

表3-15-3b 试剂系统名：盐酸；通用名：盐酸

CAS,CARN注册号	7647-01-0
生产厂家	/
货号/批号	/
分子式	HCl
分子量	36.5
纯度	优级纯
特定合格要求（如有）	无
危险度	见附录D
贮存要求	室温
失效期	/

表3-15-3c 试剂系统名：丙二醛二甲基缩醛；通用名：丙二醛二甲基缩醛

CAS,CARN注册号	102-52-3
生产厂家	/
货号/批号	/
分子式	$C_7H_{16}O_4$
分子量	164.20
纯度	99%
特定合格要求（如有）	无
危险度	/
贮存要求	室温
失效期	/

表3-15-3d 试剂系统名：N-甲基-(三甲基硅烷基)-三氟乙酰胺；通用名：N-甲基-(三甲基硅烷基)-三氟乙酰胺

CAS,CARN注册号	24589-78-4
生产厂家	/
货号/批号	/
分子式	$C_6H_{12}F_3NOSi$
分子量	199.25
纯度	97%
特定合格要求（如有）	无
危险度	/
贮存要求	室温
失效期	/

（二）试剂溶液

溶液的制备使用超纯水，符合下列条件：电导率$\leqslant 0.0555\ \mu S/cm$，电阻率$>18\ M\Omega \cdot cm$，总Si含量$\leqslant 3\ \mu g/L$，$Cl^-<1\ \mu g/L$，$Na^+<1\ \mu g/L$，总有机碳$<50\ \mu g/L$。

【仪器】

（一）气相色谱串联质谱仪

1. 基本性能特征 见第二章第三节。

2. 校准依据 JJF1164—2018 气相色谱-质谱联用仪校准规范。

（二）电子天平

1. 基本性能特征 分度为0.01mg的一级天平。

2. 校准依据 JJF 1847 电子天平校准规范。

【采样和样品】

（一）样品的相关要求

（1）参考测量实验室一般不考虑分析前因素对样品特性的影响。

（2）血清样品在2~8℃可稳定2天，若2天内无法完成测量，应在-20℃或-70℃冷冻保存，避免反复冻融。

（二）样品接收及拒收的校准

1. 唯一性标识 如果标识错误、不清楚、脱落或丢失应拒收。

2. 样品类别　申请测量项目与样品类别是否相符,如样品类型错误影响测量结果应拒收。

3. 样品容器　样品容器是否正确或有破损,如容器使用错误或破损导致样品遗漏可拒收。

4. 样品外观　如样品有明显的凝血、溶血等,均可根据对测量结果的干扰拒收。

5. 样品量　按照合同或协议核对样品量,不足时可拒收。

6. 样品运送时间　查看样品采集到接收之间的时间间隔,时间过长对测量结果有影响时应拒收。

7. 样品运送条件　样品送达时干冰完全消融则拒收,或样品在＞8℃环境中运送24小时以上拒收。

【测量系统和分析部分的准备】

(一) 总则

测量系统和分析部分的准备见表3-15-4。

表3-15-4　测量系统和分析部分的准备

类型	步骤	说明及要求
仪器	气相质谱仪准备	气相质谱仪在校准期内且处于气、电参数稳定的工作状态
	天平准备	开机稳定30分钟,完成天平自校准
校准	标准物质及内标储备液	依据待测样本浓度确定待配制储备液的浓度和稀释步骤
	工作标准溶液配制	依据待测样本配制合适浓度的高低工作标准溶液
样品	血清(新鲜、冰冻或冻干粉)	必要时分装样本

(二) 校准

1. 校准类型　两点包括法。

2. 校准品　NIST有证标准物质912b。

3. 校准品的准备

(1) 1 mg/g尿素纯度标准物质储备液的配制(储备液的浓度根据测定样本的浓度):称取尿素纯度标准物质10~20 mg于25 mL烧杯中,准确称量至0.1 mg。用移液器加入10~20 mL超纯水,准确至0.1 mg。轻轻摇动烧杯,使其完全溶解。用封口膜密封瓶口,置于冰箱4小时,取出后将储备液分别装入1.5 mL Ep管中,密封并置于-20℃冰箱保存,超过三个月不再使用。可根据实际尿素纯度标准物质量及相应加入的溶剂量计算实际配制的储备液浓度,用于工作液的配制。

(2) 1 mg/g尿素同位素标记物储备液的配制:称取尿素标记物10~20 mg,准确称量至0.1 mg。将其转移至25 mL烧杯中。用自动取样器加入10~20 mL超纯水,准确至0.1 mg。轻轻摇动锥形瓶(烧杯),使其完全溶解。用封口膜密封瓶口,置于冰箱4小时,取出后将储备液分别装入1.5 mL Ep管中,密封并置于-20℃冰箱保存,超过三个月不再使用。可根据实际尿素同位素标记物称量量及相应加入的溶剂量计算实际配制的储备液浓度,用于工作液的配制。

(3) 工作标准溶液的配制:根据检测样品的浓度范围稀释已配制的储备液获得工作标准溶液,工作标准液应该当日制备。工作标准液的浓度与样品浓度接近。为每一浓度样品准备一对标样,使得高标中尿素标准品与内标的比接近1.1:1,低标中尿素标准品与内标的比接近0.9:1。

4. 校准物的测量　校准物的处理及测量同样品。

5. 测量不确定度计算　不确定度按照CNAS-GL006化学分析中不确定度的评估指南进行计算。

6. 校准函数的可接受性　高标中尿素标准品与内标的比接近1.1:1,低标中尿素标准品与内标的比接近0.9:1,根据配制的校准品使用两点包括法进行样品浓度的计算。

7. 校准曲线的使用时间间隔　每批实验均重新制备校准曲线。

(三) 分析样品的类型
(1) 校准品。
(2) 血清、血浆(新鲜、冰冻或冻干粉)。
(3) 其他加工处理过的样品。

(四) 分析序列结构
1. 每一批次实验进样次序　校准品—样品(含控制物质)校准品。
2. 分析序列说明
(1) 同一系列实验不同批次间至少要测定一次正确度控制物质。
(2) 每个样本最少重复进样三次,要求三次进样的检测结果 $CV<2\%$,否则需要再增加进样次数至满足要求。

(五) 分析部分
本参考测量程序待测样品多为冻干粉或深低温贮存的冰冻样品,测量前需处理成均匀的液体状态,分析部分应取自该液体样品,具体见【测量系统的操作】描述。

(六) 分析溶液的制备方法
对于冻干粉或干粉样品,应使用超纯水溶解;对于冷冻样品如冰冻血清等,待其完全溶解,充分混匀后再进行测量。必要时,离心。

(七) 样品预处理
(1) 常规方法测定尿素浓度:在分析前,使用常规方法初步测定各种分析样本中尿素的浓度。
(2) 测定血清密度:血清样本密度通常采用 1.024 g/mL,对于肉眼可见脂血、黄疸等样本在分析前,测定血清样本的密度,所得结果保留 4 位有效数字。
(3) 血清样品称量:用移液器取下层无气泡的血清约 200 μL 于 Ep 管中称量,精确测量至 0.1 mg。
(4) 加入 ^{13}C,$^{15}N_2$ 标记的尿素标记物溶液(加入的量约 200 μL),血清中尿素的含量与尿素标记物含量的比值接近1,精确测量至 0.1 mg。样品在漩涡振荡器上轻轻振荡混匀。
(5) 将样品瓶置离心机上短暂离心后,置于室温(20~25℃)平衡1小时。
(6) 取出加入一定量的乙腈作为沉淀剂沉淀蛋白质(血清与乙腈的体积比为1∶2),于漩涡振荡器上轻轻混合2分钟,溶液均匀后静置10分钟。
(7) 以 10 000g 的转速离心10分钟,小心吸取上层清液至另一管中。
(8) 取上清液 100 μL 至 2 mL 样品瓶中,加入 50 μL 丙二醛—二甲基缩醛水溶液(0.3 mol/L)和 100 μL 浓盐酸,混匀,室温下反应1小时。
(9) 上述反应混合液于氮气流下 40℃ 加热吹干,残渣加入 100 μL MSTFA 和 50 μL 乙腈,混匀,60℃下反应1小时。
(10) 反应完毕后冷却至室温,加入乙腈 400 μL 复溶,根据样品浓度用乙腈进行适当稀释后,进行同位素稀释气相色谱/质谱法分析。若样品不能立即上机检测,可将处理好的样品置于 4℃ 冰箱保存。

【测量系统的操作】

(一) GC-MS 使用前检查
测定前检查 GC-MS,使其符合【测量系统和分析部分的准备】的要求。

(二) 仪器的测量参数条件
1. 气相条件的设置　以分流模式进样,分样流比 20∶1。进样口温度为 300℃,恒流下操作,氦气流速 1.0 mL/min,初始炉温为 100℃,保持1分钟,升温程序以 10℃/min 速率升至 160℃,保持1分钟。再以 20℃/min 速率升至 240℃,保持1分钟。
2. 质谱条件设置　离子源温度 230℃,电离能量 -70 eV。选择离子监测模式下采集质荷比(m/z)153.1 和 156.1,扫描时间 150 毫秒。
3. 进样量　1 μL。

(三) 系统平衡
见仪器操作相关章节。

(四) 建立进样序列表
见仪器操作相关章节。

(五) 提交检测
见仪器操作相关章节。

(六) 确认原始数据
见仪器操作相关章节。

(七) 维护与保养
见仪器操作相关章节。

【数据处理】

(一) 样品浓度计算
计算实际血清样品中尿素含量的公式如下：

$$C = \left[\frac{(I_{sam} - I_{low}) \times (W_{hi} - W_{low})}{(I_{hi} - I_{low})} + W_{low}\right] \times \frac{Q_{is}}{M_{ser}} \times D_s \times P_{std} \times \frac{1\,000}{60.1}$$

C：血清中尿素的浓度（μmol/L）。

I_{sam}：样品中尿素与内标的峰面积比（测定值）。

I_{low}：低标中尿素与内标的峰面积比（测定值）。

I_{hi}：高标中尿素与内标的峰面积比（测定值）。

W_{low}：低标中尿素与内标的质量比。

W_{hi}：高标中尿素与内标的质量比。

Q_{is}：血清样品中内标的质量（单位：g）。

M_{ser}：血清样品的质量（单位：g）。

D_s：血清的密度。

P_{std}：标准物质的纯度。

60.1：尿素的相对分子质量。

(二) 测量结果处理
(1) 计算三批次测量值的均值。

(2) 根据 CNAS-GL006 化学分析中不确定度的评估指南进行测量结果不确定度评估。

【分析可靠性】

(一) 分析性能评价
依据不确定度、正确度、精密度等来评估 GLU 参考测量方法的分析可靠性。

(二) 测量不确定度
本参考测量程序的校准和测量能力（CMC）为 $U_{rel}=1.5\%$（$k=2$），测量不确定度来源包括以下 3 个部分。

(1) 校准品纯度引入的不确定度。

(2) 样品及标准品称量引入的不确定度。

(3) 样品的重复性测定引入的不确定度。

(三) 正确度验证
使用参考物质进行正确度验证，优先选择国际或国家权威机构确认或推荐的、基质与被测样品基质相似的有证参考物质，如 NIST SRM909c。

(四) 精密度
实验室内由同一操作人员运行本测量程序，对样品重复测量至少 9 次，所得的中间精密度≤2.0%为可接受。

(五) 通过实验室间比对进行确认
根据 RELA 比对给定的等效限，结果需在靶值±5.0%内。

【参考测量程序的确认】

本参考测量程序主要通过每年参加国际医学参考实验室室间质量评价计划（RELA，http://www.dgkl-rfb.de:81/）和（或）国家卫生健康委临床检验中心（NCCL）参考实验室室间质量评价计划进行确认。通过确认可符合预期用途。

【结果报告】

参考测量报告中应包括以下信息：样品类型和来源；采样日期和测量日期；应用的参考测量程序；包含被测量名称、数值和测量单位的结果；测量不确定度的表述；生理学和临床信息（如适用）；报告适用地信息。如有特殊情况在备注中说明（包括样品不常见特性、测量程序异常特征或修改使用等）。

【质量保证】

(一) 室内质量控制
实验室应采用高低两个浓度的质控品、正

确度控制物质,采用适当的室内质控规则监控测量过程的精密度和正确度。当质控品测量结果失控、正确度控制物质测量结果超出规定范围时,应查找原因并实施纠正,纠正后重新测量。

(二)室间质量评价

每年参加 RELA 和(或)NCCL 的参考实验室室间质量评价计划,以室间质量评价计划提供者确定的等效限(靶值±5.0%)为对测量结果进行判断。

(金中淦 张素洁)

参考文献

[1] Kessler A, Siekmann L. Measurement of urea in human serum by isotope dilution mass spectrometry: a reference procedure. [J]. Clinical Chemistry, 1999, 45(9): 1523-1529.
[2] 张天娇,张江涛,张传宝,等. 血清尿素同位素稀释气相色谱质谱法的建立和研究[J]. 中华检验医学杂志, 2008, 31(5): 536-539.

第十六节 17α-羟基孕酮

【警告和安全性注意事项】

(一)样品安全性

样品具有生物传染性,应进行必要的防护。

(二)试剂安全性

(1)需注意安全性试剂:甲醇、正己烷、乙酸乙酯、氟化铵。

(2)试剂安全性分类见"附录 D 危险化学品分类表"。

(3)实验室根据《化学品分类和标签规范》对化学品进行物理危险、健康危害和环境危害进行说明和管理。

(三)仪器安全性

(1)仪器应严格按照说明书和校准操作规程操作。

(2)色谱仪自动进样器运行时,勿放样及取样,以防针刺损伤。质谱仪在激活状态中,切勿卸下离子源。

(3)电路和数据线路检查及维护时,注意采取防漏电措施。

【引言】

17α-羟基孕酮(17α-hydroxyprogesterone, 17α-OHP)是人体内的一种天然激素,是相关内分泌疾病的诊断校准之一。本参考测量程序是国际检验医学联合溯源委员会(JCTLM)在其数据库中公布的参考测量程序,使用同位素稀释液相色谱串联质谱法(ID-LC-MS/MS),通过测量校准溶液建立校准曲线 $y=ax+b$(其中 y 表示校准品中标物与内标的的实测峰面积比,x 表示校准品中标物与内标的浓度比)和样品中 17α-OHP 和内标的峰面积比来计算人血清、血浆中 17α-OHP 的含量,使测量结果溯源至国际单位 nmol/L。经本实验室验证和确认,符合预期用途,如溯源性建立和正确性评估价。

【范围】

本参考测量程序适用于测量人血清、血浆中 17α-OHP 含量,所用样品材料包括校准品和血清、血浆(新鲜、冰冻或冻干粉)。17α-OHP 的某些结构类似物可能会带来干扰。本参考测量程序的测量范围参照 JCTLM 公布的参考测量程序。

【规范性引用文件】

GB/T 19702 体外诊断医疗器械生物源性样品中量的测量参考测量程序的表述和内容的要求。

JCTLM 公布的参考测量程序:Evaluation of a bracketing calibration-based isotope dilution liquid chromatography-tandem mass spectrometry candidate reference measurement procedure for 17α-hydroxyprogesterone in human plasma。

【测量原理和方法】

（一）测量原理

本法建立的血清 17α-OHP 参考测量方法以同位素稀释高效液相色谱串联质谱法为测量原理。

（二）测量方法

本法以稳定同位素标记的 17α-OHP 为内标添加至待测样品中，内标与样品均匀混合后，用正己烷和乙酸乙酯的混合液萃取，氮气吹干后用流动相复溶，用液相色谱串联质谱分离和测定血清 17α-OHP 和内标特异的离子转变。用 17α-OHP 和内标峰面积比计算血清 17α-OHP 浓度。

【核查表】

（一）试剂和材料

试剂和材料信息见表 3-16-1。

表 3-16-1 试剂和材料列表

分类	通用名称	条件
校准品	17α-羟基孕酮 有证参考物质	符合 ISO 15194，纯品
内标物质	17α-羟基孕酮同位素标记物	无 17α-OHP 干扰
溶剂	甲醇	色谱纯
溶剂	氟化铵	分析纯
溶剂	正己烷	色谱纯
溶剂	乙酸乙酯	色谱纯
溶剂	水	超纯水
正确度控制品	（具有互换性的）有证参考物质	符合 ISO 15194，人体样品基质
室内质控品	商品化质控品/RELA 样品,HM	无溯源性要求

（二）仪器

仪器信息见表 3-16-2。

表 3-16-2 仪器列表

仪器名称	生产厂家	型号	特殊要求
液相色谱仪	/	/	校准合格
质谱仪	/	/	校准合格
电子天平	/	/	校准合格

【试剂和材料】

（一）试剂原料

试剂原料信息见表 3-16-3a～表 3-16-3d。

表 3-16-3a 试剂系统名：甲醇；通用名：甲醇

CAS,CARN 注册号	67-56-1
生产厂家	/
货号/批号	/
分子式	CH_4O
分子量	32
纯度	>95%
特定合格要求（如有）	/
危险度	见附录 D
贮存要求	存放在通风良好的地方；保持容器密闭 存放处须加锁
失效期	/

表 3-16-3b 试剂系统名：正己烷；通用名：正己烷

CAS,CARN 注册号	110-54-3
生产厂家	/
货号/批号	/
分子式	C_6H_{14}
分子量	86.18
纯度	>95%
特定合格要求（如有）	/
危险度	见附录 D
贮存要求	存放在通风良好的地方；保持低温
失效期	/

表3-16-3c 试剂系统名：乙酸乙酯；通用名：乙酸乙酯

CAS,CARN注册号	141-78-6
生产厂家	/
货号/批号	/
分子式	$C_4H_8O_2$
分子量	88.11
纯度	≥95%
特定合格要求(如有)	/
危险度	见附录D
贮存要求	存放在通风良好的地方；保持低温
失效期	/

表3-16-3d 试剂系统名：氟化铵；通用名：氟化铵

CAS,CARN注册号	12125-01-8
生产厂家	/
货号/批号	/
分子式	NH_4F
分子量	37.04
纯度	≥99.99%
特定合格要求(如有)	/
危险度	见附录D
贮存要求	存放于干燥、通风良好的地方；保持容器密闭；避免阳光直射；储藏空间及容器：塑胶容器
失效期	/

(二)试剂溶液

溶液的配制使用超纯水，符合下列条件：电导率≤0.055 5 μS/cm，电阻率≥18 MΩ·cm，总Si含量≤3 μg/L，Cl^-<1 μg/L，Na^+<1 μg/L，总有机碳<50 μg/L。其他溶液配制见表3-16-4。

表3-16-4 溶液配制

名称	成分	浓度	用途	其他
50%甲醇水溶液	水、甲醇	1:1 (V/V)	校准溶液配制、样品前处理后的复溶	/
流动相A	水、氟化铵	0.2 mmol/L	液相色谱流动相A	/
流动相B	甲醇	100%	液相色谱流动相B	/

【仪器】

(一)液相色谱串联质谱仪

1. 基本性能特征　见第二章第二节。
2. 校准依据　JJF 1317 液相色谱-质谱联用仪校准规范。

(二)电子天平

1. 基本性能特征　分度为0.01 mg的一级天平。
2. 校准依据　JJF 1847 电子天平校准规范。

【采样和样品】

(一)样品的相关要求

(1)参考测量实验室一般不考虑分析前因素对样品特性的影响。

(2)血清样品在2~8℃可稳定2天，若2天内无法完成测量，应在-20℃或低于-20℃冷冻保存，避免反复冻融。

(二)样品接收及拒收的校准

1. 唯一性标识　如果标识错误、不清楚、脱落或丢失应拒收。

2. 样品类别　申请测量项目与样品类别是否相符，如样品类型错误影响测量结果应拒收。

3. 样品容器　样品容器是否正确或有破损，如容器使用错误或破损导致样品遗漏可拒收。

4. 样品外观　如样品有明显的凝血、溶血等，均可根据对测量结果的干扰拒收。

5. 样品量　按照合同或协议核对样品量，不足时可拒收。

6. 样品运送时间　查看样品采集到接收之

间的时间间隔,时间过长对测量结果有影响时应拒收。

7. 样品运送条件 样品送达时干冰完全消融则拒收,或样品在>8℃环境中运送24小时以上拒收。

【测量系统和分析部分的准备】

(一)总则

测量系统和分析部分的准备见表3-16-5。

表3-16-5 测量系统和分析部分的准备

类型	步骤	说明及要求
仪器	液相色谱串联质谱仪	液相色谱仪和质谱仪在校准周期内且处于气、电参数稳定的工作状态
	电子天平	开机稳定30分钟,完成天平自校准
校准	标准物质和内标储备液	依据待测样品浓度确定待配制储备液的浓度和稀释步骤
	工作校准溶液配制	依据待测样品配制合适浓度的校准曲线
样品	血清、血浆(新鲜、冰冻或冻干粉)	必要时分装样品

(二)校准

1. 校准类型 五点包括法,17α-OHP与内标的质量比分别为0.5:1、0.8:1、1:1、1.2:1、1.5:1。

2. 校准品 校准品采用17α-羟基孕酮纯度标准物质GBW09220,可溯源至物质的量的SI基本单位。

3. 校准品的准备

(1) 250 μg/g 17α-OHP校准品储备液的配制:准确称取20 mg 17α-OHP校准品,转移至100 mL容量瓶,加甲醇定容至100 mL,天平称重后颠倒混匀后用封口膜密封瓶口,常温放置1小时后将储备液分装并置于-80℃冰箱保存。可根据实际17α-OHP纯度校准品称量量及相应加入的溶剂量计算实际配制稀释的储备液浓度,用于工作校准溶液的配制。

(2) 125 μg/g 17α-OHP同位素内标储备液的配制:用1 mL移液器,精确移取1 mL甲醇于100 μg内标瓶中,用封口膜密封瓶口,颠倒混匀后将储备液分装并置于-80℃冰箱保存。可根据实际同位素内标称量量及相应加入的溶剂量计算实际配制的储备液浓度,用于工作校准溶液的配制。

(3) 工作校准溶液的配制:根据待测样品的大致浓度用50%甲醇水溶液稀释校准品储备液和同位素内标储备液,获得浓度为20 ng/g工作校准溶液和20 ng/g的内标工作液(根据实际待测样品浓度调整工作校准溶液和内标的浓度)。然后分别将两种工作溶液混合使得校准品与内标重量比分别为0.5:1、0.8:1、1:1、1.2:1、1.5:1。

4. 校准品的测量 校准品与待测样品和质控品同步测量。

5. 测量不确定度计算 校准曲线的不确定度按照CNAS-GL006化学分析中不确定度的评估指南进行计算。

6. 校准曲线的评价 计算校准品峰面积比与质量比的相关系数r,以校准品的17α-OHP/内标色谱峰的峰面积比为自变量,以质量比为因变量。$r \geqslant 0.999$为可接受,若不符合要求需重新建立校准曲线。

7. 校准曲线的使用时间间隔 同一批实验内使用同一条校准曲线。

(三)分析样品的类型

(1) 校准品。

(2) 血清、血浆(新鲜、冰冻或冻干粉)。

(3) 其他加工处理过的样品。

(四)分析序列结构

1. 每一批次实验样品检测顺序

(1) 空白物质:50%甲醇水溶液。

(2) 校准溶液:按质量比0.5:1、0.8:1、1:1、1.2:1、1.5:1的顺序依次进样。

(3) 空白物质：50%甲醇水溶液。

(4) 质控品：RELA 样品，HM。

(5) 待测样品：当待测样品数目不止一个，重复三次排序，排序之间需检测空白物质。

(6) 质控品：RELA 样品，HM。

(7) 空白物质：50%甲醇水溶液。

(8) 校准溶液：按质量比 0.5∶1、0.8∶1、1∶1、1.2∶1、1.5∶1 的顺序依次进样。

(9) 空白物质：50%甲醇水溶液。

2. 分析序列说明

(1) 同一系列实验不同批次间至少要测量一次正确度控制物质。

(2) 序列起始、不同基质、不同类型样品之间加测空白物质，空白物质的峰面积宜小于下一针样品峰面积的 5%（序列最后一针空白除外）。

(五) 分析部分

本参考测量程序待测样品多为冻干粉或深低温贮存的冰冻样品，测量前需处理成均匀的液体状态，分析部分应取自该液体样品，具体见【测量系统的操作】描述。

(六) 分析溶液的制备方法

对于冻干粉或干粉样品，应使用超纯水溶解；对于冷冻样品如冰冻血清等，待其完全溶解，充分混匀后再进行测量。必要时，离心。

(七) 样品预处理

(1) 向 1.5 mL 离心管中加入 50~200 μL 液体样品，加入 17α-OHP 内标溶液（加入的量约 200 μL，样品中 17α-OHP 的含量与 17α-OHP 内标含量的比值接近 1）。样品振荡混匀。

(2) 室温（22~24℃）平衡 1 小时。

(3) 加入 1 mL 正己烷/乙酸乙酯（3∶2，V/V）萃取液，振荡 10 分钟。

(4) 10 000g 的转速离心 5 分钟，吸取上层清液。

(5) 上清液在 40℃ 左右氮气下吹干，然后加入 200 μL 50%甲醇溶液复溶，转移至液相色谱专用样品瓶中，进行分析。若样品不能立即上机分析，可将处理好的样品置于 4℃ 冰箱保存。

【测量系统的操作】

(一) LC-MS/MS 使用前检查

测定前检查 LC-MS/MS，使其符合【测量系统和分析部分的准备】的要求。

(二) 仪器的测量参数条件

1. 液相色谱仪测定条件

(1) 色谱柱型号：ACQUITY UPLC BEH C18 柱长 100 mm，柱径 2.1 mm，粒径 1.7 μm。

(2) 色谱柱温度：45℃。

(3) 流动相组成见表 3-16-6。

表 3-16-6 流动相参数

时间(min)	流速(μL/min)	流动相 A	流动相 B
0	200	50	50
0.5	200	50	50
9.0	200	30	70
11.0	200	2	98
13.0	200	2	98
13.1	200	50	50
15.0	200	50	50

(4) 进样量：10~20 μL。

(5) 样品盘温度：4℃。

2. 质谱仪测定条件

(1) 数据采集时间：15 分钟。

(2) 扫描速率：标准扫描速度。

(3) 离子极性：负离子模式。

(4) 碰撞气（CAD）：M。

(5) 气帘气（CUR）：38 PSI。

(6) 雾化气（GS1）：45 PSI。

(7) 辅助气（GS2）：45 PSI。

(8) 喷雾电压（IS）：5 500 V。

(9) 离子源温度（TEM）：600℃。

(10) 化合物分析能量参数见表 3-16-7。

表 3-16-7 化合物分析能量参数

化合物	母离子/子离子 (m/z)	去簇电压 (V)	入口电压 (V)	碰撞电压 (V)	出口电压 (V)
17α-OHP	330.9/97	130	8	29	15
内标	334.4/100	130	10	29	15

（三）系统平衡
见仪器操作相关章节。

（四）建立进样序列表
见仪器操作相关章节。

（五）提交检测
见仪器操作相关章节。

（六）确认原始数据
见仪器操作相关章节。

（七）维护与保养
见仪器操作相关章节。

【数据处理】

（一）校准曲线的建立
选择两次测量校准品质量比：0.5∶1、0.8∶1、1∶1、1.2∶1 和 1.5∶1，以及其对应的色谱峰的峰面积比建立校准曲线，其中以 17α-OHP/内标色谱峰的峰面积比为因变量，以质量比为自变量。计算校准曲线线性回归拟合方程的斜率 a 和截距 b，并建立校准曲线方程：

$$y = ax + b$$

y：17α-OHP/内标色谱峰的峰面积比。
x：17α-OHP/内标质量比。
a：校准曲线线性回归方程的斜率。
b：校准曲线线性回归方程的截距。

（二）样品浓度计算
测量样品可得到峰面积比 Y，通过校准曲线可计算得到 17α-OHP/内标质量比。则样品浓度 C 可通以下公式计算得到：

$$C_{nmol/L} = \frac{Y-b}{a} \times \frac{m \times C_{is} \times \rho}{M} \times P \times \frac{1\,000}{M_r} \times f_{re}$$

式中：
P：标准物质纯度。
Y：待测样品中 17α-OHP/内标色谱峰的峰面积比的均值（重复三次测量）。
a：校准曲线线性回归方程的斜率。
b：校准曲线线性回归方程的截距。
m：样品中加入的内标质量 g。
C_{is}：样品中加入的内标浓度 ng/g。
ρ：血清样品密度 g/cm³。
M：血清样品质量 g。
M_r：17α-OHP 分子量 g/mol。
f_{re}：样品复溶的质量修正因子。

当样品浓度用 pg/mL 表示时，需要进行单位换算，换算公式如下：

$$C_{nmol/L} = C_{pg/mL} \times 3.026 \times 0.001$$

（三）测量结果处理
（1）计算三批次测量值的均值。
（2）根据 CNAS-GL006 化学分析中不确定度的评估指南进行测量结果不确定度评估。

【分析可靠性】

（一）分析性能评价
依据检出限和定量限、测量不确定度、正确度、精密度、测量区间等来评估测量方法的分析可靠性。

（二）检出限和定量限
本实验检出限和定量限分别为 5.218 pg/mL、0.116 ng/mL。

（三）测量不确定度
本参考测量程序的校准和测量能力（CMC）为 $U_{rel} = 1.4\% \sim 3.7\%$（k=2）。测量不确定度来源包括以下 5 个部分。
（1）校准品纯度引入的不确定度。
（2）校准曲线配制引入的不确定度。
（3）校准曲线拟合引入的不确定度。
（4）样品及其内标称量引入的不确定度。
（5）样品测量批次的合并校准差引入的不确定度。

(四)正确度

使用参考物质进行正确度验证,优先选择国际或国家权威机构确认或推荐的,基质与被测样品基质相似的有证参考物质,如 GBW09829。

(五)精密度

实验室内由同一操作人员运行本测量程序,对样品重复测量至少 9 次,所得的中间精密度小于 3.5% 为可接受。

(六)测量区间

本参考测量程序测量区间的下限为 0.35 nmol/L,上限 173.38 nmol/L。

【参考测量程序的确认】

本参考测量程序主要通过每年参加国际医学参考实验室室间质量评价计划(RELA,http://www.dgkl-rfb.de:81/)和(或)国家卫生健康委临床检验中心(NCCL)参考实验室室间质量评价计划进行确认。通过确认可符合预期用途。

【结果报告】

参考测量报告中应包括以下信息:样品类型和来源;采样日期和测量日期;应用的参考测量程序;包含被测量名称、数值和测量单位的结果;测量不确定度的表述;生理学和临床信息(如适用);报告适用地信息。如有特殊情况在备注中说明(包括样品不常见特性、测量程序异常特征或修改使用等)。

【质量保证】

(一)室内质量控制

实验室应采用高低两个浓度的质控品、正确度控制物质,采用适当的室内质控规则监控测量过程的精密度和正确度。当质控品测量结果失控、正确度控制物质测量结果超出规定范围时,应查找原因并实施纠正,纠正后重新测量。

(二)室间质量评价

每年参加 RELA 和(或)NCCL 的参考实验室室间质量评价计划,以室间质量评价计划提供者确定的等效限(17α-OHP 为靶值±15.0%)为对本参考实验室的测量结果进行判断。

(虞科颖 孙贺伟)

参考文献

Qiaoxuan Zhang, Lu Zhang, Haibiao Lin, et al. Evaluation of a bracketing calibration-based isotope dilution liquid chromatography-tandem mass spectrometry candidate reference measurement procedure for 17α-hydroxyprogesterone in human plasma[J]. Anal Bioanal Chem, 2019, 411(27): 7095-7104.

第十七节 17β-雌二醇

【警告和安全性注意事项】

(一)样品安全性

样品具有生物传染性,应进行必要的防护。

(二)试剂安全性

(1)需注意安全性试剂:乙腈、正己烷、乙酸乙酯、氟化铵。

(2)试剂安全性分类见"附录 D 危险化学品分类表"。

(3)实验室根据《化学品分类和标签规范》对化学品进行物理危险、健康危害和环境危害进行说明和管理。

(三)仪器安全性

(1)仪器应严格按照说明书和校准操作规程操作。

(2)色谱仪自动进样器运行时,勿放样及取样,以防针刺损伤。质谱仪在激活状态中,切勿卸下离子源。

(3)电路和数据线路检查及维护时,注意采取防漏电措施。

【引言】

17β-雌二醇(17β-Estradiol,E_2)是人体内的一种天然激素,是相关内分泌疾病的诊断校准之一。本参考测量程序是国际检验医学联合溯源委员会(JCTLM)在其数据库中公布的参考测量程序,使用同位素稀释液相色谱串联质谱法(ID-LC-MS/MS),通过测量校准溶液建立校准曲线 $y=ax+b$(其中 y 表示校准品中标物与内标的实测峰面积比,x 表示校准品中标物与内标的浓度比)和样品中 E_2 和内标的峰面积比来计算人血清、血浆中 E_2 的含量,使测量结果溯源至国际单位 nmol/L。经本实验室验证和确认,符合预期用途,如溯源性建立和正确性评估价。

【范围】

本参考测量程序适用于测量人血清、血浆中 E_2 含量,所用样品材料包括校准品和血清、血浆(新鲜、冰冻或冻干粉)。E_2 的某些结构类似物可能会带来干扰。本参考测量程序的测量区间参照 JCTLM 公布的参考测量程序。

【规范性引用文件】

GB/T 19702 体外诊断医疗器械生物源性样品中量的测量参考测量程序的表述和内容的要求。

JCTLM 公布的参考测量程序:Comparison of bracketing calibration and classical calibration curve quantification methods in establishing a candidate reference measurement procedure for human serum 17β-estradiol by isotope dilution liquid chromatography tandem mass spectrometry.

【测量原理和方法】

(一)测量原理

本法建立的血清 E_2 参考测量方法以同位素稀释高效液相色谱串联质谱法为测量原理。

(二)测量方法

本法以稳定同位素标记的 E_2 为内标添加至待测样品中,内标与样品均匀混合后,用正己烷和乙酸乙酯的混合液萃取,氮气吹干后用流动相复溶,用液相色谱串联质谱分离和测定血清 E_2 和内标特异的离子转变。用 E_2 和内标峰面积比计算血清 E_2 浓度。

【核查表】

(一)试剂和材料

试剂和材料信息见表 3-17-1。

表 3-17-1 试剂和材料列表

分类	通用名称	条件
校准品	17β-雌二醇有证参考物质	符合 ISO 15194,纯品
内标物质	17β-雌二醇同位素标记物	无 E_2 干扰
溶剂	乙腈	色谱纯
溶剂	氟化铵	分析纯
溶剂	正己烷	色谱纯
溶剂	乙酸乙酯	色谱纯
溶剂	水	超纯水
正确度控制品	(具有互换性的)有证参考物质	符合 ISO 15194,人体样品基质
室内质控品	商品化质控品/RELA样品,HM	无溯源性要求

(二)仪器

仪器信息见表 3-17-2。

表 3-17-2 仪器列表

仪器名称	生产厂家	型号	特殊要求
液相色谱仪	/	/	校准合格
质谱仪	/	/	校准合格
电子天平	/	/	校准合格

【试剂和材料】

(一)试剂原料

试剂原料信息见表 3-17-3a~表 3-17-3d。

表 3-17-3a 试剂系统名：乙腈；通用名：乙腈

CAS,CARN 注册号	75-05-8
生产厂家	/
货号/批号	/
分子式	C_2H_3N
分子量	41.05
纯度	>95%
特定合格要求（如有）	/
危险度	见附录 D
贮存要求	存放在通风良好的地方；保持低温
失效期	/

表 3-17-3b 试剂系统名：正己烷；通用名：正己烷

CAS,CARN 注册号	110-54-3
生产厂家	/
货号/批号	/
分子式	C_6H_{14}
分子量	86.18
纯度	>95%
特定合格要求（如有）	/
危险度	见附录 D
贮存要求	存放在通风良好的地方；保持低温
失效期	/

表 3-17-3c 试剂系统名：乙酸乙酯；通用名：乙酸乙酯

CAS,CARN 注册号	141-78-6
生产厂家	/
货号/批号	/
分子式	$C_4H_8O_2$
分子量	88.11
纯度	>95%
特定合格要求（如有）	/
危险度	见附录 D
贮存要求	存放在通风良好的地方；保持低温
失效期	/

表 3-17-3d 试剂系统名：氟化铵；通用名：氟化铵

CAS,CARN 注册号	12125-01-8
生产厂家	/
货号/批号	/
分子式	NH_4F
分子量	37.04
纯度	≥99.99%
特定合格要求（如有）	/
危险度	见附录 D
贮存要求	存放于干燥、通风良好的地方；保持容器密闭；避免阳光直射，储藏空间及容器：塑胶容器
失效期	/

（二）试剂溶液

溶液的配制使用超纯水，符合下列条件：电导率≤0.055 5 μS/cm，电阻率>18 MΩ·cm，总 Si 含量 ≤3 μg/L，Cl^-<1 μg/L，Na^+<1 μg/L，总有机碳<50 μg/L。其他溶液配制见表 3-17-4。

表 3-17-4 溶液配制

名称	成分	浓度	用途	其他
50%乙腈水溶液	水、乙腈	1:1 (V/V)	校准溶液配制、样品前处理后的复溶	/
流动相A	水、氟化铵	0.2 mmol/L	液相色谱流动相A	/
流动相B	乙腈	100%	液相色谱流动相B	/

【仪器】

（一）液相色谱串联质谱仪

1. 基本性能特征　见第二章第二节。

2. 校准依据　JJF 1317 液相色谱-质谱联用仪校准规范。

（二）电子天平

1. 基本性能特征　分度为 0.01 mg 的一级天平。

2. 校准依据　JJF 1847 电子天平校准规范。

【采样和样品】

（一）样品的相关要求

（1）参考测量实验室一般不考虑分析前因素对样品特性的影响。

（2）血清样品在 2~8℃可稳定 2 天，若 2 天内无法完成测量，应在 -20℃或低于 -20℃冷冻保存，避免反复冻融。

（二）样品接收及拒收的校准

1. 唯一性标识　如果标识错误、不清楚、脱落或丢失应拒收。

2. 样品类别　申请测量项目与样品类别是否相符，如样品类型错误影响测量结果应拒收。

3. 样品容器　样品容器是否正确或有破损，如容器使用错误或破损导致样品遗漏可拒收。

4. 样品外观　如样品有明显的凝血、溶血等，均可根据对测量结果的干扰拒收。

5. 样品量　按照合同或协议核对样品量，不足时可拒收。

6. 样品运送时间　查看样品采集到接收之间的时间间隔，时间过长对测量结果有影响时应拒收。

7. 样品运送条件　样品送达时干冰完全消融则拒收，或样品在 >8℃环境中运送 24 小时以上拒收。

【测量系统和分析部分的准备】

（一）总则

测量系统和分析部分的准备见表 3-17-5。

表 3-17-5　测量系统和分析部分的准备

类型	步骤	说明及要求
仪器	液相色谱串联质谱仪	液相色谱仪和质谱仪在校准周期内且处于气、电参数稳定的工作状态
	电子天平	开机稳定 30 分钟，完成天平自校准

续表

类型	步骤	说明及要求
校准	标准物质和内标储备液	依据待测样品浓度确定待配制储备液的浓度和稀释步骤
	工作校准溶液配制	依据待测样品配制合适浓度的校准曲线
样品	血清、血浆（新鲜、冰冻或冻干粉）	必要时分装样品

（二）校准

1. 校准类型　五点包括法，E_2 与内标的质量比分别为 0.5:1、0.8:1、1:1、1.2:1、1.5:1。

2. 校准品　校准品采用 17β-雌二醇纯度标准物质 GBW09223，可溯源至物质的量的 SI 基本单位。

3. 校准品的准备

（1）250 μg/g E_2 校准品储备液的配制：准确称取 20 mg E_2 校准品，转移至 100 mL 容量瓶，加乙腈定容至 100 mL，天平称重后颠倒混匀后用封口膜密封瓶口，常温放置 1 小时后将储备液分装并置于 -80℃冰箱保存。可根据实际 E_2 纯度校准品称量量及相应加入的溶剂量计算实际配制稀释的储备液浓度，用于工作校准溶液的配制。

（2）125 μg/g E_2 同位素内标储备液的配制：用 1 mL 移液器，精确移取 1 mL 乙腈于 100 μg 内标瓶中，用封口膜密封瓶口，颠倒混匀后将储备液分装并置于 -80℃冰箱保存。可根据实际同位素内标称量量及相应加入的溶剂量计算实际配制的储备液浓度，用于工作校准溶液的配制。

（3）工作校准溶液的配制：根据待测样品的大致浓度用 50% 乙腈水溶液稀释校准品储备液和同位素内标储备液，获得浓度为 20 ng/g 工作校准溶液和 20 ng/g 的内标工作液（根据实际待测样品浓度调整工作校准溶液和内标的浓度）。然后分别将两种工作溶液混合使得校准品与内标重量比分别为 0.5∶1、0.8∶1、1∶1、1.2∶1、1.5∶1。

4. 校准品的测量　校准品与待测样品和质控品同步测量。

5. 测量不确定度计算　校准曲线的不确定度按照 CNAS-GL006 化学分析中不确定度的评估指南进行计算。

6. 校准曲线的评价　计算校准品峰面积比与质量比的相关系数 r，以校准品的 E_2/内标色谱峰的峰面积比为自变量，以质量比为因变量。$r \geq 0.999$ 为可接受，若不符合要求需重新建立校准曲线。

7. 校准曲线的使用时间间隔　同一批实验内使用同一条校准曲线。

（三）分析样品的类型

(1) 校准品。

(2) 血清、血浆（新鲜、冰冻或冻干粉）。

(3) 其他加工处理过的样品。

（四）分析序列结构

1. 每一批次实验样品检测顺序

(1) 空白物质：50%乙腈水溶液。

(2) 校准溶液：按质量比 0.5∶1、0.8∶1、1∶1、1.2∶1、1.5∶1 的顺序依次进样。

(3) 空白物质：50%乙腈水溶液。

(4) 质控品：RELA 样品，HM。

(5) 待测样品：当待测样品数目不止一个，重复三次排序，排序之间需检测空白物质。

(6) 质控品：RELA 样品，HM。

(7) 空白物质：50%乙腈水溶液。

(8) 校准溶液：按质量比 0.5∶1、0.8∶1、1∶1、1.2∶1、1.5∶1 的顺序依次进样。

(9) 空白物质：50%乙腈水溶液。

2. 分析序列说明

(1) 同一系列实验不同批次间至少要测量一次正确度控制物质。

(2) 序列起始、不同基质、不同类型样品之间加测空白物质，空白物质的峰面积宜小于下一针样品峰面积的 5%（序列最后一针空白除外）。

（五）分析部分

本参考测量程序待测样品多为冻干粉或深低温贮存的冰冻样品，测量前需处理成均匀的液体状态，分析部分应取自该液体样品，具体见【测量系统的操作】描述。

（六）分析溶液的制备方法

对于冻干粉或干粉样品，应使用超纯水溶解；对于冷冻样品如冰冻血清等，待其完全溶解，充分混匀后再进行测量。必要时，离心。

（七）样品预处理

(1) 向 1.5 mL 离心管中加入适量 E_2 内标溶液，在 40℃ 左右氮气下吹干，再往吹干后的离心管中加入 50~200 μL 液体样品（使得样品中 E_2 的含量与 E_2 内标含量的比值接近 1）。振荡混匀。

(2) 室温(22~24℃)平衡 1 小时。

(3) 加入 1 mL 正己烷/乙酸乙酯(1∶1，V/V)萃取液，振荡 10 分钟。

(4) 10 000g 的转速离心 5 分钟，吸取上层清液。

(5) 上清液在 40℃ 左右氮气下吹干，然后加入 200 μL 50%乙腈溶液复溶，转移至液相色谱专用样品瓶中进行分析。若样品不能立即上机分析，可将处理好的样品置于 4℃ 冰箱保存。

【测量系统的操作】

（一）LC-MS/MS 使用前检查

测定前检查 LC-MS/MS，使其符合【测量系统和分析部分的准备】的要求。

（二）仪器的测量参数条件

1. 液相色谱仪测定条件

(1) 色谱柱型号：Kinetex C18 柱长 100 mm，柱径 2.1 mm，粒径 2.6 μm。

(2) 色谱柱温度：45℃。

(3) 流动相组成见表 3-17-6。

表 3-17-6 流动相参数

时间(min)	流速(μL/min)	流动相 A	流动相 B
0	200	70	30
0.5	200	70	30
5.0	200	22	78
5.1	200	1	99
6.6	200	1	99
6.7	200	70	30
8	200	70	30

(4) 进样量：10～20 μL。

(5) 样品盘温度为：4℃。

2. 质谱仪测定条件

(1) 数据采集时间：8 分钟。

(2) 扫描速率：标准扫描速度。

(3) 离子极性：负离子模式。

(4) 碰撞气(CAD)：M。

(5) 气帘气(CUR)：30 PSI。

(6) 雾化气(GS1)：65 PSI。

(7) 辅助气(GS2)：65 PSI。

(8) 喷雾电压(IS)：−4 500 V。

(9) 离子源温度(TEM)：650℃。

(10) 化合物分析能量设置见表 3-17-7。

表 3-17-7 化合物分析能量设置

化合物	母离子/子离子 (m/z)	去簇电压 (V)	入口电压 (V)	碰撞电压 (V)	出口电压 (V)
E_2(定量)	271.1/145	−160	−10	−55	−6
E_2(定性)	271.1/183	−160	−10	−50	−6
内标(定量)	274.1/145	−160	−10	−55	−6
内标(定性)	274.1/183	−160	−10	−50	−6

(三) 系统平衡

见仪器操作相关章节。

(四) 建立进样序列表

见仪器操作相关章节。

(五) 提交检测

见仪器操作相关章节。

(六) 确认原始数据

见仪器操作相关章节。

(七) 维护与保养

见仪器操作相关章节。

【数据处理】

(一) 校准曲线的建立

选择两次测量校准品质量比：0.5∶1、0.8∶1、1∶1、1.2∶1 和 1.5∶1，以及其对应的色谱峰的峰面积比建立校准曲线，其中以 E_2/内标色谱峰的峰面积比为因变量，以质量比为自变量。计算校准曲线线性回归拟合方程的斜率 a 和截距 b，并建立校准曲线方程：

$$Y = aX + b$$

Y：E_2/内标色谱峰的峰面积比。

X：E_2/内标质量比。

a：校准曲线线性回归方程的斜率。

b：校准曲线线性回归方程的截距。

(二) 样品浓度计算

测量样品可得到峰面积比 Y，通过校准曲线可计算得到 E_2/内标质量比。则样品浓度 C 可通以下公式计算得到：

$$C_{nmol/L} = \frac{Y-b}{a} \times \frac{m \times C_{is} \times \rho}{M} \times P \times \frac{1\,000}{M_r} \times f_{re}$$

式中：

$C_{nmol/L}$：样品浓度，保留三位小数。

P：标准物质纯度。

Y：待测样品中 E_2/内标色谱峰的峰面积比的均值(重复三次测量)。

a：校准曲线线性回归方程的斜率。

b：校准曲线线性回归方程的截距。

m：样品中加入的内标质量 g。

C_{is}：样品中加入的内标浓度 ng/g。

ρ：血清样品密度 g/cm³。

M：血清样品质量 g。

M_r：E_2 分子量 g/mol。

f_{re}：样品复溶的质量修正因子。

当样品浓度用 pg/mL 表示时,需要进行单位换算,换算公式如下:

$$C_{nmol/L} = C_{pg/mL} \times 3.671 \times 0.001$$

(三)测量结果处理

(1)计算三批次测量值的均值。

(2)根据 CNAS-GL006 化学分析中不确定度的评估指南进行测量结果不确定度评估。

【分析可靠性】

(一)分析性能评价

依据检出限和定量限、测量不确定度、正确度、精密度、测量区间等来评估测量方法的分析可靠性。

(二)检出限和定量限

本实验检出限和定量限分别为 3.5 pg/mL、7.68 pg/mL。

(三)测量不确定度

本参考测量程序的校准和测量能力(CMC)为 $U_{rel}=1.5\%\sim3.7\%$(k=2)。测量不确定度来源包括以下 5 个部分。

(1)校准品纯度引入的不确定度。

(2)校准曲线配制引入的不确定度。

(3)校准曲线拟合引入的不确定度。

(4)样品及其内标称量引入的不确定度。

(5)样品测量批次的合并校准差引入的不确定度。

(四)正确度

使用参考物质进行正确度验证,优先选择国际或国家权威机构确认或推荐的、基质与被测样品基质相似的有证参考物质,如 JCTLM 数据库公布的参考物质 BCR576、BCR577、BCR578。

(五)精密度

实验室内由同一操作人员运行本测量程序,对样品重复测量至少 9 次,所得的中间精密度小于 3.5% 为可接受。

(六)测量区间

本参考测量程序的下限为 0.018 nmol/L,上限为 13.889 nmol/L。

【参考测量程序的确认】

本参考测量程序主要通过每年参加国际医学参考实验室室间质量评价计划(RELA,http://www.dgkl-rfb.de:81/)和(或)国家卫生健康委临床检验中心(NCCL)参考实验室室间质量评价计划进行确认。通过确认可符合预期用途。

【结果报告】

参考测量报告中应包括以下信息:样品类型和来源;采样日期和测量日期;应用的参考测量程序;包含被测量名称、数值和测量单位的结果;测量不确定度的表述;生理学和临床信息(如适用);报告适用地信息。如有特殊情况在备注中说明(包括样品不常见特性、测量程序异常特征或修改使用等)。

【质量保证】

(一)室内质量控制

实验室应采用高低两个浓度的质控品、正确度控制物质,采用适当的室内质控规则监控测量过程的精密度和正确度。当质控品测量结果失控、正确度控制物质测量结果超出规定范围时,应查找原因并实施纠正,纠正后重新测量。

(二)室间质量评价

每年参加 RELA 和(或)NCCL 的参考实验室室间质量评价计划,以室间质量评价计划提供者确定的等效限(E_2 为靶值±8.75%)为对本参考实验室的测量结果进行判断。

(虞科颖 孙贺伟)

参考文献

Qiaoxuan Zhang, Zhiliang Cai, Yingyi Liu, et al. Comparison of bracketing calibration and classical calibration curve quantification methods in establishing a candidate reference measurement procedure for human serum 17β-estradiol by isotope dilution liquid chromatography tandem mass spectrometry[J]. Microchemical J, 2020, 152.

第十八节 皮质醇

【警告和安全性注意事项】

（一）样品安全性
样品具有生物传染性，应进行必要的防护。

（二）试剂安全性
（1）需注意安全性试剂：乙腈、甲醇、乙酸乙酯、甲酸和磷酸。

（2）试剂安全性分类见"附录 D 危险化学品分类表"。

（3）实验室根据《化学品分类和标签规范》对化学品进行物理危险、健康危害和环境危害进行说明和管理。

（三）仪器安全性
（1）仪器应严格按照说明书和校准操作规程操作。

（2）色谱仪自动进样器运行时，勿放样及取样，以防针刺损伤。质谱仪在激活状态中，切勿卸下离子源。

（3）电路和数据线路检查及维护时，注意采取防漏电措施。

【引言】

皮质醇（cortisol）是人体内的一种糖皮质激素，主要调控葡萄代谢，参与蛋白质和脂肪代谢。本参考测量程序是国际检验医学联合溯源委员会（JCTLM）在其数据库中公布的参考测量程序，使用同位素稀释液相色谱串联质谱法（ID-LC-MS/MS），通过测量校准溶液建立校准曲线 $y=ax+b$（其中 y 表示校准品中标物与内标的实测峰面积比，x 表示校准品中标物与内标的浓度比）和样品中皮质醇和内标的峰面积比来计算人血清、血浆中皮质醇的含量，使测量结果溯源至国际单位 nmol/L。经本实验室验证和确认，符合预期用途，如溯源性建立和正确性评估价。

【范围】

本参考测量程序适用于测量人血清、血浆中皮质醇含量，所用样品材料包括校准品和血清、血浆（新鲜、冰冻或冻干粉）。皮质醇的某些结构类似物可能会带来干扰。本参考测量程序的测量区间参照 JCTLM 公布的参考测量程序。

【规范性引用文件】

GB/T 19702 体外诊断医疗器械生物源性样品中量的测量参考测量程序的表述和内容的要求。

JCTLM 公布的参考测量程序：Development and evaluation of a candidate reference method for the determination of total cortisol in human serum using isotope dilution liquid chromatography/mass spectrometry and liquid chromatography/tandem mass spectrometry.

【测量原理和方法】

（一）测量原理
本法建立的血清皮质醇参考测量方法以同位素稀释高效液相色谱串联质谱法为测量原理。

（二）测量方法
本法以稳定同位素标记的皮质醇为内标添加至待测样品中，内标与样品均匀混合后，采用固相萃取和乙酸乙酯液液萃取进行前处理，最终萃取液经氮气吹干后用流动相复溶，用液相色谱串联质谱分离和测定血清皮质醇和内标特异的离子转变。用皮质醇和内标峰面积比计算血清皮质醇浓度。

【核查表】

（一）试剂和材料

试剂和材料信息见表 3-18-1。

表 3-18-1　试剂和材料列表

分 类	通 用 名 称	条 件
校准品	皮质醇有证参考物质	符合 ISO 15194，纯品
内标物质	皮质醇同位素标记物	无皮质醇干扰
溶剂	甲醇	色谱纯
溶剂	乙腈	色谱纯
溶剂	乙酸乙酯	色谱纯
溶剂	甲酸	色谱纯
溶剂	磷酸	分析纯
溶剂	水	超纯水
正确度控制品	（具有互换性的）有证参考物质	符合 ISO 15194，人体样品基质
室内质控品	商品化质控品/RELA 样品，HM	无溯源性要求

（二）仪器

仪器信息见表 3-18-2。

表 3-18-2　仪器列表

仪器名称	生产厂家	型号	特殊要求
液相色谱仪	/	/	校准合格
质谱仪	/	/	校准合格
电子天平	/	/	校准合格

【试剂和材料】

（一）试剂原料

试剂原料信息见表 3-18-3a～表 3-18-3e。

表 3-18-3a　试剂系统名：甲醇；通用名：甲醇

CAS,CARN 注册号	67-56-1
生产厂家	/
货号/批号	/

续　表

CAS,CARN 注册号	67-56-1
分子式	CH_4O
分子量	32
纯度	>95%
特定合格要求（如有）	/
危险度	见附录 D
贮存要求	存放在通风良好的地方；保持容器密闭；存放处须加锁
失效期	/

表 3-18-3b　试剂系统名：乙腈；通用名：乙腈

CAS,CARN 注册号	75-05-8
生产厂家	/
货号/批号	/
分子式	C_2H_3N
分子量	41.05
纯度	>95%
特定合格要求（如有）	/
危险度	见附录 D
贮存要求	存放在通风良好的地方；保持低温
失效期	/

表 3-18-3c　试剂系统名：乙酸乙酯；通用名：乙酸乙酯

CAS,CARN 注册号	141-78-6
生产厂家	/
货号/批号	/
分子式	$C_4H_8O_2$
分子量	88.11
纯度	>95%
特定合格要求（如有）	/
危险度	见附录 D
贮存要求	存放在通风良好的地方；保持低温
失效期	/

表 3-18-3d 试剂系统名：甲酸；通用名：甲酸

CAS,CARN 注册号	64-18-6
生产厂家	/
货号/批号	/
分子式	$C_4H_8O_2$
分子量	46.03
纯度	>95%
特定合格要求（如有）	/
危险度	见附录 D
贮存要求	存放在通风良好的地方；保持低温
失效期	/

表 3-18-3e 试剂系统名：磷酸；通用名：磷酸

CAS,CARN 注册号	7664-38-2
生产厂家	/
货号/批号	/
分子式	H_3PO_4
分子量	97.995
纯度	>95%
特定合格要求（如有）	/
危险度	见附录 D
贮存要求	存放在通风良好的地方；保持低温
失效期	/

（二）试剂溶液

溶液的配制使用超纯水，符合下列条件：电导率≤0.055 5 μS/cm，电阻率 >18 MΩ·cm，总 Si 含量 ≤3 μg/L，Cl^- <1 μg/L，Na^+ <1 μg/L，总有机碳<50 μg/L。其他溶液配制见表 3-18-4。

表 3-18-4 溶液配制

名称	成分	浓度	用途	其他
20%乙腈、水溶液	水、乙腈	80:20 (V/V)	固相萃取洗脱液	/
0.1%甲酸、46%甲醇水溶液	甲酸、水、甲醇	1 ml/L；54:46(V/V)	样品前处理后的复溶	/

续表

名称	成分	浓度	用途	其他
磷酸、水溶液	磷酸、水	0.5 mol/L	pH 调节剂	
流动相 A	甲酸、水	0.1%甲酸、水	液相色谱流动相 A	/
流动相 B	甲酸、甲醇	0.1%甲酸、甲醇	液相色谱流动相 B	/

【仪器】

（一）液相色谱串联质谱仪

1. 基本性能特征　见第二章第二节。

2. 校准依据　JJF 1317 液相色谱-质谱联用仪校准规范。

（二）电子天平

1. 基本性能特征　分度为 0.01 mg 的一级天平。

2. 校准依据　JJF 1847 电子天平校准规范。

【采样和样品】

（一）样品的相关要求

（1）参考测量实验室一般不考虑分析前因素对样品特性的影响。

（2）血清样品在 2~8℃可稳定 2 天，若 2 天内无法完成测量，应在 -20℃或低于 -20℃冷冻保存，避免反复冻融。

（二）样品接收及拒收的校准

1. 唯一性标识　如果标识错误、不清楚、脱落或丢失应拒收。

2. 样品类别　申请测量项目与样品类别是否相符，如样品类型错误影响测量结果应拒收。

3. 样品容器　样品容器是否正确或有破损，如容器使用错误或破损导致样品遗漏可拒收。

4. 样品外观　如样品有明显的凝血、溶血等，均可根据对测量结果的干扰拒收。

5. 样品量　按照合同或协议核对样品量，

不足时可拒收。

6. 样品运送时间　查看样品采集到接收之间的时间间隔,时间过长对测量结果有影响时应拒收。

7. 样品运送条件　样品送达时干冰完全消融则拒收,或样品在>8℃环境中运送 24 小时以上拒收。

【测量系统和分析部分的准备】

(一) 总则

测量系统和分析部分的准备见表 3-18-5。

表 3-18-5　测量系统和分析部分的准备

类型	步骤	说明及要求
仪器	液相色谱串联质谱仪	液相色谱仪和质谱仪在校准周期内且处于气、电参数稳定的工作状态
	电子天平	开机稳定 30 分钟,完成天平自校准
校准	标准物质和内标储备液	依据待测样品浓度确定待配制储备液的浓度和稀释步骤
	工作校准溶液配制	依据待测样品配制合适浓度的校准曲线
样品	血清、血浆(新鲜、冰冻或冻干粉)	必要时分装样品

(二) 校准

1. 校准类型　五点包括法,皮质醇与内标的质量比分别为 0.5∶1、0.8∶1、1∶1、1.2∶1、1.5∶1。

2. 校准品　校准品采用皮质醇纯度标准物质,可溯源至物质的量的 SI。

3. 校准品的准备

(1) 2 μg/mL 皮质醇校准品储备液的配制:准确称取 1 mg 皮质醇校准品,转移至 500 mL 容量瓶,加无水甲醇定容至 500 mL。

(2) 2 μg/mL 皮质醇同位素内标储备液的配制:准确称取 1 mg 皮质醇同位素内标,转移至 500 mL 容量瓶,加无水甲醇定容至 500 mL。

(3) 工作校准溶液的配制:将两种储备液混合使得校准品与内标重量比分别为 0.5∶1、0.8∶1、1∶1、1.2∶1、1.5∶1,然后氮气吹干,用 0.1% 甲酸 46% 甲醇溶液复溶,使得皮质醇最终浓度约为 250 ng/mL。

4. 校准品的测量　校准品与待测样品和质控品同步测量。

5. 测量不确定度计算　校准曲线的不确定度按照 CNAS-GL006 化学分析中不确定度的评估指南中例子 A5 的线性拟合公式计算。

6. 校准曲线的评价　计算校准品峰面积比与质量比的相关系数 r,以校准品的皮质醇/内标色谱峰的峰面积比为自变量,以质量比为因变量。$r \geq 0.999$ 为可接受,若不符合要求需重新建立校准曲线。

7. 校准曲线的使用时间间隔　同一批实验内使用两条校准曲线。

(三) 分析样品的类型

(1) 校准品。

(2) 血清、血浆(新鲜、冰冻或冻干粉)。

(3) 其他加工处理过的样品。

(四) 分析序列结构

1. 每一批次实验样品检测顺序

(1) 空白物质:0.1% 甲酸 46% 甲醇水溶液。

(2) 校准溶液:按质量比 0.5∶1、0.8∶1、1∶1、1.2∶1、1.5∶1 的顺序依次进样。

(3) 空白物质:0.1% 甲酸 46% 甲醇水溶液。

(4) 质控品:RELA 样品,HM。

(5) 待测样品:当待测样品数目不止一个,重复三次排序,排序之间需检测空白物质。

(6) 质控品:RELA 样品,HM。

(7) 空白物质:0.1% 甲酸 46% 甲醇水溶液。

(8) 校准溶液:按质量比 0.5∶1、0.8∶1、1∶1、1.2∶1、1.5∶1 的顺序依次进样。

(9) 空白物质:0.1% 甲酸 46% 甲醇水溶液。

2. 分析序列说明

(1) 同一系列实验不同批次间至少要测量

一次正确度控制物质。

(2) 序列起始、不同基质、不同类型样品之间加测空白物质,空白物质的峰面积宜小于下一针样品峰面积的 5%(序列最后一针空白除外)。

(五) 分析部分

本参考测量程序待测样品多为冻干粉或深低温贮存的冰冻样品,测量前需处理成均匀的液体状态,分析部分应取自该液体样品,具体见【测量系统的操作】描述。

(六) 分析溶液的制备方法

对于冻干粉或干粉样品,应使用超纯水溶解;对于冷冻样品如冰冻血清等,待其完全溶解,充分混匀后再进行测量。必要时,离心。

(七) 样品预处理

(1) 向 2 mL 样品中加入皮质醇内标溶液,使得样品中皮质醇的含量与皮质醇同位素内标含量的比值接近 1。

(2) 再加入 6 mL 磷酸溶液(0.5 mol/L, pH 1.5)室温(22℃)平衡 1 小时。

(3) 先用 5 mL 甲醇和 5 mL 水对 C18 Sep-Pak 固相萃取小柱进行活化,然后将酸化后的样本进行上样,之后用 12 mL 水和 5 mL 20%乙腈进行清洗,最后使用 2 mL 甲醇洗脱。

(4) 洗脱液在 40℃条件下,氮气吹干,然后用 0.5 mL 水复溶,再用 1 mL 乙酸乙酯萃取两次。

(5) 将萃取液在 40℃条件下,氮气吹干,然后用 0.1%甲酸 46%甲醇水溶液复溶,使得皮质醇最终浓度约为 250 ng/mL,转移至液相色谱专用样品瓶中进行分析。若样品不能立即上机分析,可将处理好的样品置于 4℃冰箱保存。

【测量系统的操作】

(一) LC-MS/MS 使用前检查

测定前检查 LC-MS/MS,使其符合【测量系统和分析部分的准备】的要求。

(二) 仪器的测量参数条件

1. 液相色谱仪测定条件

(1) 色谱柱型号:Zorbax Eclipse XDB C18 柱长 150 mm,柱径 2.1 mm,粒径 5 μm。

(2) 色谱柱温度:30℃。

(3) 流动相组成见表 3-18-6。

表 3-18-6 流动相参数

时间 (min)	流速 (μL/min)	流动相 A (%)	流动相 B (%)
0	250	54	46
20	250	54	46
21	250	0	100
34	250	0	100

(4) 进样量:0.1~100 μL。

(5) 样品盘温度为:5℃。

2. 质谱仪测定条件

(1) 数据采集时间:34 分钟。

(2) 扫描速率:标准扫描速度。

(3) 离子极性:正离子模式。

(4) 碰撞气(CAD):0.25 Pa。

(5) 气帘气(CUR):30 PSI。

(6) 雾化气(GS):25 PSI。

(7) 喷雾电压(IS):3 000 V。

(8) 氮气干燥气温度(TEM):350℃。

(9) 化合物分析能量设置见表 3-18-7。

表 3-18-7 化合物分析能量设置

化合物	母离子/子离子 (m/z)	碰撞电压 (V)
皮质醇	363/327	14
内 标	366/330	14

(三) 系统平衡

见仪器操作相关章节。

(四) 建立进样序列表

见仪器操作相关章节。

(五) 提交检测

见仪器操作相关章节。

(六) 确认原始数据

见仪器操作相关章节。

(七)维护与保养

见仪器操作相关章节。

【数据处理】

(一)校准曲线的建立

选择两次测量校准品质量比分别为 0.5∶1、0.8∶1、1∶1、1.2∶1 和 1.5∶1,以及其对应的色谱峰的峰面积比建立校准曲线,其中以皮质醇/内标色谱峰的峰面积比为因变量,以质量比为自变量。计算校准曲线线性回归拟合方程的斜率 a 和截距 b,并建立校准曲线方程:

$$y = ax + b$$

式中:

y:皮质醇/内标色谱峰的峰面积比。

x:皮质醇/内标质量比。

a:校准曲线线性回归方程的斜率。

b:校准曲线线性回归方程的截距。

(二)样品浓度计算

测量样品可得到峰面积比 X,通过校准曲线可计算得到皮质醇/内标质量比。则样品浓度 C 可通以下公式计算得到:

$$C_{nmol/L} = \frac{Y-b}{a} \times \frac{m \times C_{is} \times \rho}{M} \times P \times \frac{1\,000}{M_r} \times f_{re}$$

式中:

$C_{nmol/L}$:样品浓度,保留三位小数。

P:标准物质纯度。

Y:待测样品中皮质醇/内标色谱峰的峰面积比的均值(重复三次测量)。

a:校准曲线线性回归方程的斜率。

b:校准曲线线性回归方程的截距。

m:样品中加入的内标质量 g。

C_{is}:样品中加入的内标浓度 ng/g。

ρ:血清样品密度 g/cm³。

M:血清样品质量 g。

M_r:皮质醇分子量 g/mol。

f_{re}:样品复溶的质量修正因子。

当样品浓度用 ng/mL 表示时,需要进行单位换算,换算公式如下:

$$C_{nmol/L} = C_{ng/mL} \times 0.362\,46$$

(三)测量结果处理

(1)计算三批次测量值的均值。

(2)根据 CNAS-GL006 化学分析中不确定度的评估指南进行测量结果不确定度评估。

【分析可靠性】

(一)分析性能评价

依据检出限和定量限、测量不确定度、正确度、精密度、测量区间等来评估测量方法的分析可靠性。

(二)检出限和定量限

文献中 LC-MS/MS 方法检出限为 15 pg/mL。

(三)测量不确定度

本参考测量程序的校准和测量能力(CMC)为 80~250 ng/mL,$U_{rel}=2\%$(k=2)。测量不确定度来源包括以下 5 个部分。

(1)校准品纯度引入的不确定度。

(2)校准曲线配制引入的不确定度。

(3)校准曲线拟合引入的不确定度。

(4)样品及其内标称量引入的不确定度。

(5)样品测量批次的合并校准差引入的不确定度。

(四)正确度

使用参考物质进行正确度验证,优先选择国际或国家权威机构确认或推荐的、基质与被测样品基质相似的有证参考物质,如 JCTLM 数据库公布的参考物质 CRM DA192,DA193。

(五)精密度

实验室内由同一操作人员运行本测量程序,对样品重复测量至少 9 次,所得的中间精密度小于 3.5% 为可接受。

(六)测量区间

本参考测量程序测量区间的下限为 80 ng/mL,上限 250 ng/mL。

【参考测量程序的确认】

本参考测量程序主要通过每年参加国际医学

参考实验室室间质量评价计划（RELA，http://www.dgkl-rfb.de:81/）和（或）国家卫生健康委临床检验中心（NCCL）参考实验室室间质量评价计划进行确认。通过确认可符合预期用途。

【结果报告】

参考测量报告中应包括以下信息：样品类型和来源；采样日期和测量日期；应用的参考测量程序；包含被测量名称、数值和测量单位的结果；测量不确定度的表述；生理学和临床信息（如适用）；报告适用地信息。如有特殊情况在备注中说明（包括样品不常见特性、测量程序异常特征或修改使用等）。

【质量保证】

（一）室内质量控制

实验室应采用高低两个浓度的质控品、正确度控制物质，采用适当的室内质控规则监控测量过程的精密度和正确度。当质控品测量结果失控、正确度控制物质测量结果超出规定范围时，应查找原因并实施纠正，纠正后重新测量。

（二）室间质量评价

每年参加RELA和（或）NCCL的参考实验室室间质量评价计划，以室间质量评价计划提供者确定的等效限（皮质醇为靶值±7.5%）为对本参考实验室的测量结果进行判断。

（孙贺伟　朱宇清）

参考文献

Tai S C, Welch M J. Development and evaluation of a candidate reference method for the determination of total cortisol in human serum using isotope dilution liquid chromatography/mass spectrometry and liquid chromatography/tandem mass spectrometry[J]. Anal Chem, 2004, 76(4): 1008-1014.

第十九节　睾　酮

【警告和安全性注意事项】

（一）样品安全性

样品具有生物传染性，应进行必要的防护。

（二）试剂安全性

（1）需注意安全性试剂：乙腈、正己烷和乙酸乙酯。

（2）试剂安全性分类见"附录D 危险化学品分类表"。

（3）实验室根据《化学品分类和标签规范》对化学品进行物理危险、健康危害和环境危害进行说明和管理。

（三）仪器安全性

（1）仪器应严格按照说明书和校准操作规程操作。

（2）色谱仪自动进样器运行时，勿放样及取样，以防针刺损伤。质谱仪在激活状态中，切勿卸下离子源。

（3）电路和数据线路检查及维护时，注意采取防漏电措施。

【引言】

睾酮（total testosterone，T）是人体内的一种天然激素，是相关内分泌疾病的诊断校准之一。本参考测量程序是国际检验医学联合溯源委员会（JCTLM）在其数据库中公布的参考测量程序，使用同位素稀释液相色谱串联质谱法（ID-LC-MS/MS），通过测量校准溶液建立校准曲线 $y=ax+b$（其中 y 表示校准品中标物与内标的实测峰面积比，x 表示校准品中标物与内标的浓度比）和样品中睾酮和内标的峰面积比来计算人血清、血浆中睾酮的含量，使测量结果溯源至国际单位 nmol/L。经本实验室验证和确认，符合预期用途，如溯源性建立和正确性评估价。

【范围】

本参考测量程序适用于测量人血清、血浆中睾酮含量,所用样品材料包括校准品和血清、血浆(新鲜、冰冻或冻干粉)。睾酮的某些结构类似物可能会带来干扰。本参考测量程序的测量区间参照 JCTLM 公布的参考测量程序。

【规范性引用文件】

GB/T 19702 体外诊断医疗器械生物源性样品中量的测量参考测量程序的表述和内容的要求。

JCTLM 公布的参考测量程序:Isotope-dilution liquid chromatography-tandem mass spectrometry candidate reference method for total testosterone in human serum。

【测量原理和方法】

(一)测量原理

本法建立的血清睾酮参考测量方法以同位素稀释高效液相色谱串联质谱法为测量原理。

(二)测量方法

本法以稳定同位素标记的睾酮为内标添加至待测样品中,内标与样品均匀混合后,用正己烷和乙酸乙酯的混合液萃取,氮气吹干后用流动相复溶,用液相色谱串联质谱分离和测定血清睾酮和内标特异的离子转变。用睾酮和内标峰面积比计算血清睾酮浓度。

【核查表】

(一)试剂和材料

试剂和材料信息见表 3-19-1。

表 3-19-1 试剂和材料列表

分 类	通用名称	条 件
校准品	睾酮有证参考物质	符合 ISO 15194,纯品

续 表

分 类	通用名称	条 件
内标物质	睾酮同位素标记物	无睾酮干扰
溶剂	乙腈	色谱纯
溶剂	正己烷	色谱纯
溶剂	乙酸乙酯	色谱纯
溶剂	水	超纯水
试剂	碳酸铵	分析纯
正确度控制品	(具有互换性的)有证参考物质	符合 ISO 15194,人体样品基质
室内质控品	商品化质控品/RELA 样品,HM	无溯源性要求

(二)仪器

仪器信息见表 3-19-2。

表 3-19-2 仪器列表

仪器名称	生产厂家	型号	特殊要求
液相色谱仪	/	/	校准合格
质谱仪	/	/	校准合格
电子天平	/	/	校准合格

【试剂和材料】

(一)试剂原料

试剂原料信息见表 3-19-3a~表 3-19-3d。

表 3-19-3a 试剂系统名:乙腈;通用名:乙腈

CAS,CARN 注册号	75-05-8
生产厂家	/
货号/批号	/
分子式	C_2H_3N
分子量	41.05
纯度	>95%
特定合格要求(如有)	/
危险度	见附录 D
贮存要求	放在通风良好的地方;保持低温
失效期	/

表 3-19-3b 试剂系统名：正己烷；通用名：正己烷

CAS,CARN 注册号	110-54-3
生产厂家	/
货号/批号	/
分子式	C_6H_{14}
分子量	86.18
纯度	>95%
特定合格要求（如有）	/
危险度	见附录 D
贮存要求	放在通风良好的地方；保持低温
失效期	/

表 3-19-3c 试剂系统名：乙酸乙酯；通用名：乙酸乙酯

CAS,CARN 注册号	141-78-6
生产厂家	/
货号/批号	/
分子式	$C_4H_8O_2$
分子量	88.11
纯度	>95%
特定合格要求（如有）	/
危险度	见附录 D
贮存要求	放在通风良好的地方；保持低温
失效期	/

表 3-19-3d 试剂系统名：乙醇；通用名：乙醇

CAS,CARN 注册号	64-17-5
生产厂家	/
货号/批号	/
分子式	C_2H_5OH
分子量	46.07
纯度	>95%
特定合格要求（如有）	/
危险度	见附录 D
贮存要求	放在通风良好的地方；保持低温
失效期	/

（二）试剂溶液

溶液的配制使用超纯水，符合下列条件：电导率≤0.055 5 μS/cm，电阻率>18 MΩ·cm，总 Si 含量 ≤3 μg/L，Cl^-<1 μg/L，Na^+<1 μg/L，总有机碳<50 μg/L。其他溶液配制见表 3-19-4。

表 3-19-4 溶液配制

名称	成分	浓度	用途	其他
10%乙腈水溶液	水、乙腈	90:10 (V/V)	校准溶液配制、样品前处理后的复溶	/
乙酸铵溶液	水、乙酸铵	0.5 mmol/L；0.2 mmol/L	pH 调节剂	
流动相 A	甲酸、水	0.1%	液相色谱流动相 A	/
流动相 B	甲酸、乙腈	0.1%	液相色谱流动相 B	/

【仪器】

（一）液相色谱串联质谱仪

1. 基本性能特征　见第二章第二节。

2. 校准依据　JJF 1317 液相色谱-质谱联用仪校准规范。

（二）电子天平

1. 基本性能特征　分度为 0.01 mg 的一级天平。

2. 校准依据　JJF 1847 电子天平校准规范。

【采样和样品】

（一）样品的相关要求

（1）参考测量实验室一般不考虑分析前因素对样品特性的影响。

（2）血清样品在 2~8℃可稳定 2 天，若 2 天内无法完成测量，应在-20℃或低于-20℃冷冻保存，避免反复冻融。

（二）样品接收及拒收的校准

1. 唯一性标识　如果标识错误、不清楚、脱落或丢失应拒收。

2. 样品类别　申请测量项目与样品类别是否相符,如样品类型错误影响测量结果应拒收。

3. 样品容器　样品容器是否正确或有破损,如容器使用错误或破损导致样品遗漏可拒收。

4. 样品外观　如样品有明显的凝血、溶血等,均可根据对测量结果的干扰拒收。

5. 样品量　按照合同或协议核对样品量,不足时可拒收。

6. 样品运送时间　查看样品采集到接收之间的时间间隔,时间过长对测量结果有影响时应拒收。

7. 样品运送条件　样品送达时干冰完全消融则拒收,或样品在>8℃环境中运送24小时以上拒收。

【测量系统和分析部分的准备】

(一) 总则

测量系统和分析部分的准备见表3-19-5。

表3-19-5　测量系统和分析部分的准备

类型	步骤	说明及要求
仪器	液相色谱串联质谱仪	液相色谱仪和质谱仪在校准周期内且处于气、电参数稳定的工作状态
	电子天平	开机稳定30分钟,完成天平自校准
校准	标准物质和内标储备液	依据待测样品浓度确定待配制储备液的浓度和稀释步骤
	工作校准溶液配制	依据待测样品配制合适浓度的校准曲线
样品	血清、血浆(新鲜、冰冻或冻干粉)	必要时分装样品

(二) 校准

1. 校准类型　五点包括法,睾酮与内标的质量比分别为0.5∶1、0.8∶1、1∶1、1.2∶1、1.5∶1。

2. 校准品　校准品采用睾酮纯度标准物质,可溯源至物质的量的SI基本单位。

3. 校准品的准备

(1) 10 μg/mL 睾酮校准品储备液的配制:准确称取10 mg睾酮校准品,转移至100 mL容量瓶,加无水乙醇定容至100 mL,天平称重后颠倒混匀后,常温放置1小时后,将储备液分装并置于-80℃冰箱保存。可根据实际睾酮纯度校准品称量量及相应加入的溶剂量计算实际配制稀释的储备液浓度,用于工作校准溶液的配制。

(2) 10 μg/mL 睾酮同位素内标储备液的配制:准确称取10 mg睾酮同位素内标,转移至100 mL容量瓶,加无水乙醇定容至100 mL,天平称重后颠倒混匀后,常温放置1小时后,将储备液分装并置于-80℃冰箱保存。可根据实际同位素内标称量量及相应加入的溶剂量计算实际配制的储备液浓度,用于工作校准溶液的配制。

(3) 工作校准溶液的配制:根据待测样品的大致浓度,用无水乙醇稀释校准品储备液和同位素内标储备液,获得浓度分别为5 ng/mL工作校准溶液和5 ng/mL的内标工作液(根据实际待测样品浓度调整工作校准溶液和内标的浓度)。然后分别将两种工作溶液混合使得校准品与内标重量比分别为0.5∶1、0.8∶1、1∶1、1.2∶1、1.5∶1。

4. 校准品的测量　校准品与待测样品和质控品同步测量。

5. 测量不确定度计算　校准曲线的不确定度按照CNAS-GL006化学分析中不确定度的评估指南中例子A5的线性拟合公式计算。

6. 校准曲线的评价　计算校准品峰面积比与质量比的相关系数r,以校准品的睾酮/内标色谱峰的峰面积比为自变量,以质量比为因变量。$r \geq 0.999$为可接受,若不符合要求需重新建立校准曲线。

7. 校准曲线的使用时间间隔　同一批实验内使用两条校准曲线。

(三) 分析样品的类型

(1) 校准品。

(2) 血清、血浆（新鲜、冰冻或冻干粉）。

(3) 其他加工处理过的样品。

(四) 分析序列结构

1. 每一批次实验样品检测顺序

(1) 空白物质：0.1%甲酸10%乙腈水溶液。

(2) 校准溶液：按质量比0.5∶1、0.8∶1、1∶1、1.2∶1、1.5∶1的顺序依次进样。

(3) 空白物质：0.1%甲酸10%乙腈水溶液。

(4) 质控品：RELA样品，HM。

(5) 待测样品：当待测样品数目不止一个，重复三次排序，排序之间需检测空白物质。

(6) 质控品：RELA样品，HM。

(7) 空白物质：0.1%甲酸10%乙腈水溶液。

(8) 校准溶液：按质量比0.5∶1、0.8∶1、1∶1、1.2∶1、1.5∶1的顺序依次进样。

(9) 空白物质：0.1%甲酸10%乙腈水溶液。

2. 分析序列说明

(1) 同一系列实验不同批次间至少要测量一次正确度控制物质。

(2) 序列起始、不同基质、不同类型样品之间加测空白物质，空白物质的峰面积宜小于下一针样品峰面积的5%（序列最后一针空白除外）。

(五) 分析部分

本参考测量程序待测样品多为冻干粉或深低温贮存的冰冻样品，测量前需处理成均匀的液体状态，分析部分应取自该液体样品，具体见【测量系统的操作】描述。

(六) 分析溶液的制备方法

对于冻干粉或干粉样品，应使用超纯水溶解；对于冷冻样品如冰冻血清等，待其完全溶解，充分混匀后再进行测量。必要时，离心。

(七) 样品预处理

(1) 向1.5 mL离心管中加入0.5～1 mL样品，再加入睾酮内标溶液，使得样品中睾酮的含量与睾酮内标含量的比值接近1，在室温条件下，振荡混匀30分钟。

(2) 再加入600 μL乙酸铵溶液(0.5 mol/L, pH 5.5)室温(22℃)平衡2小时。

(3) 采用2.5 mL正己烷/乙酸乙酯(3∶2, V/V)萃取液，萃取2次，氮气吹干后，加入0.5 mL乙酸铵溶液(0.2 mol/L, pH 9.8)进行复溶。

(4) 向复溶液中，加入3 mL正己烷进行二次萃取。

(5) 上清液在40℃左右氮气下吹干，然后加入300 μL 0.1%甲酸10%乙腈溶液复溶，转移至液相色谱专用样品瓶中进行分析。若样品不能立即上机分析，可将处理好的样品置于4℃冰箱保存。

【测量系统的操作】

(一) LC-MS/MS使用前检查

测定前检查LC-MS/MS，使其符合【测量系统和分析部分的准备】的要求。

(二) 仪器的测量参数条件

1. 液相色谱仪测定条件

(1) 色谱柱型号：C18 Hypersil Gold 柱长50 mm，柱径3 mm，粒径3 μm。

(2) 色谱柱温度：40℃。

(3) 流动相组成见表3-19-6。

表3-19-6 流动相参数

时间(min)	流速(μL/min)	流动相A	流动相B
0	700	90	10
16	700	5	95
16.01	700	90	10
19	700	90	10

(4) 进样量：100 μL。

(5) 样品盘温度为：5℃。

2. 质谱仪测定条件
(1) 数据采集时间：19分钟。
(2) 扫描速率：标准扫描速度。
(3) 离子极性：正离子模式。
(4) 碰撞气(CAD)：M。
(5) 气帘气(CUR)：30 PSI。
(6) 雾化气(GS1)：65 PSI。
(7) 辅助气(GS2)：65 PSI。
(8) 喷雾电压(IS)：5 000 V。
(9) 离子源温度(TEM)：475℃。
(10) 化合物分析能量设置见表3-19-7。

表3-19-7 化合物分析能量设置

化 合 物	母离子/子离子 (m/z)
睾酮(定性)	289/109
睾酮(定量)	289/97
内标(定性)	292/112
内标(定量)	292/100

（三）系统平衡
见仪器操作相关章节。

（四）建立进样序列表
见仪器操作相关章节。

（五）提交检测
见仪器操作相关章节。

（六）确认原始数据
见仪器操作相关章节。

（七）维护与保养
见仪器操作相关章节。

【数据处理】

（一）校准曲线的建立
选择两次测量校准品质量比分别为0.5∶1、0.8∶1、1∶1、1.2∶1和1.5∶1，以及其对应的色谱峰的峰面积比建立校准曲线，其中以睾酮/内标色谱峰的峰面积比为因变量，以质量比为自变量。计算校准曲线线性回归拟合方程的斜率a和截距b，并建立校准曲线方程：

$$y = ax + b$$

y：睾酮/内标色谱峰的峰面积比。
x：睾酮/内标质量比。
a：校准曲线线性回归方程的斜率。
b：校准曲线线性回归方程的截距。

（二）样品浓度计算
测量样品可得到峰面积比X，通过校准曲线可计算得到睾酮/内标质量比。则样品浓度C可通以下公式计算得到：

$$C_{nmol/L} = \frac{Y-b}{a} \times \frac{m \times C_{is} \times \rho}{M} \times P \times \frac{1\,000}{M_r} \times f_{re}$$

式中：
$C_{nmol/L}$：样品浓度，保留三位小数。
P：标准物质纯度。
Y：待测样品中睾酮/内标色谱峰的峰面积比的均值（重复三次测量）。
a：校准曲线线性回归方程的斜率。
b：校准曲线线性回归方程的截距。
m：样品中加入的内标质量 g。
C_{is}：样品中加入的内标浓度 ng/g。
ρ：血清样品密度 g/cm^3。
M：血清样品质量 g。
M_r：睾酮分子量 g/mol。
f_{re}：样品复溶的质量修正因子。

当样品浓度用 ng/mL 表示时，需要进行单位换算，换算公式如下：

$$C_{nmol/L} = C_{ng/mL} \times 0.288\,42$$

（三）测量结果处理
(1) 计算三批次测量值的均值。
(2) 根据 CNAS-GL006 化学分析中不确定度的评估指南进行测量结果不确定度评估。

【分析可靠性】

（一）分析性能评价
依据检出限和定量限、测量不确定度、正确度、精密度、测量区间等来评估测量方法的分析可靠性。

（二）检出限和定量限

本方法定量限为 0.07 nmol/L。

（三）测量不确定度

本参考测量程序的校准和测量能力（CMC）为 $0.09 \sim 34.7$ nmol/L，$U_{rel} = 1.5\% \sim 3.7\%$（k=2）。

测量不确定度来源包括以下 5 个部分。

(1) 校准品纯度引入的不确定度。

(2) 校准曲线配制引入的不确定度。

(3) 校准曲线拟合引入的不确定度。

(4) 样品及其内标称量引入的不确定度。

(5) 样品测量批次的合并校准差引入的不确定度。

（四）正确度

使用参考物质进行正确度验证，优先选择国际或国家权威机构确认或推荐的、基质与被测样品基质相似的有证参考物质，如 JCTLM 数据库公布的参考物质 SRM971A。

（五）精密度

实验室内由同一操作人员运行本测量程序，对样品重复测量至少 9 次，所得的中间精密度小于 3.5% 为可接受。

（六）测量区间

本参考测量程序测量区间的下限为 0.09 nmol/L，上限 34.7 nmol/L。

【参考测量程序的确认】

本参考测量程序主要通过每年参加国际医学参考实验室室间质量评价计划（RELA, http://www.dgkl-rfb.de:81/）和（或）国家卫生健康委临床检验中心（NCCL）参考实验室室间质量评价计划进行确认。通过确认可符合预期用途。

【结果报告】

参考测量报告中应包括以下信息：样品类型和来源；采样日期和测量日期；应用的参考测量程序；包含被测量名称、数值和测量单位的结果；测量不确定度的表述；生理学和临床信息（如适用）；报告适用地信息。如有特殊情况在备注中说明（包括样品不常见特性、测量程序异常特征或修改使用等）。

【质量保证】

（一）室内质量控制

实验室应采用高低两个浓度的质控品、正确度控制物质，采用适当的室内质控规则监控测量过程的精密度和正确度。当质控品测量结果失控、正确度控制物质测量结果超出规定范围时，应查找原因并纠正，纠正后重新测量。

（二）室间质量评价

每年参加 RELA 和（或）NCCL 的参考实验室室间质量评价计划，以室间质量评价计划提供者确定的等效限（睾酮为靶值±8.75%）为依据对本参考实验室的测量结果进行判断。

（孙贺伟　虞科颖）

参考文献

Botelho J C, Shackledy C, Cooper H C, et al. Isotope-dilution liquid chromatography-tandem mass spectrometry candidate reference method for total testosterone in human serum[J]. Clin Chem, 2013, 59(2): 372-380.

第二十节　总三碘甲状腺原氨酸

【警告和安全性注意事项】

（一）样品安全性

样品具有生物传染性，应进行必要的防护。

（二）试剂安全性

(1) 需注意安全性试剂：甲醇、甲酸、盐酸、二氯甲烷、异丙醇。

(2) 试剂安全性分类见"附录 D 危险化学

品分类表"。

（3）实验室根据《化学品分类和标签规范》对化学品进行物理危险、健康危害和环境危害进行说明和管理。

（三）仪器安全性

（1）仪器应严格按照说明书和校准操作规程操作。

（2）色谱仪自动进样器运行时，勿放样及取样，以防针刺损伤。质谱仪在激活状态中，切勿卸下离子源。

（3）电路和数据线路检查及维护时，注意采取防漏电措施。

【引言】

三碘甲状腺原氨酸（$3,3',5$ - Triiodothyronine，T3）是人体内的主要的甲状腺激素之一，可以作用于心血管、神经、免疫、和生殖系统，在机体的代谢、生长发育过程中起重要作用。本参考测量程序是国际检验医学联合溯源委员会（JCTLM）在其数据库中公布的参考测量程序，使用同位素稀释液相色谱串联质谱法（ID - LC - MS/MS），通过测量校准溶液建立校准曲线 $y=ax+b$（其中 y 表示校准品中标物与内标的实测峰面积比，x 表示校准品中标物与内标的浓度比）和样品中 T3 和内标的峰面积比来计算人血清、血浆中 T3 的含量，使测量结果溯源至国际单位 nmol/L。经本实验室验证和确认，符合预期用途，如溯源性建立和正确性评估价。

【范围】

本参考测量程序适用于测量人血清、血浆中 T3 含量，所用样品材料包括校准品和血清、血浆（新鲜、冰冻或冻干粉）。T3 的某些结构类似物可能会带来干扰。本参考测量程序的测量范围参照 JCTLM 公布的参考测量程序。

【规范性引用文件】

GB/T 19702 体外诊断医疗器械生物源性样品中量的测量参考测量程序的表述和内容的要求。

JCTLM 公布的参考测量程序：Development and Evaluation of a Reference Measurement Procedure for the Determination of Total $3,3',5$ - Triiodothyronine in Human Serum Using Isotope - Dilution Liquid Chromatography Tandem Mass Spectrometry。

【测量原理和方法】

（一）测量原理

本法建立的血清总 T3 参考测量方法以同位素稀释高效液相色谱串联质谱法为测量原理。

（二）测量方法

本法以稳定同位素标记的 T3 为内标添加至待测样品中，内标与样品均匀混合后，采用固相萃取和乙酸乙酯液液萃取进行前处理，最终萃取液经氮气吹干后用流动相复溶，用液相色谱串联质谱分离和测定血清 T3 和内标特异的离子转变。用 T3 和内标峰面积比计算血清 T3 浓度。

【核查表】

（一）试剂和材料

试剂和材料信息见表 3-20-1。

表 3-20-1 试剂和材料列表

分类	通用名称	条件
校准品	三碘甲状腺原氨酸有证参考物质	符合 ISO 15194，纯品
内标物质	三碘甲状腺原氨酸同位素标记物	无 T3 干扰
溶剂	甲醇	色谱纯
溶剂	甲酸	色谱纯
溶剂	二氯甲烷	色谱纯
溶剂	异丙醇	色谱纯
溶剂	水	超纯水
试剂	二碘络氨酸	色谱纯

续表

分类	通用名称	条件
试剂	二硫苏糖醇	分析纯
试剂	抗坏血酸	分析纯
试剂	柠檬酸	分析纯
试剂	氯化钠	分析纯
正确度控制品	（具有互换性的）有证参考物质	符合 ISO 15194，人体样品基质
室内质控品	商品化质控品/RELA 样品，HM	无溯源性要求

（二）仪器

仪器信息见表 3-20-2。

表 3-20-2 仪器列表

仪器名称	生产厂家	型号	特殊要求
液相色谱仪	/	/	校准合格
质谱仪	/	/	校准合格
电子天平	/	/	校准合格

【试剂和材料】

（一）试剂原料

试剂原料信息见表 3-20-3a～表 3-20-3k。

表 3-20-3a 试剂系统名：甲醇；通用名：甲醇

CAS,CARN 注册号	67-56-1
生产厂家	/
货号/批号	/
分子式	CH_4O
分子量	32
纯度	>95%
特定合格要求（如有）	/
危险度	见附录 D
贮存要求	存放在通风良好的地方；保持容器密闭，存放处须加锁
失效期	/

表 3-20-3b 试剂系统名：丙酮；通用名：丙酮

CAS,CARN 注册号	67-64-1
生产厂家	/
货号/批号	/
分子式	C_3H_6O
分子量	58.08
纯度	>95%
特定合格要求（如有）	/
危险度	见附录 D
贮存要求	存放在通风良好的地方；保持低温
失效期	/

表 3-20-3c 试剂系统名：二氯甲烷；通用名：二氯甲烷

CAS,CARN 注册号	75-09-2
生产厂家	/
货号/批号	/
分子式	CH_2Cl_2
分子量	84.933
纯度	>95%
特定合格要求（如有）	/
危险度	见附录 D
贮存要求	存放在通风良好的地方；保持低温
失效期	/

表 3-20-3d 试剂系统名：甲酸；通用名：甲酸

CAS,CARN 注册号	64-18-6
生产厂家	/
货号/批号	/
分子式	$C_4H_8O_2$
分子量	46.03
纯度	>95%
特定合格要求（如有）	/
危险度	见附录 D
贮存要求	存放在通风良好的地方；保持低温
失效期	/

表 3-20-3e 试剂系统名：盐酸；通用名：盐酸

CAS,CARN 注册号	7647-01-0
生产厂家	/
货号/批号	/
分子式	HCl
分子量	36.46
纯度	/
特定合格要求（如有）	/
危险度	见附录 D
贮存要求	存放在通风良好的地方；保持低温
失效期	/

表 3-20-3f 试剂系统名：异丙醇；通用名：异丙醇

CAS,CARN 注册号	67-63-0
生产厂家	/
货号/批号	/
分子式	C_3H_8O
分子量	60.095
纯度	>95%
特定合格要求（如有）	/
危险度	见附录 D
贮存要求	存放在通风良好的地方；保持低温
失效期	/

表 3-20-3g 试剂系统名：二碘络氨酸；通用名：二碘络氨酸

CAS,CARN 注册号	300-39-0
生产厂家	/
货号/批号	/
分子式	$C_9H_9I_2NO_3$
分子量	432.98
纯度	>95%
特定合格要求（如有）	/
危险度	/
贮存要求	-20℃保存
失效期	/

表 3-20-3h 试剂系统名：抗坏血酸；通用名：抗坏血酸

CAS,CARN 注册号	50-81-7
生产厂家	/
货号/批号	/
分子式	$C_6H_8O_6$
分子量	176.13
纯度	>95%
特定合格要求（如有）	/
危险度	/
贮存要求	存放在通风良好的地方
失效期	/

表 3-20-3i 试剂系统名：二硫苏糖醇；通用名：二硫苏糖醇

CAS,CARN 注册号	3483-12-3
生产厂家	/
货号/批号	/
分子式	$C_4H_{10}O_2S_2$
分子量	154.251
纯度	>95%
特定合格要求（如有）	/
危险度	/
贮存要求	存放在通风良好的地方
失效期	/

表 3-20-3j 试剂系统名：柠檬酸；通用名：柠檬酸

CAS,CARN 注册号	77-92-9
生产厂家	/
货号/批号	/
分子式	$C_6H_8O_7$
分子量	192.13
纯度	>95%
特定合格要求（如有）	/
危险度	/
贮存要求	存放在通风良好的地方
失效期	/

表 3-20-3k 试剂系统名：醋酸钾；通用名：醋酸钾

CAS,CARN 注册号	127-08-2
生产厂家	/
货号/批号	/
分子式	CH$_3$COOK
分子量	98.14
纯度	>95%
特定合格要求(如有)	
危险度	/
贮存要求	存放在通风良好的地方
失效期	/

(二) 试剂溶液

溶液的配制使用超纯水，符合下列条件：电导率≤0.055 5 μS/cm，电阻率>18 MΩ·cm，总 Si 含量≤3 μg/L，Cl$^-$<1 μg/L，Na$^+$<1 μg/L，总有机碳<50 μg/L。其他溶液配制见表 3-20-4。

表 3-20-4 溶液配制

名称	成分	浓度	用途	其他
二碘络氨酸甲醇溶液	甲醇、二碘络氨酸	0.5 g/L；0.1 g/L	保护剂	/
抗坏血酸水溶液	水、抗坏血酸	50 g/L	抗氧化剂	/
柠檬酸水溶液	水、柠檬酸	50 g/L	抗氧化剂	/
二硫苏糖醇水溶液	水、二硫苏糖醇	25 g/L	抗氧化剂	/
醋酸钾水溶液	水、醋酸钾	0.1 mol/L	pH 调节剂	
0.1%甲酸 52%甲醇水溶液	甲酸；水、甲醇	1 ml/L；52:48 (V/V)	样品前处理后的复溶	/
流动相 A	甲酸水	0.1%甲酸水	流动相	
流动相 B	甲酸甲醇	0.1%甲酸甲醇	流动相	

【仪器】

(一) 液相色谱串联质谱仪

1. **基本性能特征** 见第二章第二节。

2. **校准依据** JJF 1317 液相色谱-质谱联用仪校准规范。

(二) 电子天平

1. **基本性能特征** 分度为 0.01 mg 的一级天平。

2. **校准依据** JJF 1847 电子天平校准规范。

【采样和样品】

(一) 样品的相关要求

(1) 参考测量实验室一般不考虑分析前因素对样品特性的影响。

(2) 血清样品在 2~8℃可稳定 2 天，若 2 天内无法完成测量，应在 -20℃或低于 -20℃冷冻保存，避免反复冻融。

(二) 样品接收及拒收的校准

1. **唯一性标识** 如果标识错误、不清楚、脱落或丢失应拒收。

2. **样品类别** 申请测量项目与样品类别是否相符，如样品类型错误影响测量结果应拒收。

3. **样品容器** 样品容器是否正确或有破损，如容器使用错误或破损导致样品遗漏可拒收。

4. **样品外观** 如样品有明显的凝血、溶血等，均可根据对测量结果的干扰拒收。

5. **样品量** 按照合同或协议核对样品量，不足时可拒收。

6. **样品运送时间** 查看样品采集到接收之间的时间间隔，时间过长对测量结果有影响时应拒收。

7. **样品运送条件** 样品送达时干冰完全消融则拒收，或样品在>8℃环境中运送 24 小时以上拒收。

【测量系统和分析部分的准备】

(一) 总则

测量系统和分析部分的准备见表 3-20-5。

表 3-20-5　测量系统和分析部分的准备

类型	步骤	说明及要求
仪器	液相色谱串联质谱仪	液相色谱仪和质谱仪在校准周期内且处于气、电参数稳定的工作状态
	电子天平	开机稳定 30 分钟,完成天平自校准
校准	标准物质和内标储备液	依据待测样品浓度确定待配制储备液的浓度和稀释步骤
	工作校准溶液配制	依据待测样品配制合适浓度的校准曲线
样品	血清、血浆(新鲜、冰冻或冻干粉)	必要时分装样品

(二) 校准

1. 校准类型　五点包括法,T3 与内标的质量比分别为 0.5∶1、0.8∶1、1∶1、1.2∶1、1.5∶1。

2. 校准品　校准品采用 T3 纯度标准物质,可溯源至物质的量的 SI。

3. 校准品的准备

(1) T3 校准品及内标溶液准备

1) 校准品原始储备液的配制:准确称取约 2.5 mg T3 校准品,至 100 mL 容量瓶,先加入 20 mL 甲醇,再滴加数滴 1 mol/L 盐酸,溶解后,用甲醇定容至 100 mL。

2) 中间储备液的配制:取 5 mL 原始储备液至 100 mL 容量瓶中,加入 10 mL 0.5 g/L 二碘络氨酸甲醇溶液,再用 0.05 mol/L 磷酸缓冲液(pH 11.6)定容至 100 mL。

3) 工作校准溶液的配制:取 4 mL 中间储备液至 100 mL 容量瓶中,加入 10 mL 0.5 g/L 二碘络氨酸甲醇溶液,再用 0.05 mol/L 磷酸缓冲液(pH 11.6)定容至 100 mL,得到浓度约为 50 ng/mL 的 T3 校准品工作溶液。

4) T3 内标溶液配制与 T3 校准品溶液配制过程一致。

(2) 将校准品工作液与内标工作液混合使得校准品与内标重量比分别为 0.5∶1、0.8∶1、1∶1、1.2∶1、1.5∶1,然后,用 0.1% 甲酸 52% 甲醇溶液进行稀释,使得 T3 浓度分别为 10 ng/mL。

4. 校准品的测量　校准品与待测样品和质控品同步测量。

5. 测量不确定度计算　校准曲线的不确定度按照 CNAS-GL006 化学分析中不确定度的评估指南中例子 A5 的线性拟合公式计算。

6. 校准曲线的评价　计算校准品峰面积比与质量比的相关系数 r,以校准品的 T3/内标色谱峰的峰面积比为自变量,以质量比为因变量。$r \geqslant 0.999$ 为可接受,若不符合要求需重新建立校准曲线。

7. 校准曲线的使用时间间隔　同一批实验内使用两条校准曲线。

(三) 分析样品的类型

(1) 校准品。

(2) 血清、血浆(新鲜、冰冻或冻干粉)。

(3) 其他加工处理过的样品。

(四) 分析序列结构

1. 每一批次实验样品检测顺序

(1) 空白物质:0.1% 甲酸 52% 甲醇水溶液。

(2) 校准溶液:按质量比 0.5∶1、0.8∶1、1∶1、1.2∶1、1.5∶1 的顺序依次进样。

(3) 空白物质:0.1% 甲酸 52% 甲醇水溶液。

(4) 质控品:RELA 样品,HM。

(5) 待测样品:当待测样品数目不止一个,重复三次排序,排序之间需检测空白物质。

(6) 质控品:RELA 样品,HM。

(7) 空白物质:0.1% 甲酸 52% 甲醇水溶液。

(8) 校准溶液:按质量比 0.5∶1、0.8∶1、1∶1、1.2∶1、1.5∶1 的顺序依次进样。

(9) 空白物质:0.1% 甲酸 52% 甲醇水溶液。

2. 分析序列说明

(1) 同一系列实验不同批次间至少要测量一次正确度控制物质。

(2)序列起始、不同基质、不同类型样品之间加测空白物质，空白物质的峰面积宜小于下一针样品峰面积的5%（序列最后一针空白除外）。

（五）分析部分

本参考测量程序待测样品多为冻干粉或深低温贮存的冰冻样品，测量前需处理成均匀的液体状态，分析部分应取自该液体样品，具体见【测量系统的操作】描述。

（六）分析溶液的制备方法

对于冻干粉或干粉样品，应使用超纯水溶解；对于冷冻样品如冰冻血清等，待其完全溶解，充分混匀后再进行测量。必要时，离心。

（七）样品预处理（全程需避光操作）

（1）先向50 mL离心管中，加入约3 mL样本，再加入三种抗氧化剂（60 μL 50 g/L抗坏血酸水溶液、60 μL 50 g/L柠檬酸水溶液、120 μL 25 g/L二硫苏糖醇水溶液）和50 μL 0.1 g/L二碘络氨酸甲醇溶液，再加入内标工作液使得分析物与内标比值接近1∶1。

（2）向上述样本中，加入180 mg氯化钠，室温平衡1小时，然后加入6 mL丙酮，冰浴30分钟，2 000g离心15分钟后将上清液转移至含有三种抗氧化剂和二碘络氨酸（用量同上述步骤1）的离心管中，30℃氮吹至约3 mL，并加入7 mL 0.1 mol/L醋酸钾缓冲液（pH 4.0）。

（3）Bond-Elut Certify SPE固相萃取

1）活化：先加6 mL二氯甲烷∶异丙醇（75∶25,V/V），然后加入6 mL甲醇，再加6 mL醋酸钾缓冲液（0.1 mol/L，pH 4.0）。

2）上样：将除蛋白后的样本进行上样，流速3~4 mL/min。

3）清洗：先用10 mL水，再用5 mL 0.1 mol/L盐酸和20 mL甲醇，最后用10 mL二氯甲烷∶异丙醇（75∶25,V/V）清洗。

4）洗脱：3.5 mL二氯甲烷∶异丙醇∶氨水（70∶26.5∶3.5,V/V/V）。

（4）分析：承接洗脱液的离心管中，需提前加入5 μg二碘络氨酸和3 mg三种抗氧化剂（加入方法及用量同步骤1），在30℃条件下，氮气吹干，然后用1%甲酸52%甲醇水溶液复溶，转移至液相色谱专用样品瓶中进行分析。若样品不能立即上机分析，可将处理好的样品置于4℃冰箱保存。

【测量系统的操作】

（一）LC-MS/MS使用前检查

测定前检查LC-MS/MS，使其符合【测量系统和分析部分的准备】的要求。

（二）仪器的测量参数条件

1. 液相色谱仪测定条件

（1）色谱柱型号：Zorbax Eclipse XDBC18柱长150 mm，柱径2.1 mm，粒径5 μm。

（2）色谱柱温度：30℃。

（3）流动相组成见表3-20-6。

表3-20-6 流动相参数

时间(min)	流速(μL/min)	流动相A	流动相B
0	250	48	52
15	250	48	52
15.5	250	0	100
25.5	250	0	100

（4）进样量：40 μL。

2. 质谱仪测定条件

（1）数据采集时间：25.5分钟。

（2）扫描速率：标准扫描速度。

（3）离子极性：正离子模式。

（4）碰撞气（CAD）：0.25 Pa。

（5）化合物分析能量设置见表3-20-7。

表3-20-7 化合物分析能量设置

化合物	母离子/子离子 (m/z)	碰撞电压 (V)
T3	652/606	18
$^{13}C_9$-T3	661/614	18

(三) 系统平衡
见仪器操作相关章节。

(四) 建立进样序列表
见仪器操作相关章节。

(五) 提交检测
见仪器操作相关章节。

(六) 确认原始数据
见仪器操作相关章节。

(七) 维护与保养
见仪器操作相关章节。

【数据处理】

(一) 校准曲线的建立
选择两次测量校准品质量比分别为 0.5∶1、0.8∶1、1∶1、1.2∶1 和 1.5∶1，以及其对应的色谱峰的峰面积比建立校准曲线，其中以 T3/内标色谱峰的峰面积比为因变量，以质量比为自变量。计算校准曲线线性回归拟合方程的斜率 a 和截距 b，并建立校准曲线方程：

$$y = ax + b$$

式中：
y：T3/内标色谱峰的峰面积比。
x：T3/内标质量比。
a：校准曲线线性回归方程的斜率。
b：校准曲线线性回归方程的截距。

(二) 样品浓度计算
测量样品可得到峰面积比 X，通过校准曲线可计算得到 T3/内标质量比。则样品浓度 C 可通以下公式计算得到：

$$C_{nmol/L} = \frac{Y-b}{a} \times \frac{m \times C_{is} \times \rho}{M} \times P \times \frac{1\,000}{M_r} \times f_{re}$$

式中：
$C_{nmol/L}$：样品浓度，保留三位小数。
P：标准物质纯度。
Y：待测样品中 T3/内标色谱峰的峰面积比的均值（重复三次测量）。
a：校准曲线线性回归方程的斜率。
b：校准曲线线性回归方程的截距。
m：样品中加入的内标质量 g。
C_{is}：样品中加入的内标浓度 ng/g。
ρ：血清样品密度 g/cm³。
M：血清样品质量 g。
M_r：T3 分子量 g/mol。
f_{re}：样品复溶的质量修正因子。

当样品浓度用 ng/mL 表示时，需要进行单位换算，换算公式如下：

$$C_{nmol/L} = C_{ng/mL} \times 0.651$$

(三) 测量结果处理
(1) 计算三批次测量值的均值。
(2) 根据 CNAS-GL006 化学分析中不确定度的评估指南进行测量结果不确定度评估。

【分析可靠性】

(一) 分析性能评价
依据检出限和定量限、测量不确定度、正确度、精密度、测量区间等来评估测量方法的分析可靠性。

(二) 检出限和定量限
可根据实验室要求对检出限和定量限进行评估。

(三) 测量不确定度
本参考测量程序的校准和测量能力（CMC）为 T3 1~3 ng/mL，U_{rel}=3%~5%（k=2）。

测量不确定度来源包括以下 5 个部分。
(1) 校准品纯度引入的不确定度。
(2) 校准曲线配制引入的不确定度。
(3) 校准曲线拟合引入的不确定度。
(4) 样品及其内标称量引入的不确定度。
(5) 样品测量批次的合并校准差引入的不确定度。

(四) 正确度
使用参考物质进行正确度验证，优先选择国际或国家权威机构确认或推荐的、基质与被测样品基质相似的有证参考物质。

(五) 精密度
实验室内由同一操作人员运行本测量程

序,对样品重复测量至少 9 次,所得的中间精密度小于 3.5% 为可接受。

(六)测量区间

本参考测量程序测量区间的下限为 1 ng/mL,上限 3 ng/mL。

【参考测量程序的确认】

本参考测量程序主要通过每年参加国际医学参考实验室室间质量评价计划(RELA,http://www.dgkl-rfb.de:81/)和(或)国家卫生健康委临床检验中心(NCCL)参考实验室室间质量评价计划进行确认。通过确认可符合预期用途。

【结果报告】

参考测量报告中应包括以下信息:样品类型和来源;采样日期和测量日期;应用的参考测量程序;包含被测量名称、数值和测量单位的结果;测量不确定度的表述;生理学和临床信息(如适用);报告适用地信息。如有特殊情况在备注中说明(包括样品不常见特性、测量程序异常特征或修改使用等)。

【质量保证】

(一)室内质量控制

实验室应采用高低两个浓度的质控品、正确度控制物质,采用适当的室内质控规则监控测量过程的精密度和正确度。当质控品测量结果失控、正确度控制物质测量结果超出规定范围时,应查找原因并实施纠正,纠正后重新测量。

(二)室间质量评价

每年参加 RELA 和(或)NCCL 的参考实验室室间质量评价计划,以室间质量评价计划提供者确定的等效限(T3 为靶值±6%)为对本参考实验室的测量结果进行判断。

(孙贺伟　虞科颖)

参考文献

Tai S C, Bunk D M, White E, et al. Development and evaluation of a reference measurement procedure for the determination of total 3,3′,5 - triiodothyronine in human serum using isotope-dilution liquid chromatography-tandem mass spectrometry[J]. Analytical Chemistry,2004,76(17):5092 - 5096.

第二十一节　25 羟基维生素 D_3/D_2

【警告和安全性注意事项】

(一)样品安全性

样品具有生物传染性,应进行必要的防护。

(二)试剂安全性

(1)需注意安全性试剂:甲醇和正己烷。

(2)试剂安全性分类见"附录 D 危险化学品分类表"。

(3)实验室根据《化学品分类和标签规范》对化学品进行物理危险、健康危害和环境危害进行说明和管理。

(三)仪器安全性

(1)仪器应严格按照说明书和校准操作规程操作。

(2)色谱仪自动进样器运行时,勿放样及取样,以防针刺损伤。质谱仪在激活状态中,切勿卸下离子源。

(3)电路和数据线路检查及维护时,注意采取防漏电措施。

【引言】

25 羟基维生素 D_3/D_2[25 - hydroxyvitamin D_3/D_2,25(OH)VD_3/D_2]是人体内维生素 D 的代谢产物,可用于评价人体内维生素 D 的营养水平。本参考测量程序为一级参考测量程序,使用同位素稀释液相色谱质谱串联法(ID - LC - MS/

MS),通过测量校准溶液建立校准曲线 $y=ax+b$(其中 y 表示校准品中标物与内标的实测峰面积比,x 表示校准品中标物与内标的浓度比)和样本中 25(OH)VD 和内标的峰面积比来人血清、血浆中 25(OH)VD$_2$ 和 25(OH)VD$_3$ 的含量,使测量结果溯源至国际单位 nmol/L。经本实验室验证和确认,符合预期用途,如溯源性建立和正确性评价。

【范围】

本参考测量程序适用于测量人血清、血浆中 25 羟基 VD 含量,所用样品材料包括校准品和血清、血浆(新鲜、冰冻或冻干粉)。25 羟基 VD 的某些结构类似物可能会带来干扰。本参考测量程序的测量区间参照 JCTLM 公布的参考测量程序。

【规范性引用文件】

GB/T 19702 体外诊断医疗器械生物源性样品中量的测量参考测量程序的表述和内容的要求。

JCTLM 公布的参考测量程序:A candidate reference measurement procedure for quantifying serum concentrations of 25 - hydroxyvitamin D - 3 and 25 - hydroxyvitamin D - 2 using isotope-dilution liquid chromatography-tandem mass spectrometry.

【测量原理和方法】

(一)测量原理

本法建立的血清 25 羟基 VD 参考测量方法以同位素稀释高效液相色谱串联质谱法为测量原理。

(二)测量方法

本法以稳定同位素标记的 25 羟基 VD 为内标添加至待测样品中,内标与样品均匀混合后,用正己烷萃取,氮气吹干后用流动相复溶,用液相色谱串联质谱分离和测定血清 25 羟基 VD 和内标特异的离子转变。用 25 羟基 VD 和内标峰面积比计算血清 25 羟基 VD 浓度。

【核查表】

(一)试剂和材料

试剂和材料信息见表 3-21-1。

表 3-21-1 试剂和材料列表

分类	通用名称	条件
校准品	25 羟基维生素 D 有证参考物质	符合 ISO 15194,纯品
内标物质	25 羟基维生素 D$_3$ 同位素标记物	无 25(OH)VD$_3$ 干扰
内标物质	25 羟基维生素 D$_2$ 同位素标记物	无 25(OH)VD$_2$ 干扰
溶剂	甲醇	色谱纯
溶剂	正己烷	色谱纯
溶剂	水	超纯水
正确度控制品	(具有互换性的)有证参考物质	符合 ISO 15194,人体样品基质
室内质控品	商品化质控品/RELA 样品,SD	无溯源性要求

(二)仪器

仪器信息见表 3-21-2。

表 3-21-2 仪器列表

仪器名称	生产厂家	型号	特殊要求
质谱仪	/	/	校准合格
电子天平	/	/	校准合格

【试剂和材料】

(一)试剂原料

试剂原料信息见表 3-21-3a~表 3-21-3c。

表 3-21-3a 试剂系统名:甲醇;通用名:甲醇

CAS,CARN 注册号	67-56-1
生产厂家	/
货号/批号	/

续表

CAS,CARN 注册号	67-56-1
分子式	CH_4O
分子量	32
纯度	>95%
特定合格要求（如有）	/
危险度	见附录 D
贮存要求	存放在通风良好的地方；保持容器密闭，存放处须加锁
失效期	/

表 3-21-3b　试剂系统名：正己烷；通用名：正己烷

CAS,CARN 注册号	110-54-3
生产厂家	/
货号/批号	/
分子式	C_6H_{14}
分子量	86.18
纯度	>95%
特定合格要求（如有）	/
危险度	见附录 D
贮存要求	存放在通风良好的地方；保持低温
失效期	/

表 3-21-3c　试剂系统名：碳酸钠；通用名：碳酸钠

CAS,CARN 注册号	497-19-8
生产厂家	/
货号/批号	/
分子式	Na_2CO_3
分子量	105.99
纯度	>95%
特定合格要求（如有）	/
危险度	见附录 D
贮存要求	存放在通风良好的地方；保持低温
失效期	/

（二）试剂溶液

溶液的配制使用超纯水，符合下列条件：电导率≤0.055 5 μS/cm，电阻率>18 MΩ·cm，总 Si 含量≤3 μg/L，Cl^-<1 μg/L，Na^+<1 μg/L，总有机碳<50 μg/L。其他溶液配制见表 3-21-4。

表 3-21-4　溶液配制

名称	成分	浓度	用途	其他
73%甲醇水溶液	甲醇、水	73∶27 (V/V)	校准溶液配制、样品前处理后的复溶	/
流动相 A	水		液相色谱流动相 A	
流动相 B	甲醇	100%	液相色谱流动相 B	

【仪器】

（一）液相色谱串联质谱仪

1. 基本性能特征　见第二章第二节。

2. 校准依据　JJF 1317 液相色谱-质谱联用仪校准规范。

（二）电子天平

1. 基本性能特征　分度为 0.01 mg 的一级天平。

2. 校准依据　JJF 1847 电子天平校准规范。

【采样和样品】

（一）样品的相关要求

（1）参考测量实验室一般不考虑分析前因素对样品特性的影响。

（2）血清样品在 2～8℃可稳定 2 天，若 2 天内无法完成测量，应在 −20℃或低于 −20℃冷冻保存，避免反复冻融。

（二）样品接收及拒收的校准

1. 唯一性标识　如果标识错误、不清楚、脱落或丢失应拒收。

2. 样品类别　申请测量项目与样品类别是否相符，如样品类型错误影响测量结果应拒收。

3. 样品容器　样品容器是否正确或有破损，如容器使用错误或破损导致样品遗漏可拒收。

4. 样品外观　如样品有明显的凝血、溶血等，均可根据对测量结果的干扰拒收。

5. 样品量　按照合同或协议核对样品量，不足时可拒收。

6. 样品运送时间　查看样品采集到接收之间的时间间隔，时间过长对测量结果有影响时应拒收。

7. 样品运送条件　样品送达时干冰完全消融则拒收，或样品在>8℃环境中运送24小时以上拒收。

【测量系统和分析部分的准备】

（一）总则

测量系统和分析部分的准备见表3-21-5。

表3-21-5　测量系统和分析部分的准备

类型	步骤	说明及要求
仪器	液相色谱串联质谱仪	液相色谱仪和质谱仪在校准周期内且处于气、电参数稳定的工作状态
	电子天平	开机稳定30分钟，完成天平自校准
校准	标准物质和内标储备液	依据待测样品浓度确定待配制储备液的浓度和稀释步骤
	工作校准溶液配制	依据待测样品配制合适浓度的校准曲线
样品	血清、血浆（新鲜、冰冻或冻干粉）	必要时分装样品

（二）校准

1. 校准类型　五点包括法，25羟基VD与内标的质量比分别为0.5∶1、0.8∶1、1∶1、1.2∶1、1.5∶1。

2. 校准品　校准品采用25羟基VD纯度标准物质SRM2972B，可溯源至质量的SI基本单位。

3. 校准品的准备

(1) 校准品工作液的配制：取适当体积的SRM2972B，天平称重后氮气吹干，然后加入73%甲醇溶液复溶，使得25(OH)VD$_3$浓度范围在10~50 nmol/L；25(OH)VD$_2$浓度范围在1~5 nmol/L。

(2) 同位素内标储备液的配制：使用纯甲醇溶液配制得到浓度为：d$_6$-25(OH)VD$_3$：150 μmol/L；d$_3$-25(OH)VD$_2$：60 μmol/L 的同位素内标溶液。

(3) 使用73%甲醇溶液将同位素内标储备液配制为：d$_6$-25(OH)VD$_3$浓度范围70~90 nmol/L；d$_3$-25(OH)VD$_2$浓度范围10~12 nmol/L。

(4) 工作校准溶液的配制：根据实际待测样品浓度调整工作校准溶液和内标的浓度，然后分别将两种工作溶液混合使得校准品与内标重量比分别为0.5∶1、0.8∶1、1∶1、1.2∶1、1.5∶1。

4. 校准品的测量　校准品与待测样品和质控品同步测量。

5. 测量不确定度计算　校准曲线的不确定度按照 CNAS-GL006 化学分析中不确定度的评估指南中例子A5的线性拟合公式计算。

6. 校准曲线的评价　计算校准品峰面积比与质量比的相关系数 r，以校准品的25羟基VD/内标色谱峰的峰面积比为自变量，以质量比为因变量。$r \geqslant 0.999$ 为可接受，若不符合要求需重新建立校准曲线。

7. 校准曲线的使用时间间隔　同一批实验内使用两条校准曲线。

（三）分析样品的类型

(1) 校准品。

(2) 血清、血浆（新鲜、冰冻或冻干粉）。

(3) 其他加工处理过的样品。

（四）分析序列结构

1. 每一批次实验样品检测顺序

(1) 空白物质：73%甲醇水溶液。

(2) 校准溶液：按质量比0.5∶1、0.8∶1、1∶1、1.2∶1、1.5∶1的顺序依次进样。

(3) 空白物质：73%甲醇水溶液。

(4) 质控品：RELA样品，HM。

(5) 待测样品：当待测样品数目不止一个，

重复三次排序,排序之间需检测空白物质。

(6) 质控品:RELA 样品,HM。

(7) 空白物质:73%甲醇水溶液。

(8) 校准溶液:按质量比 0.5∶1、0.8∶1、1∶1、1.2∶1、1.5∶1 的顺序依次进样。

(9) 空白物质:73%甲醇水溶液。

2. 分析序列说明

(1) 同一系列实验不同批次间至少要测量一次正确度控制物质。

(2) 序列起始、不同基质、不同类型样品之间加测空白物质,空白物质的峰面积宜小于下一针样品峰面积的 5%(序列最后一针空白除外)。

(五) 分析部分

本参考测量程序待测样品多为冻干粉或深低温贮存的冰冻样品,测量前需处理成均匀的液体状态,分析部分应取自该液体样品,具体见【测量系统的操作】描述。

(六) 分析溶液的制备方法

对于冻干粉或干粉样品,应使用超纯水溶解;对于冷冻样品如冰冻血清等,待其完全溶解,充分混匀后再进行测量。必要时,离心。

(七) 样品预处理

(1) 向 1.5 mL 离心管中加入 0.25~1 g 样品,加入 25 羟基 VD 内标溶液使得样品中 25 羟基 VD 的含量与 25 羟基 VD 内标含量的比值接近 1,在室温条件下,平衡 1 小时。

(2) 再加入 100 μL 碳酸钠溶液(0.1 g/mL,pH 11),然后加入 2.5 mL 正己烷(重复萃取 2 次)。

(3) 将上述正己烷溶液放置于 45℃ 条件下,氮气吹干后,加入 0.3 mL 73%甲醇溶液进行复溶,经 0.45 μm 聚偏二氟乙烯膜过滤后,转移至液相色谱专用样品瓶中进行分析。若样品不能立即上机分析,可将处理好的样品置于 4℃ 冰箱保存。

【测量系统的操作】

(一) LC-MS/MS 使用前检查

测定前检查 LC-MS/MS,使其符合【测量系统和分析部分的准备】的要求。

(二) 仪器的测量参数条件

1. 液相色谱仪测定条件

(1) 色谱柱型号:AscentisF5 柱长 150 mm,柱径 2.1 mm,粒径 2.7 μm。

(2) 色谱柱温度:27℃。

(3) 流动相组成见表 3-21-6。

表 3-21-6 流动相参数

时间(min)	流速(μL/min)	流动相 A	流动相 B
0	450	27	73
12	450	27	73
12.01	450	0	100
15	450	0	100
15.01	450	27	73
18	450	27	73

(4) 进样量:100 μL。

(5) 样品盘温度为:7℃。

2. 质谱仪测定条件

(1) 数据采集时间:18 分钟。

(2) 扫描速率:标准扫描速度。

(3) 离子极性:正离子模式。

(4) 离子源类型:APCI。

(5) 化合物分析能量设置见表 3-21-7。

表 3-21-7 化合物分析能量设置

化合物	母离子/子离子 (m/z)	扫描时间 (ms)
25(OH)VD$_3$(定量)	383/365	250
25(OH)VD$_3$(定性)	383/105	250
d$_6$-25(OH)VD$_3$	389/89	250
25(OH)VD$_2$(定量)	395/377	250
25(OH)VD$_2$(定性)	395/209	250
d$_3$-25(OH)VD$_2$	398/380	250

(三) 系统平衡

见仪器操作相关章节。

(四) 建立进样序列表

见仪器操作相关章节。

(五) 提交检测

见仪器操作相关章节。

(六) 确认原始数据

见仪器操作相关章节。

(七) 维护与保养

见仪器操作相关章节。

【数据处理】

(一) 校准曲线的建立

选择两次测量校准品质量比分别为 0.5∶1、0.8∶1、1∶1、1.2∶1 和 1.5∶1，以及其对应的色谱峰的峰面积比建立校准曲线，其中以 25(OH)VD$_3$ 或 D$_2$/内标色谱峰的峰面积比为因变量，以质量比为自变量。计算校准曲线线性回归拟合方程的斜率 a 和截距 b，并建立校准曲线方程：

$$y = ax + b$$

式中：

y：25(OH)VD$_3$ 或 D$_2$/内标色谱峰的峰面积比。

x：25(OH)VD$_3$ 或 D$_2$/内标质量比。

a：校准曲线线性回归方程的斜率。

b：校准曲线线性回归方程的截距。

(二) 样品浓度计算

测量样品可得到峰面积比 Y，通过校准曲线可计算得到 25(OH)VD$_3$ 或 D$_2$/内标质量比 X。则样品浓度 C 可通以下公式计算得到：

$$C_{nmol/L} = \frac{Y-b}{a} \times \frac{m \times C_{is} \times \rho}{M} \times P \times \frac{1\,000}{M_r} \times f_{re}$$

式中：

$C_{nmol/L}$：样品浓度，保留三位小数。

P：标准物质纯度。

Y：待测样品中 25(OH)VD$_3$ 或 D$_2$/内标色谱峰的峰面积比的均值（重复三次测量）。

a：校准曲线线性回归方程的斜率。

b：校准曲线线性回归方程的截距。

m：样品中加入的内标质量 g。

C_{is}：样品中加入的内标浓度 ng/g。

ρ：血清样品密度 g/cm^3。

M：血清样品质量 g。

M_r：25(OH)VD$_3$ 或 D$_2$ 分子量 g/mol。

f_{re}：样品复溶的质量修正因子。

(三) 测量结果处理

(1) 计算三批次测量值的均值。

(2) 根据 CNAS-GL006 化学分析中不确定度的评估指南进行测量结果不确定度评估。

【分析可靠性】

(一) 分析性能评价

依据检出限和定量限、测量不确定度、正确度、精密度、测量区间等来评估测量方法的分析可靠性。

(二) 检出限和定量限

25(OH)VD$_3$ 检出限和定量限分别为 1.38 nmol/L、4.61 nmol/L；25(OH)VD$_2$ 检出限和定量限分别为 0.13 nmol/L、1.46 nmol/L。

(三) 测量不确定度

本参考测量程序的标准和测量能力（CMC）为：25(OH)VD$_3$：10~100 nmol；U_{rel}=2.7%~3.9%（k=2）。25(OH)VD$_2$：1~10 nmol/L；U_{rel}=3.1%~3.8%（k=2）。

测量不确定度来源包括以下 5 个部分。

(1) 校准品纯度引入的不确定度。

(2) 校准曲线配制引入的不确定度。

(3) 校准曲线拟合引入的不确定度。

(4) 样品及其内标称量引入的不确定度。

(5) 样品测量批次的合并校准差引入的不确定度。

(四) 正确度

使用参考物质进行正确度验证，优先选择国际或国家权威机构确认或推荐的、基质与被测样品基质相似的有证参考物质，如 JCTLM 数据库公布的参考物质 SRM972A。

(五) 精密度

实验室内由同一操作人员运行本测量程

序,对样品重复测量至少9次,所得的中间精密度小于3.5%为可接受。

(六) 测量区间

$25(OH)VD_3$参考测量程序测量区间的下限为10 nmol/L,上限100 nmol/L;$25(OH)VD_2$参考测量程序测量区间的下限为1 nmol/L,上限10 nmol/L。

【参考测量程序的确认】

本参考测量程序主要通过每年参加国际医学参考实验室室间质量评价计划(RELA,http://www.dgkl-rfb.de:81/)和(或)国家卫生健康委临床检验中心(NCCL)参考实验室室间质量评价计划进行确认。通过确认可符合预期用途。

【结果报告】

参考测量报告中应包括以下信息:样品类型和来源;采样日期和测量日期;应用的参考测量程序;包含被测量名称、数值和测量单位的结果;测量不确定度的表述;生理学和临床信息(如适用);报告适用地信息。如有特殊情况在备注中说明(包括样品不常见特性、测量程序异常特征或修改使用等)。

【质量保证】

(一) 室内质量控制

实验室应采用高低两个浓度的质控品、正确度控制物质,采用适当的室内质控规则监控测量过程的精密度和正确度。当质控品测量结果失控、正确度控制物质测量结果超出规定范围时,应查找原因并实施纠正,纠正后重新测量。

(二) 室间质量评价

每年参加 RELA 和(或)NCCL 的参考实验室室间质量评价计划,以室间质量评价计划提供者确定的等效限(25羟基VD_3:靶值±7.5%)为对本参考实验室的测量结果进行判断。

(孙贺伟 虞科颖)

参考文献

Mineva E M, Schleicher R L, Chaudhary-Webb M, et al. A candidate reference measurement procedure for quantifying serum concentrations of 25 - hydroxyvitamin D_3 and 25 - hydroxyvitamin D_2 using isotope-dilution liquid chromatography-tandem mass spectrometry[J]. Anal Bioanal Chem, 2015, 407(19): 5615 - 5624.

第二十二节　红细胞计数

【警告和安全性注意事项】

(一) 样品安全性

本参考测量程序测定样本为生物源性样本,应视为潜在传染物质,操作人员应做好防护措施。

(二) 试剂安全性

不适用。

(三) 仪器安全性

仪器应严格按照说明书和标准操作规程操作。电路和数据线路检查及维护时,注意采取防漏电措施。

【引言】

本参考测量程序为一级参考测量程序,通过电阻抗计数法,来计数人全血中红细胞的数量。本操作规程规定的参考测量程序是国际血液学标准化委员会(International council for standardization in haematology,ICSH)发布的参考方法。经本实验室验证和确认。

【范围】

本参考测量程序适用于人全血的红细胞计

数项目的操作。所用样本材料包括新鲜全血及全血标准物质。本参考测量程序测量区间为 $(3.800\sim 5.800)\times 10^{12}/L$。

【规范性引用文件】

GB/T 19702 体外诊断医疗器械生物源性样品中量的测量参考测量程序的表述和内容的要求。

中华人民共和国卫生部发布的 WS/T 245-2005 红细胞和白细胞计数参考方法。

国际血液学标准化委员会发布的 Reference method for the enumeration of erythrocytes and leucocytes。

【测量原理和方法】

(一) 测量原理

Coulter 原理即电阻抗计数法,是基于对悬浮在导电液体(稀释液)中的颗粒或细胞在穿越小孔时产生的电阻变化的检测和测量。

(二) 测量方法

国际血液学标准化委员会推荐的半自动、单通道、电阻抗颗粒计数仪法。

【核查表】

(一) 试剂和材料

试剂和材料信息见表 3-22-1。

表 3-22-1 试剂和材料列表

分类	通用名称	条件
溶质	磷酸氢二钠	色谱纯
溶质	磷酸二氢钾	色谱纯
溶质	氯化钠	色谱纯
溶质	氯化钾	色谱纯
溶剂	水	超纯水

(二) 仪器

仪器信息见表 3-22-2。

表 3-22-2 仪器列表

仪器名称	生产厂家	型号	特殊要求
颗粒计数仪	/	/	校准合格
电子天平	/	/	校准合格
移液器	/	/	校准合格

【试剂和材料】

(一) 试剂原料

试剂原料信息见表 3-22-3a~表 3-22-3d。

表 3-22-3a 试剂系统名:磷酸氢二钠;通用名:磷酸氢二钠

CAS,CARN 注册号	7558-79-4
生产厂家	/
货号/批号	/
分子式	141.96
分子量	Na_2HPO_4
纯度	≥99%
特定合格要求(如有)	/
危险度	/
贮存要求	紧闭、干燥
失效期	/

表 3-22-3b 试剂系统名:磷酸二氢钾;通用名:磷酸二氢钾

CAS,CARN 注册号	7778-77-0
生产厂家	/
货号/批号	/
分子式	136.09
分子量	KH_2PO_4
纯度	≥99%
特定合格要求(如有)	/
危险度	/
贮存要求	紧闭、干燥
失效期	/

表3-22-3c 试剂系统名：氯化钠；通用名：氯化钠

CAS,CARN 注册号	7647-14-5
生产厂家	/
货号/批号	/
分子式	58.44
分子量	NaCl
纯度	≥99%
特定合格要求（如有）	/
危险度	/
贮存要求	紧闭、干燥
失效期	/

表3-22-3d 试剂系统名：氯化钾；通用名：氯化钾

CAS,CARN 注册号	7447-40-7
生产厂家	/
货号/批号	/
分子式	74.55
分子量	KCl
纯度	≥99%
特定合格要求（如有）	/
危险度	/
贮存要求	紧闭、干燥
失效期	/

（二）试剂溶液

溶液的制备使用超纯水，符合下列条件：电阻率>18 MΩ·cm，总Si含量≤3 μg/L，Cl^-<1 μg/L，Na^+<1 μg/L，总有机碳<50 μg/L。溶液的配置见表3-22-4。

表3-22-4 溶液的配置

名称	成分	浓度	用途	其他
稀释液	水、磷酸氢二钠、磷酸二氢钾、氯化钠、氯化钾	磷酸氢二钠1.15 g/L，磷酸二氢钾0.21 g/L，氯化钠7.5 g/L，氯化钾0.2 g/L	样品的稀释、测量系统的灌注	/

【仪器】

（一）颗粒计数仪

1. 基本性能特征　见第二章第五节。
2. 校准依据　JJF 1211激光粒度分析仪校准规范、JJF 1290微粒检测仪校准规范。

（二）电子天平

1. 基本性能特征　分度为0.1 mg的一级天平。
2. 校准依据　JJF 1847电子天平校准规范。

（三）移液器

1. 基本性能特征　应经校准，用于吸取样本的移液器在100 μL处的不准确度应≤±0.5%，其不准确度应溯源至一级计量标准。
2. 校准依据　JJG 646移液器检定规程、WS/T 245红细胞和白细胞计数参考方法。

【采样和样品】

（一）全血样品的相关要求

（1）用符合要求的塑料注射器或真空采血系统采集新鲜静脉血标本，标本中不得有肉眼可见的溶血或小凝块。

（2）使用EDTA·K2作为抗凝剂，抗凝剂的浓度为3.7~5.4 μmol/mL（1.5~2.2 mg/mL）。盛有标本的试管应有足够的剩余空间以便于血标本混匀操作。

（3）标本原则上应置于18~22℃的环境条件下直至检测。

（4）标本采集到标本检测的时间间隔原则上应不超过4小时。

（二）样品接收及拒收的标准

1. 唯一性标识　如果标识错误、不清楚、脱落或丢失应拒收。
2. 样品类别　申请测量项目与样品类别是否相符，如样品类型错误影响测量结果应拒收。
3. 样品容器　样品容器是否正确或有破损，如容器使用错误或破损导致样品遗漏可拒收。

4. 样品外观　如样品有明显的凝血、溶血等,均可根据对测量结果的干扰拒收。

5. 样品量　按照合同或协议核对样品量,不足时可拒收。

6. 样品运送时间　查看样品采集到接收之间的时间间隔,时间过长对测量结果有影响时应拒收。

【测量系统和分析部分的准备】

(一) 测量系统的准备

1. 颗粒计数仪设置

(1) 设置计数阈值。

(2) 选择 100 μm 小孔管栏。

(3) 选择标本测试次数。

(4) 确保稀释液足量,废液容器未满。

2. 背景计数

(1) 准备一个清洁的容器,用稀释液冲洗容器 2 次。

(2) 在容器中装入 3/4 的稀释液。将容器放置在仪器的计数平台上。请确认小孔管和外电极浸入稀释液中,浸入的深度大约在稀释液的 1/2 水平。在小孔的周围避免气泡存在。

(3) 校核屏幕检测器,并观察是否有阻塞。如果没有剩余碎片,开始计数。弃去第一次读取的计数结果。然后再进行 3 次或多次的计数,并记录数据。

(4) 限值:每 0.5 mL 应小于 50 个颗粒。如显示颗粒数>50 个,则用纯水对稀释液进行稀释,重复上述步骤。如果稀释后颗粒计数低于限值,应及时更换稀释液,如果稀释后颗粒计数仍超出限值,请与工程师联系。

(二) 分析部分的准备

(1) 如参考方法测量样品为冷藏样品,测量前需处理为恢复至室温、均匀的状态。

(2) 检测前应轻轻颠倒盛有标本的试管,以便将标本充分混匀。

(3) 样本的稀释

1) 取 5 个容量瓶,在每个容量瓶中加入 20 mL 稀释液至刻度线。

2) 用移液器吸取 100 μL 标本,加入其中一个容量瓶内,颠倒混匀,制备稀释原液。

3) 颠倒混匀样本,用移液器进行吸样,吸取 20 μL、40 μL、60 μL 及 80 μL 稀释原液分别加入 4 个容量瓶内,制备 4 份次级红细胞稀释标本。

4) 容量瓶盖上瓶盖,倒置于掌心,将容量瓶上下颠倒、瓶底转圈 6～8 次混匀。避免气泡产生,并观察稀释过程中溶液存在的任何碎片或凝块,如果观察到碎片则重新稀释。

【测量系统的操作】

(一) 使用前检查

操作前应确认实验室环境是否适宜,并填写实验室温度,湿度。操作前检查颗粒计数仪,确保其满足【测量系统和分析部分的准备】的要求。

(二) 测定

(1) 对 4 份次级红细胞稀释标本分别进行计数,每份次级标本的计数次数见表 3-22-5。

表 3-22-5　4 份次级红细胞稀释标本计数次数

原级稀释标本 (mL)	0.02+20	0.04+20	0.06+20	0.08+20
计数次数	12	6	4	3

(2) 计数前,将每个混匀的容量瓶内的细胞悬液依次倒入 4 个清洁的容器中,第 1、2 杯用来润洗微孔管和外电极,再将第 3、4 杯混匀留取 10 mL 放在计数平台上进行计数。

(3) 分析(读取):把微孔管和外电极浸入悬液,浸入深度大约是溶液的 1/2。开始计数样本,需在稀释后的 5 分钟之内完成计数,计数完成后,在电脑上浏览并打印数据。万一存在仪器微孔堵孔,清除任何微孔的阻碍。

(三) 确认原始数据并记录

(四) 维护与保养

见仪器操作相关章节。

【数据处理】

(一) 重叠计数校正及样品浓度计算

应对计数结果进行重叠计数校正。重叠计数的校正是使用回归分析方法来检查回归的线性;分析的数据点由检测 4 个浓度的稀释标本得出。y 轴代表每个水平的稀释标本的累积计数值,x 轴上的刻度将最高浓度稀释标本($0.08+20$ mL)的浓度定为 1.0 (表 3-22-6)。

表 3-22-6 重叠计数校正

原级稀释标本 (mL)	0.02+20	0.04+20	0.06+20	0.08+20
x 轴的刻度值	0.250 7	0.501 0	0.750 7	1.000 0

如果变异的分析未显示非线性,那么回归直线的交叉点代表重叠校准的计数值。

计数值为最大浓度标本($0.08+20$ mL)的红细胞计数值。由于重复测定了 3 次,故用该计数值除以 3,结果代表每毫升通过小孔的稀释标本内含的细胞数。最后,用计数值乘以 50 451 得出红细胞的计数值。

(二) 测量结果处理

(1) 计算批次测量值的均值。

(2) 根据 CNAS-GL006 化学分析中不确定度的评估指南进行测量结果不确定度评估。

【分析可靠性】

(一) 分析性能评价

本项目依据精密度、测量区间、人员比对、实验室间比对等来评估红细胞计数参考测量方法的分析可靠性。

(二) 精密度

取 1 支健康人新鲜血样本,独立测量 10 次。计算各项目 10 次结果的均值、标准差、变异系数。RBC 项目 $CV \leqslant 2.0\%$。

(三) 测量区间

本项目的测量区间为 $(3.800 \sim 5.800) \times 10^{12}/L$。

(四) 人员比对

本项目要求参考人员比对的相对偏差要求$\leqslant 1.5\%$。

(五) 测量不确定度

本参考测量程序的校准和测量能力(CMC)为 $U_{rel}=3.07\%$ ($k=2$)。测量不确定度来源包括以下 4 个部分。

(1) 稀释倍数引入的不确定度。

(2) 设备测量样本体积引入的不确定度。

(3) 重复性引入的不确定度。

(4) 重叠计数校正引入的不确定度。

(六) 实验室间比对

本项目要求参考实验室间的相对偏差要求$\leqslant 2\%$。

【参考测量程序的确认】

本参考测量程序主要通过每年与参考实验室网络比对来确认。通过确认可符合预期用途。

【结果报告】

报告中包括以下信息:样品类型和来源;采样日期和测量日期;应用的参考测量程序;包含被测量名称、数值和测量单位的结果;测量不确定度的表述;生理学和临床信息(如适用);报告适用地信息。如有特殊情况在备注中说明(包括样品不常见特性、测量程序异常特征或修改使用等)。

【质量保证】

(一) 室内质量控制

每次进行参考测量时,应同时进行室内质控物的测定,并采用适当的室内质控规则监控测量过程的精密度和正确度。当室内质控在控时,当次参考测量结果才是有效的。当室内质控失控时,应及时进行失控分析,并进行记录。

(二) 室间质量评价

实验室应每年参加参考实验室间比对活动,并对比对结果及时进行分析,结果应符合要求。当出现不符合情况时,应认真查找原因,对参考实验室能力比对反馈结果总结,采取预防措施。

（赵　强　缪颖波）

参考文献

[1] Vasse M. Reference method for the enumeration of erythrocytes and leucocytes International Council for Standardization in Haematology; prepared by the Expert Panel on Cytometry[J]. Clinical & Laboratory Haematology, 1994, 16(2): 131-138.
[2] 中华人民共和国卫生部. WS/T 245-2005 红细胞和白细胞计数参考方法[S]. 北京：中华人民共和国卫生部, 2005.

第二十三节　白细胞计数

【警告和安全性注意事项】

（一）样本安全性

本参考测量程序测定样本为生物源性样本,应视为潜在传染物质,操作人员应做好防护措施。

（二）试剂安全性

不适用。

（三）仪器安全性

仪器应严格按照说明书和标准操作规程操作。电路和数据线路检查及维护时,注意采取防漏电措施。

【引言】

本参考测量程序为一级参考测量程序,通过电阻抗计数法,来计数人全血中白细胞的数量。本操作规程规定的参考测量程序是国际血液学标准化委员会（ICSH）发布的参考方法。经本实验室验证和确认。

【范围】

本参考测量程序适用于人全血的白细胞计数项目的操作。所用样本材料包括新鲜全血及全血标准物质。本参考测量程序测量区间为 $(3.500\sim9.500)\times10^9/L$。

【规范性引用文件】

GB/T 19702 体外诊断医疗器械生物源性样品中量的测量参考测量程序的表述和内容的要求。

中华人民共和国卫生部发布的 WS/T 245-2005 红细胞和白细胞计数参考方法。

国际血液学标准化委员会发布的 Reference method for the enumeration of erythrocytes and leucocytes。

【测量原理和方法】

（一）测量原理

Coulter 原理即电阻抗计数法,是基于对悬浮在导电液体（稀释液）中的颗粒或细胞在穿越小孔时产生的电阻变化的检测和测量。

（二）测量方法

ICSH 推荐的半自动、单通道、电阻抗颗粒计数仪法。

【核查表】

（一）试剂和材料

试剂和材料信息见表 3-23-1。

表 3-23-1　试剂和材料列表

分类	通用名称	条件
商品化产品	溶血素	商品化产品
溶质	磷酸氢二钠	色谱纯
溶质	磷酸二氢钾	色谱纯
溶质	氯化钠	色谱纯
溶质	氯化钾	色谱纯
溶剂	水	超纯水

（二）仪器

仪器信息见表3-23-2。

表3-23-2　仪器列表

仪器名称	生产厂家	型号	特殊要求
颗粒计数仪	/	/	校准合格
电子天平	/	/	校准合格
移液器	/	/	校准合格

【试剂和材料】

（一）试剂原料

试剂原料见表3-23-3a～表3-23-3d。

表3-23-3a　试剂系统名：磷酸氢二钠；通用名：磷酸氢二钠

CAS,CARN注册号	7558-79-4
生产厂家	/
货号/批号	/
分子式	141.96
分子量	Na_2HPO_4
纯度	≥99%
特定合格要求（如有）	/
危险度	/
贮存要求	紧闭、干燥
失效期	/

表3-23-3b　试剂系统名：磷酸二氢钾；通用名：磷酸二氢钾

CAS,CARN注册号	7778-77-0
生产厂家	/
货号/批号	/
分子式	136.09
分子量	KH_2PO_4
纯度	≥99%
特定合格要求（如有）	/
危险度	/
贮存要求	紧闭、干燥
失效期	/

表3-23-3c　试剂系统名：氯化钠；通用名：氯化钠

CAS,CARN注册号	7647-14-5
生产厂家	/
货号/批号	/
分子式	58.44
分子量	NaCl
纯度	≥99%
特定合格要求（如有）	/
危险度	/
贮存要求	紧闭、干燥
失效期	/

表3-23-3d　试剂系统名：氯化钾；通用名：氯化钾

CAS,CARN注册号	7447-40-7
生产厂家	/
货号/批号	/
分子式	74.55
分子量	KCl
纯度	≥99%
特定合格要求（如有）	/
危险度	/
贮存要求	紧闭、干燥
失效期	/

（二）试剂溶液

溶液的制备使用超纯水，符合下列条件：电阻率>18 MΩ·cm，总Si含量≤3 μg/L，Cl^-<1 μg/L，Na^+<1 μg/L，总有机碳<50 μg/L。溶液的配置见表3-23-4。

表3-23-4　溶液的配置

名称	成分	浓度	用途	其他
稀释液	水、磷酸氢二钠、磷酸二氢钾、氯化钠、氯化钾	磷酸氢二钠 1.15 g/L，磷酸二氢钾 0.21 g/L，氯化钠 7.5 g/L，氯化钾 0.2 g/L	样品的稀释、测量系统的灌注	/

【仪器】

（一）颗粒计数仪

1. 基本性能特征　见第二章第五节。

2. 校准依据　JJF 1211 激光粒度分析仪校准规范、JJF 1290 微粒检测仪校准规范。

（二）电子天平

1. 基本性能特征　分度为 0.1 mg 的一级天平。

2. 校准依据　JJF 1847 电子天平校准规范。

（三）移液器

1. 基本性能特征　应经校准，用于吸取样本的移液器在 100 μL 处的不准确度应≤±0.5%，用于吸取溶血素的移液器在 500 μL 处的不准确度应≤±0.5%，其不准确度应溯源至一级计量标准。

2. 校准依据　JJG 646 移液器检定规程、WS/T 245 红细胞和白细胞计数参考方法。

【采样和样本】

（一）全血样品的相关要求

（1）用符合要求的塑料注射器或真空采血系统采集新鲜静脉血标本，标本中不得有肉眼可见的溶血或小凝块。

（2）使用 EDTA·K_2 作为抗凝剂，抗凝剂的浓度为 3.7～5.4 μmol/mL（1.5～2.2 mg/mL）。盛有标本的试管应有足够的剩余空间以便于血标本混匀操作。

（3）标本原则上应置于 18～22℃ 的环境条件下直至检测。

（4）标本采集到标本检测的时间间隔原则上应不超过 4 小时。

（二）样品接收及拒收的标准

1. 唯一性标识　如果标识错误、不清楚、脱落或丢失应拒收。

2. 样品类别　申请测量项目与样品类别是否相符，如样品类型错误影响测量结果应拒收。

3. 样品容器　样品容器是否正确或有破损，如容器使用错误或破损导致样品遗漏可拒收。

4. 样品外观　如样品有明显的凝血、溶血等，均可根据对测量结果的干扰拒收。

5. 样品量　按照合同或协议核对样品量，不足时可拒收。

6. 样品运送时间　查看样品采集到接收之间的时间间隔，时间过长对测量结果有影响时应拒收。

【测量系统和分析部分的准备】

（一）测量系统的准备

1. 颗粒计数仪设置

（1）将低计数阈值设在红细胞碎片引起的噪声和白细胞信号之间。

（2）选择 100 μm 小孔管规格。

（3）选择标本测试次数。

（4）确保稀释液足量，废液容器未满。

2. 背景计数

（1）准备一个清洁的容器，用稀释液冲洗容器 2 次。

（2）在容器中装入 3/4 的稀释液。将容器放置在仪器的计数平台上。请确认小孔管和外电极浸入稀释液中，浸入的深度大约在稀释液的 1/2 水平。在小孔的周围避免气泡存在。

（3）校核屏幕检测器，并观察是否有阻塞。如果没有剩余碎片，开始计数。弃去第一次读取的计数结果。然后再进行 3 次或多次的计数，并记录数据。

（4）限值：每 0.5 mL 应小于 50 个颗粒。如显示颗粒数＞50 个，则用纯水对稀释液进行稀释，重复上述步骤。如果稀释后颗粒计数低于限值，应及时更换稀释液，如果稀释后颗粒计数仍超出限值，请与工程师联系。

（二）分析部分的准备

（1）如参考方法测量样品为冷藏样品，测量前需处理为恢复至室温、均匀的状态。

（2）检测前应轻轻颠倒标本管，以便将标本充分混匀。

(3) 样本的稀释

1) 取4个容量瓶,用移液器吸取200 μL溶血素,加入容量瓶内。

2) 在每个容量瓶中加入20 mL稀释液至刻度线,颠倒混匀。

3) 颠倒混匀样本,用移液器进行吸样,吸取20 μL、40 μL、60 μL及80 μL全血样本分别加入4个容量瓶内,制备4份原级白细胞稀释标本。

4) 容量瓶盖上瓶盖,倒置于掌心,将容量瓶上下颠倒、瓶底转圈6~8次混匀。避免气泡产生,并观察稀释过程中溶液存在的任何碎片或凝块,如果观察到碎片则重新稀释。

【测量系统的操作】

(一) 使用前检查

操作前应确认实验室环境是否适宜,并填写实验室温度,湿度。操作前检查颗粒计数仪,确保其满足【测量系统和分析部分的准备】的要求。

(二) 测定

(1) 对4份原级白细胞稀释标本分别进行计数,每份原级标本的计数次数见表3-23-5。

表3-23-5　4份原级白细胞稀释标本计数次数

原级稀释标本 (mL)	0.02+20	0.04+20	0.06+20	0.08+20
计数次数	12	6	4	3

(2) 计数前,将每个混匀的容量瓶内的细胞悬液依次倒入4个清洁的容器中,第1、2杯用来润洗微孔管和外电极,再将第3、4杯混匀留取10 mL放在计数平台上进行计数。

(3) 分析(读取):把微孔管和外电极浸入悬液,浸入深度大约是溶液的1/2。开始计数样本,需在稀释后的5分钟之内完成计数,计数完成后,在电脑上浏览并打印数据。万一存在仪器微孔堵孔,清除任何微孔的阻碍。

(三) 确认原始数据并记录

(四) 维护与保养

见仪器操作相关章节。

【数据处理】

(一) 重叠计数校正及样品浓度计算

应对计数结果进行重叠计数校正。重叠计数的校正是使用回归分析方法来检查回归的线性;分析的数据点由检测4个浓度的稀释标本得出。y轴代表每个水平的稀释标本的累积计数值,x轴上的刻度将最高浓度稀释标本(0.08+20 mL)的浓度定为1.0(表3-23-6)。

表3-23-6　重叠计数校正

原级稀释标本 (mL)	0.02+20	0.04+20	0.06+20	0.08+20
x轴的刻度值	0.250 7	0.501 0	0.750 7	1.000 0

如果变异的分析未显示非线性,那么回归直线的交叉点代表重叠校准的计数值。

计数值为最大浓度标本(0.08+20 mL)的白细胞计数值。由于重复测定了3次,故用该计数值除以3,结果代表每毫升通过小孔的稀释标本内含的细胞数。最后,用计数值乘以251得出白细胞的计数值。

(二) 测量结果处理

(1) 计算批次测量值的均值。

(2) 根据CNAS-GL006化学分析中不确定度的评估指南进行测量结果不确定度评估。

【分析可靠性】

(一) 分析性能评价

本项目依据精密度、测量区间、人员比对、实验室间比对等来评估白细胞计数参考测量方法的分析可靠性。

(二) 精密度

取1支健康人新鲜血样本,独立测量10次。计算各项目10次结果的均值、标准差、变异系数。白细胞项目 $CV \leqslant 4.0\%$。

（三）测量区间

本项目的测量区间为 $(3.500 \sim 9.500) \times 10^9/L$。

（四）人员比对

本项目要求参考人员比对的相对偏差要求 $\leqslant 4\%$。

（五）测量不确定度

本参考测量程序的校准和测量能力（CMC）为 $U_{rel} = 3.22\%$（$k=2$）。测量不确定度来源包括以下 4 个部分。

（1）稀释倍数引入的不确定度。

（2）设备测量样本体积引入的不确定度。

（3）重复性引入的不确定度。

（4）重叠计数校正引入的不确定度。

（六）实验室间比对

本项目要求参考实验室间的相对偏差要求 $\leqslant 5\%$。

【参考测量程序的确认】

本参考测量程序主要通过实验室间比对进行确认。通过确认可符合预期用途。

【结果报告】

参考测量报告中应包括以下信息：样品类型和来源；采样日期和测量日期；应用的参考测量程序；包含被测量名称、数值和测量单位的结果；测量不确定度的表述；生理学和临床信息（如适用）；报告适用地信息。如有特殊情况在备注中说明（包括样品不常见特性、测量程序异常特征或修改使用等）。

【质量保证】

（一）室内质量控制

每次进行参考测量时，应同时进行室内质控物的测定，并采用适当的室内质控规则监控测量过程的精密度和正确度。当室内质控在控时，当次参考测量结果才是有效的。当室内质控失控时，应及时进行失控分析，并进行记录。

（二）室间质量评价

实验室应每年参加参考实验室间比对活动，并对比对结果及时进行分析，结果应符合要求。当出现不符合情况时，应认真查找原因，对参考实验室能力比对反馈结果总结，采取预防措施。

（林康佳　诸佩超）

参考文献

[1] Vasse M. Reference method for the enumeration of erythrocytes and leucocytes International Council for Standardization in Haematology; prepared by the Expert Panel on Cytometry[J]. Clinical & Laboratory Haematology, 1994, 16(2): 131-138.

[2] 中华人民共和国卫生部. WS/T 245-2005 红细胞和白细胞计数参考方法[S]. 北京：中华人民共和国卫生部, 2005.

第二十四节　血红蛋白浓度测定

【警告和安全性注意事项】

（一）样品安全性

样品具有生物传染性，应进行必要的防护。

（二）试剂安全性

（1）需注意安全性试剂：氰化钾。

（2）试剂安全性分类见"附录 D 危险化学品分类表"。

（3）实验室根据《化学品分类和标签规范》对化学品进行物理危害、健康危害和环境危害进行说明和管理。

（三）仪器安全性

（1）仪器应严格按照说明书和标准操作规程操作。

(2) 电路和数据线路检查及维护时，注意采取防漏电措施。

【引言】

本参考测量程序为一级参考测量程序，通过氰化高铁血红蛋白(HiCN)分光光度法来测量人全血中的血红蛋白量。本操作规程规定的参考测量程序是美国临床和实验室标准协会(CLSI)发布的参考方法，经本实验室验证和确认。

【范围】

本参考测量程序适用于血液参考实验室测量血红蛋白量，所用样品材料包括新鲜全血、全血标准物质。本参考测量程序的测量区间为 115.00～175.00 g/L。

【规范性引用文件】

下列文件对于本操作规程的应用是必不可少的。凡是注明日期的引用文件，仅所注明日期的版本适用于本操作规程。凡是不注明日期的引用文件，其最新版本(包括所有的修改单)适用于本操作规程。

GB/T 19702 体外诊断医疗器械生物源性样品中量的测量参考测量程序的表述和内容的要求。

中华人民共和国卫生部发布的 WS/T 341-2011 血红蛋白测定参考方法。

美国临床和实验室标准协会公布的参考测量程序：血红蛋白定量测量的参考和选择程序(CLSI H15-A3：2000)。

【测量原理和方法】

(一) 测量原理

血红蛋白分子中的亚铁离子(Fe^{2+})在溶液中被高铁氰化钾氧化成高铁离子(Fe^{3+})形成高铁血红蛋白(Hi)，其后又与氰离子(CN^-)反应生成氰化高铁血红蛋白(HiCN)，HiCN 在波长 540 nm 处有最大吸收峰，HiCN 吸光度严格遵循比尔-朗伯定律，即 HiCN 在波长 540 nm 的吸光度值与 HiCN 浓度成正比，血红蛋白浓度可由分光光度计所测定的吸光度值计算得出。

(二) 测量方法

美国临床和实验室标准协会推荐的氰化高铁血红蛋白(HiCN)分光光度法。

【核查表】

(一) 试剂和材料

试剂和材料信息见表 3-24-1。

表 3-24-1 试剂和材料列表

分类	通用名称	条件
溶剂	氰化钾	工业级
溶剂	铁氰化钾	分析纯
溶剂	磷酸二氢钾	分析纯
溶剂	水	纯水
质控品	XN check 定值质控品	液体

(二) 仪器

仪器信息见表 3-24-2。

表 3-24-2 仪器列表

仪器名称	生产厂家	型号	特殊要求
紫外可见光分光光度计	/	/	校准合格
天平	/	/	校准合格
pH 计	/	/	校准合格

【试剂和材料】

(一) 试剂原料

试剂原料见表 3-24-3a～表 3-24-3c。

表 3-24-3a 试剂系统名：氰化钾；通用名：山奈钾

CAS，CARN 注册号	151-50-8
生产厂家	/
货号/批号	/

续 表

CAS,CARN 注册号	151-50-8
分子式	KCN
分子量	65.116
纯度	≥98%
特定合格要求(如有)	/
危险度	见附录 D
贮存要求	容器必须密封,宜专仓专储,并保持干燥;远离火种、热源;切忌与酸类混储混运;应与食用化学品、易燃或可燃等分开存放
失效期	/

表 3-24-3b 试剂系统名：铁氰化钾；通用名：六氰合铁酸钾、赤血盐、赤血盐钾

CAS,CARN 注册号	13746-66-2
生产厂家	/
货号/批号	/
分子式	$K_3Fe(CN)_6$
分子量	329.24
纯度	>99.5%
特定合格要求(如有)	/
危险度	/
贮存要求	储存于阴凉、通风的库房;远离火种、热源;保持容器密封;应与氧化剂、酸类分开存放,切忌混储
失效期	/

表 3-24-3c 试剂系统名：磷酸二氢钾；通用名：磷酸一钾

CAS,CARN 注册号	7778-77-0
生产厂家	/
货号/批号	/
分子式	KH_2PO_4
分子量	136.086
纯度	>99.5%
特定合格要求(如有)	/
危险度	/
贮存要求	储存于阴凉、通风库房;远离火种、热源;防止阳光直射;包装密封;应与酸类分开存放,切忌混储
失效期	/

(二) 试剂溶液

溶液的制备使用纯水,符合下列条件：25℃条件下电阻抗 $>10\ M\Omega \cdot cm$,硅含量$(SiO_2)<0.05\ mg/L$。其他溶液配制见表 3-24-4。

表 3-24-4 溶液配制

名称	成分	浓度	用途	其他
文-齐氏液	氰化钾、铁氰化钾、磷酸二氢钾	/	反应生成氰化高铁血红蛋白	pH 7.0~7.4 渗透压6~7 mOsm/(kg·H_2O)

【仪器】

(一) 紫外可见光分光光度计

基本性能特征和校准依据：JJG 178 紫外、可见、近红外分光光度计检定规程。

(二) 电子天平

1. 基本性能特征 分度为 0.01 mg 的一级天平。

2. 校准依据 JJF 1847 电子天平校准规范。

【采样和样品】

(一) 全血样品的相关要求

(1) 参考测量实验室一般不考虑分析前因素对样品特性的影响。

(2) 用真空采血系统采集新鲜静脉血。采血时要避免皮肤消毒物质的污染。标本中不得有肉眼可见的小凝块或溶血。

(3) 采集标本时使用 EDTA 为抗凝剂,要求加入血液后抗凝剂的终浓度为 3.7~5.4 $\mu mol/mL$,可以使用以下几种抗凝剂。

1) EDTA·K_2(相对分子质量 368.4),浓度为 1.4~2.0 mg/mL。

2) EDTA·K_2·$2H_2O$(相对分子质量 404.5),浓度为 1.5~2.2 mg/mL。

3) EDTA·K_3·$2H_2O$(相对分子质量 442.5),浓度为 1.6~2.4 mg/mL。

4) EDTA·Na_2·$2H_2O$（相对分子质量 372.23），浓度为 1.4~2.0 mg/mL。

（4）血液加入抗凝管后，管内剩余空间至少占试管体积的 20%，以利于血标本的混匀。

（5）标本采集后应在当天完成测定。

（二）样品接收及拒收的标准

1. 唯一性标识　如果标识错误、不清楚、脱落或丢失应拒收。

2. 样品类别　申请测量项目与样品类别是否相符，如样品类型错误影响测量结果应拒收。

3. 样品容器　样品容器是否正确或有破损，如容器使用错误或破损导致样品遗漏可拒收。

4. 样品外观　如样品有明显的凝血、溶血等，均可根据对测量结果的干扰拒收。

5. 样品量　按照合同或协议核对样品量，不足时可拒收。

6. 样品运送时间　查看样品采集到接收之间的时间间隔，时间过长对测量结果有影响时应拒收。

7. 样品运送条件　标本原则上应置于 18~22℃ 的环境条件下直至检测。

【测量系统和分析部分的准备】

（一）总则

测量系统和分析部分的准备见表 3-24-5。

表 3-24-5　测量系统和分析部分的准备

类型	步骤	说明及要求
仪器	紫外可见光分光光度计	开机稳定 30 分钟，完成自检，且在校准周期内
	电子天平	开机稳定 30 分钟，完成天平自校准，且在校准周期内
耗材	比色皿	配套比色皿的内径为 1.000±0.002 cm
	薄膜滤过器	由低蛋白结合和低释放材料制成，过滤器半径为 25 mm，薄膜孔径为 0.20~0.25 μm

续表

类型	步骤	说明及要求
计量器	移液器	经校准的加样器，配套吸样头，要求 100±0.5 μL，其不准确度应溯源至一级计量标准
	容量瓶	经校准的 A 级棕色玻璃容量瓶，要求 25±0.03 mL
样品	全血（新鲜、冰冻或冻干粉）	冷藏样品，测量前需处理为恢复至室温、均匀的状态

（二）分析样品的类型

（1）质控品。

（2）全血（新鲜、冰冻或冻干粉）。

（3）其他加工处理过的样品。

（三）分析序列结构

按下列顺序进行测量：质控品—待测样品。

（四）分析部分

本参考测量程序待测样品多为全血或冻干粉，冷藏样品，测量前需处理为恢复至室温、均匀的状态，具体见【测量系统的操作】描述。

（五）分析溶液的制备方法

对于冻干粉或干粉样品，应使用纯水溶解；对于冷藏样品，测量前需处理为恢复至室温、均匀的状态后再进行测量。

【测量系统的操作】

（一）全血样品的处理

（1）取文-齐氏液加至容量为 25 mL 的容量瓶中将试剂液面调至刻度线。

（2）用移液器吸取 100 μL 混匀全血，使用有盐水的纱布小心快速地擦掉毛细管外壁残留的血液（注意不要碰到枪头头部，以避免腔内标本被纸巾吸出造成标本量不足），将毛细管中的血液加至装有试剂的容量瓶中，吹吸至少 5 次，以保证血液全部从毛细管中洗出。同一份标本分次稀释后，检测结果的变异系数应<0.5%。

（3）盖上容量瓶盖子，充分颠倒混匀，直至红细胞完全溶解。

（4）避光放置 5 分钟以上，以保证血红蛋白完全转化成氰化高铁血红蛋白。

（5）使用注射器和特定的薄膜滤过器过滤稀释后的标本。

（6）滤液至少放置1分钟，以使气泡溢出。

（二）测量

（1）使用分光光度计测定 HiCN 溶液的吸光度值。

（2）以试剂作空白，分别在 504 nm、540 nm 和 750 nm 波长条件下，读取 HiCN 溶液的吸光度值，HiCN 溶液纯度与浊度的要求。

纯度检查 $1.59 \leqslant \dfrac{A_{HiCN}^{540}}{A_{HiCN}^{504}} \leqslant 1.63$

浊度检查 $A_{HiCN}^{750} \leqslant 0.003$

（3）血红蛋白浓度计算

$$C = \dfrac{A_{HiCN}^{540} \times 16\,114.5 \times F}{11.0 \times d \times 1\,000}$$

式中：

C：血红蛋白浓度，单位为克每升（g/L）。

A_{HiCN}^{540}：HiCN 溶液在 540 nm 时的吸光度。

16 114.5：血红蛋白单体的相对分子质量（4个单体组成的血红蛋白的相对分子质量为 64 458）。

F：血液的稀释倍数。

11.0：HiCN 溶液在 540 nm 时的 1/4 毫摩尔消光系数。

d：光径，为 1.000 cm。

1 000：将毫克转换为克的倍数。

当稀释倍数为 1:251，光径为 1.000 cm 时，上述公示可表达为 $C = A_{HiCN}^{540} \times 367.7$。

【数据处理】

（1）本项目至少应对每个样本进行 8 次重复测量。最后报告结果应为每个样本重复测量的均值。重复测量的多次结果 CV 应小于 0.5%，异常读数可能提示稀释混匀不当，如果存在差异，应重复稀释后分析。

（2）被测量为血红蛋白量，报告单位为（g/L）。

（3）测量结果（g/L）为：$A_{540} \times 367.7$。

（4）本项目在对原始数据进行分析计算时不对数据进行修约，最终报告结果形式为 $\times.\times\times$（g/L），并根据 CNAS-GL006 化学分析中不确定度的评估指南进行测量结果不确定度评估。

【分析可靠性】

（一）分析性能评价

依据测量不确定度、正确度、精密度、测量区间等来评估测量方法的分析可靠性。

（二）测量不确定度

本参考测量程序的校准和测量能力（CMC）为 $U_{rel} = 1.5\%$（k=2）。测量不确定度来源包括以下 5 个部分。

（1）样本稀释倍数引入的不确定度。

（2）吸光度引入的不确定度。

（3）毫摩尔消光系数引入的不确定度。

（4）光径引入的不确定度。

（5）测量结果精密度引入的不确定度。

（三）正确度

2 家或以上参考测量实验室进行实验室间比对，每次至少 2 支新鲜血样本，实验室间的相对偏差要求 ≤ 2.00%。

（四）精密度

取 1 支健康人新鲜血样本，独立测量 10 次。计算各项目 10 次结果的均值、标准差、变异系数。所得结果的精密度小于 0.5% 为可接受。

（五）测量区间

本参考测量程序的下限为 115.00 g/L，上限为 175.00 g/L。

【参考测量程序的确认】

本参考测量程序主要通过每年参加国际参考实验室能力比对（RELA）、血红蛋白参考实验室比对来确认。通过确认可符合预期用途。

【结果报告】

报告中包括以下信息：样品类型和来源；采样日期和测量日期；应用的参考测量程序；包含被测量名称、数值和测量单位的结果；测量不确定度的表述；生理学和临床信息（如适用）；报告适用地信息。如有特殊情况在备注中说明（包括样品不常见特性、测量程序异常特征或修改使用等）。

【质量保证】

（一）室内质量控制

实验室应采用高低两个浓度的质控品、正确度控制物质，采用适当的室内质控规则监控测量过程的精密度和正确度。当质控品测量结果失控、正确度控制物质测量结果超出规定范围时，应查找原因并实施纠正，纠正后重新测量。

（二）室间质量评价

每年参加 RELA 比对，对本实验室的结果给予判断。每年参加血红蛋白参考实验室比对，比对的偏倚小于 2.0%，判断合格情况。

（诸佩超　缪颖波）

参考文献

[1] NCCLS: H15 - A3 Reference and selected Procedures for the Quantitative Determination of Hemoglobin in Blood[M]. Approved standard. 3rd ed. Wayne, Pa.: NCCLS; 2000.
[2] 中华人民共和国卫生部. 中华人民共和国卫生行业标准: WS/T 341 - 2011 血红蛋白测定参考方法[S]. 北京: 中华人民共和国卫生部, 2011.

第二十五节　血小板计数

【警告和安全性注意事项】

（一）样品安全性

本参考测量程序测定样本为生物源性样本，应视为潜在传染物质，操作人员应做好防护措施。

（二）试剂安全性

不适用。

（三）仪器安全性

（1）仪器应严格按照说明书和标准操作规程操作。

（2）流式细胞仪进样器运行时，勿放样及取样，以防针刺损伤。确保使用环境温度在 18～25℃，使用环境湿度在 60% 以下。过高的温度容易引起激光器过热故障，过大的湿度会引起光学组件及液流压力故障。

（3）电路和数据线路检查及维护时，注意采取防漏电措施。

【引言】

本参考测量程序为一级参考测量程序，采用间接法计数血小板（platelet, PLT）。即标记 PLT 后用流式细胞仪检测红细胞（red blood cell, RBC）和 PLT 的比值，同时用单通道阻抗原理的半自动细胞计数仪准确计数 RBC，用 RBC 除以 RBC 和 PLT 的比值得出 PLT 的计数值。本操作规程依据中华人民共和国卫生部及国际血液标准化委员会（ICSH）发布的红细胞/血小板比率的血小板计数参考方法。经本实验室验证和确认。

【范围】

本参考测量程序适用于血液参考实验室测量血小板计数（流式细胞术法）。所用样品材料包括新鲜全血、全血标准物质。本参考测量程序的测量区间为 $(125.0 \sim 350.0) \times 10^9 / L$。

【规范性引用文件】

GB/T 19702 体外诊断医疗器械生物源性样品中量的测量参考测量程序的表述和内容的要求。

中华人民共和国卫生部发布的 WS/T 244-2005 血小板计数参考方法。

ICSH 参考测量程序：Platelet Counting by the RBC/Platelet Ratio Method：A Reference Method。

【测量原理和方法】

首先将 EDTA 抗凝血标本用无菌缓冲液进行预稀释，再用特定的荧光抗体对 PLT 进行染色。溶液中已染色的血小板被稀释成计数浓度，用流式细胞仪检测血小板和红细胞，根据荧光强度和散射光强度将阈值设在可以从 RBC 中区分 PLT 的位置，以检测 RBC 和 PLT 的比值。用 RBC 的计数值除以 RBC/PLT 的比值计算出 PLT 计数值。

【核查表】

（一）试剂和材料

试剂和材料信息见表 3-25-1。

表 3-25-1　试剂和材料列表

分类	通用名称	用途
商品化产品	0.22 μm Millipore 膜滤器	过滤
溶质	无水磷酸氢二钠	调节 pH
溶质	磷酸二氢钾	调节 pH
溶质	氯化钠	调节渗透压
溶质	氯化钾	调节渗透压
溶质	牛血清白蛋白	牛血清白蛋白
溶剂	超纯水	缓冲液配置
质控品	质控微球	质控

（二）仪器

仪器信息见表 3-25-2。

表 3-25-2　仪器列表

仪器名称	生产厂家	型号	用途
流式细胞仪	/	/	收集
旋涡混匀器	/	/	混匀
天平	/	/	称量
pH 计	/	/	酸度

【试剂和材料】

（一）试剂原料

试剂原料信息见表 3-25-3a～表 3-25-3e。

表 3-25-3a　试剂系统名：无水磷酸氢二钠；通用名：无水磷酸氢二钠

CAS,CARN 注册号	7558-79-4
生产厂家	/
货号/批号	/
分子式	141.96
分子量	Na_2HPO_4
纯度	≥99%
特定合格要求（如有）	/
危险度	/
贮存要求	紧闭、干燥
失效期	/

表 3-25-3b　试剂系统名：磷酸二氢钾；通用名：磷酸二氢钾

CAS,CARN 注册号	7778-77-0
生产厂家	/
货号/批号	/
分子式	136.09
分子量	KH_2PO_4
纯度	≥99%
特定合格要求（如有）	/
危险度	/
贮存要求	紧闭、干燥
失效期	/

表 3-25-3c　试剂系统名：氯化钠；通用名：氯化钠

CAS，CARN 注册号	7647-14-5
生产厂家	/
货号/批号	/
分子式	58.44
分子量	NaCl
纯度	≥99%
特定合格要求（如有）	/
危险度	/
贮存要求	紧闭、干燥
失效期	/

表 3-25-3d　试剂系统名：氯化钾；通用名：氯化钾

CAS，CARN 注册号	7447-40-7
生产厂家	/
货号/批号	/
分子式	74.55
分子量	KCl
纯度	≥99%
特定合格要求（如有）	/
危险度	/
贮存要求	紧闭、干燥
失效期	/

表 3-25-3e　试剂系统名：牛血清白蛋白（BSA）；通用名：牛血清白蛋白（BSA）

CAS，CARN 注册号	9048-46-8
生产厂家	/
货号/批号	/
分子式	/
分子量	66 000 g/mol
纯度	≥98%
特定合格要求（如有）	/
危险度	/
贮存要求	储存温度 2～8℃
失效期	/

（二）试剂溶液

溶液的制备使用超纯水，符合下列条件：电导率≤0.055 5 μS/cm，电阻率＞18 MΩ·cm，总 Si 含量 ≤3 μg/L，Cl^-＜1 μg/L，Na^+＜1 μg/L，总有机碳≤50 μg/L。溶液的配置见表 3-25-4。

表 3-25-4　溶液的配置

名称	成分	浓度	用途	其他
稀释液	水、磷酸氢二钠、磷酸二氢钾、氯化钠、氯化钾、BSA	磷酸氢二钠 1.15 g/L，磷酸二氢钾 0.21 g/L，氯化钠 8 g/L，氯化钾 0.2 g/L，BSA 1.0 g	样品的稀释	/

【仪器】

（一）流式细胞仪

1. 基本性能特征　符合 YYT 0588 流式细胞仪行业标准。

2. 校准依据　JJF 1665 流式细胞仪校准规范。

（二）电子天平

1. 基本性能特征　分度为 0.01 mg 的一级天平。

2. 校准依据　JJF 1847 电子天平校准规范。

【采样和样品】

（一）全血样品的相关要求

（1）用合乎要求的塑料注射器或真空采血系统采集健康人的静脉血标本。

（2）标本的收集要求使用 EDTA 盐为抗凝剂，抗凝剂的浓度为 3.7～5.4 μmol/mL。

（3）盛有标本的试管应有足够的剩余空间以便于血标本的混匀操作。

（4）标本中不能有肉眼可见的溶血或小凝块。

（5）标本置于 18～22℃室温条件下，取血后 4 小时之内完成检测。

（6）为了保证红细胞和血小板分布的均一

性,在预稀释和加标记抗体前动作轻柔地将采血管反复颠倒,充分混匀标本。

(二) 样品接收及拒收的标准

1. 唯一性标识　如果标识错误、不清楚、脱落或丢失应拒收。

2. 样品类别　申请测量项目与样品类别是否相符,如样品类型错误影响测量结果应拒收。

3. 样品容器　样品容器是否正确或有破损,如容器使用错误或破损导致样品遗漏可拒收。

4. 样品外观　如样品有明显的凝血、溶血等,均可根据对测量结果的干扰拒收。

5. 样品量　按照合同或协议核对样品量,不足时可拒收。

6. 样品运送时间　查看样品采集到接收之间的时间间隔,时间过长对测量结果有影响时应拒收。

【测量系统和分析部分的准备】

(一) 仪器的准备

(1) 开机前,检查鞘液盒、清洁液盒内液体水平,以及废液桶废液是否已满需要倒掉。

(2) 开机后,检查真空管及系统压力。

(3) 仪器需要预热大约需要 30 分钟,待激光稳定才能进入下一工作程序。

(4) 每日开机流程后应运行仪器的质控微球等,对仪器的光路系统、检测通道电压、荧光补偿等进行监控,确认仪器性能符合要求,保证仪器处于最佳性能状态,变异系数小于仪器软件中的可接受范围。如有可接受范围外的偏离,应及时进行校准和维修。

(二) 分析部分的准备

(1) 如参考方法测量样品为冷藏样品,测量前需处理为恢复至室温、均匀的状态。

(2) 检测前应轻轻颠倒盛有标本的试管,以便将标本充分混匀。

(3) 样本的处理

1) 用移液器加 5 μL 充分混匀(至少轻柔颠倒标本管 8 次)的血标本于 100 μL 已过滤的 PBS - BSA 稀释液中。

2) 再向混合液中加 5 μL CD41 抗体和 5 μL CD61 抗体染液,在 18~22℃,避光条件下孵育 15 分钟。

3) 向孵育后的样本中加入 4.885 mL 稀释液制备成 1∶1 000 的稀释样本,轻轻颠倒混匀以保证 PLT 和 RBC 充分混匀,上机前吸取 1 mL 混匀样本至专用上机管中。检测过程中推荐使用正向置换移液器。

【测量系统的操作】

(一) 上机前检查

操作前应确认实验室环境是否适宜,并填写实验室温度,湿度。操作前检查流式细胞仪,确保其满足【测量系统和分析部分的准备】的要求。

(二) 测定

每个样本应进行测量。通常由双人进行操作,每人分别将样本进行处理,每支应至少倒取 2 次进行测量。

(三) 分析(读取)

用流式细胞仪检测时,应至少检测 5 000 个信号,其中 PLT 应多于 1 000,流式细胞仪的设定必须保证每秒少于 3 000 个信号,如果同时收集到 RBC 散射光的信号和血小板的荧光信号,应被视为 RBC - PLT 重叠,计数结果将分别计入 RBC 和 PLT。直方图或点图均可被采用,推荐使用点图。

(四) 确认原始数据并记录

(五) 维护与保养

见仪器操作相关章节。

【数据处理】

(1) 血小板计数值的确定:使用流式细胞仪确定 RBC/PLT 的比值: R = RBC/PLT。

即用颗粒计数仪的 RBC 检测结果除以 R 得到 PLT 的计数参考值。

(2) 被测量为血小板计数,报告单位为($\times 10^9$/L)。

(3) 最终报告结果应为每个样本重复测量的均值。重复测量的多次结果 CV 应小于 5.0%,异常读数可能提示稀释混匀不当或染色较差,如果存在差异,应重复稀释后分析。

(4) 根据 CNAS-GL006 化学分析中不确定度的评估指南进行测量结果不确定度评估。本项目在对原始数据进行分析计算时不对数据进行修约,最终报告结果形式为 $\times.\times(\times 10^9$/L),并提供本次测量的扩展不确定度。

【分析可靠性】

(一) 分析性能评价

本项目依据精密度、测量区间、人员比对、实验室间比对等来评估血小板计数参考测量方法的分析可靠性。

(二) 精密度

取 1 支健康人新鲜血样本,独立测量 10 次。计算各项目 10 次结果的均值、标准差、变异系数。血小板计数项目 CV≤3.00%。

(三) 测量区间

本项目的测量区间为 $(100.0 \sim 450.0) \times 10^9$/L。

(四) 人员比对

本项目要求参考人员比对的相对偏差要求≤5.00%。

(五) 测量不确定度

本参考测量程序的校准和测量能力(CMC)为 $U_{rel}=3.56\%(k=2)$。测量不确定度来源包括以下 2 个部分。

(1) RBC 参考方法测试结果引入的不确定度。

(2) 流式 PLT 群与 RBC 群颗粒数比值 R 的重复性。

(六) 实验室间比对

本项目要求参考实验室的相对偏差要求≤7.00%。

【参考测量程序的确认】

本参考测量程序主要通过实验室间比对进行确认。通过确认可符合预期用途。

【结果报告】

参考测量报告中应包括以下信息:样品类型和来源;采样日期和测量日期;应用的参考测量程序;包含被测量名称、数值和测量单位的结果;测量不确定度的表述;生理学和临床信息(如适用);报告适用地信息。如有特殊情况在备注中说明(包括样品不常见特性、测量程序异常特征或修改使用等)。

【质量保证】

(一) 室内质量控制

每次进行参考测量时,应同时进行室内质控物的测定,当室内质控在控时,当次参考测量结果才是有效的。当室内质控失控时,应及时进行失控分析,并进行记录。

(二) 室间质量评价

实验室应每年参加参考实验室间比对活动,并对比对结果及时进行分析,结果应符合要求。当出现不符合情况时,应认真查找原因,对参考实验室能力比对反馈结果总结,采取预防措施。

(韩姣姣 诸佩超)

参考文献

[1] 中华人民共和国卫生部. WS/T 244-2005 血小板计数参考方法[S]. 北京:中华人民共和国卫生部,2005.

[2] 中华人民共和国卫生部. WS/T 245-2005 红细胞和白细胞计数参考方法[S]. 北京:中华人民共和国卫生部,2005.

[3] International Council for Standardization in Haematology Expert Panel on Cytometry; International Society of Laboratory Hematology Task Force on Platelet Counting. Platelet counting by the RBC/platelet ratio method. A reference method[J]. Am J Clin Pathol, 2001, 115(3): 460-464.

第二十六节　红细胞比积测定

【警告和安全性注意事项】

（一）样品安全性
样品具有生物传染性，应进行必要的防护。

（二）试剂安全性
不适用。

（三）仪器安全性
(1) 仪器应严格按照说明书和标准操作规程操作。电路和数据线路检查及维护时，注意采取防漏电措施。

(2) 本参考测量程序涉及玻璃耗材，使用时应注意玻璃破碎导致的划伤。

(3) 本参考测量程序使用离心机时应注意高速离心可能带来的人身损伤。

【引言】

血细胞比容（hematocrit，HCT）是指一定容积（L）全血中红细胞所占的体积比例。血细胞比容测定的临床意义基本同红细胞计数或血红蛋白测定，常用作贫血诊断和分类的指标。本参考测量程序为一级参考测量程序，通过微量比容法，来测量人全血中的血细胞比容。本操作规程规定的参考测量程序是国际血液学标准化委员会（ICSH）发布的参考方法。经本实验室验证和确认。

【范围】

本参考测量程序适用于血液参考实验室测量红细胞比积。所用样品材料包括新鲜全血、全血标准物质。本参考测量程序的测量区间为35.00%～50.00%。

【规范性引用文件】

GB/T 19702 体外诊断医疗器械生物源性样品中量的测量参考测量程序的表述和内容的要求。

中华人民共和国卫生部发布的 WS/T 342-2011 红细胞比容测定参考方法。

国际血液学标准化委员会发布的红细胞比容的推荐参考方法。

【测量原理和方法】

中华人民共和国卫生部及国际血液学标准化委员会推荐的微量比容法。血细胞比容是指一定容积全血中红细胞所占的百分比，利用少量全血、微量毛细管、高速离心机离心测定血细胞比容的方法。

【核查表】

（一）试剂和材料
试剂和材料信息见表3-26-1。

表3-26-1　试剂和材料列表

分类	通用名称	条件
商品化产品	毛细管	钠钙硅酸盐玻璃
商品化产品	密封剂	黏土
质控品	定值质控品	液体

（二）仪器
仪器信息见表3-26-2。

表3-26-2　仪器列表

仪器名称	生产厂家	型号	特殊要求
微量比容测定离心机	/	/	校准合格
显微镜	/	/	校准合格
毛细管固定架	/	/	/

【试剂和材料】

材料信息见表3-26-3a、表3-26-3b。

表3-26-3a 材料名：75 mm毛细管；通用名：毛细管

生产厂家	/
货号/批号	/
特定合格要求（如有）	材质为钠钙硅酸盐玻璃；长度：75±0.5 mm；内径：1.155±0.085 mm；管壁厚度：0.18～0.23 mm，推荐为0.20 mm；毛细管平直，管径的内径的变化不能超过内径的2%
危险度	/
贮存要求	存放在通风良好的地方
失效期	/

表3-26-3b 材料名：密封剂

生产厂家	/
货号/批号	/
特定合格要求（如有）	材质为黏土样的密封剂，表面平整
危险度	/
贮存要求	存放在通风良好的地方
失效期	/

【仪器】

（一）微量比容测定离心机

1. 基本性能特征　符合WS/T 342红细胞比容测定参考方法对微量比容测定离心机的要求。

2. 校准依据　JJG 326转速标准装置检定规程、YY/T 0657医用离心机。

（二）显微镜

基本性能特征和校准依据：符合WS/T 342红细胞比容测定参考方法对显微镜的要求。

（三）毛细管固定架基本性能特征

在低倍镜下放置毛细管在固定架的凹槽内，观察毛细管在低倍镜下，y轴方向不超出半个纵向视野为合格毛细管固定架。

【采样和样品】

（一）全血样品的相关要求

（1）参考测量实验室应对分析前的影响因素进行评估。如各影响因素所引入的不确定度分量较小可忽略，则无须计算在内。

（2）用真空采血系统采集新鲜静脉血。采血时要避免皮肤消毒物质的污染。标本中不得有肉眼可见的小凝块或溶血。

（3）采集标本时使用EDTA盐为抗凝剂，要求加入血液后抗凝剂的终浓度为3.7～5.4 μmol/mL。

（4）血液加入抗凝管后，管内剩余空间至少占试管体积的20%，以利于血标本的混匀。

（5）标本采集后应在当天完成测定。

（二）样品接收及拒收的标准

1. 唯一性标识　如果标识错误、不清楚、脱落或丢失应拒收。

2. 样品类别　申请测量项目与样品类别是否相符，如样品类型错误影响测量结果应拒收。

3. 样品容器　样品容器是否正确或有破损，如容器使用错误或破损导致样品遗漏可拒收。

4. 样品外观　如样品有明显的凝血、溶血等，均可根据对测量结果的干扰拒收。

5. 样品量　按照合同或协议核对样品量，不足时可拒收。

6. 样品运送时间　查看样品采集到接收之间的时间间隔，时间过长对测量结果有影响时应拒收。

7. 样品运送条件　标本原则上应置于18～22℃的环境条件下直至检测。

【测量系统和分析部分的准备】

（一）测量系统的准备

测量系统和分析部分的准备见表3-26-4。

表 3-26-4　测量系统和分析部分的准备

类型	步骤	说明及要求
仪器	离心机	检查离心机转子是否有异物卡顿,保证转子转动顺畅。在校准周期内
	显微镜	在校准周期内
耗材	毛细管	材质为钠钙硅酸盐玻璃;长度:75±0.5 mm;内径:1.155±0.085 mm;管壁厚度:0.18~0.23 mm,推荐为0.20 mm;毛细管要直,管径的内径的变化不能超过内径的2%
	密封剂	检查密封剂的平整度,确保光滑平整无凹陷
样品	全血、质控品	如为冷藏样品,测量前需处理为恢复至室温、均匀的状态

(二) 分析样品的类型

(1) 质控品。
(2) 全血。
(3) 其他加工处理过的样品。

(三) 分析序列结构

按下列顺序进行测量:质控品—待测样品。

(四) 分析部分

本参考测量程序待测样品多为新鲜全血、冷藏样品,测量前需处理为恢复至室温、均匀的状态,具体见【测量系统的操作】描述。

【测量系统的操作】

(1) 样品处理

1) 样品吸取:样品混匀后,取两根长 75 mm 的毛细管,各充入血液至管长的 2/3~3/4 处,每根毛细管大约需要 50 μL 血。水平倾斜毛细管,使吸入血柱的下端与毛细管口的距离至少为 5 mm。用生理盐水湿润过的纸巾轻拭去外壁表面残留的标本。将毛细管垂直插入专用的密封剂里,轻轻旋转毛细管,从密封剂中取出,插入毛细管中封口剂的长度不少于 4 mm,仔细观察封口,确保封口平整,且与毛细管长轴垂直。

2) 样品离心:将封口的毛细管放入专用的离心机内,封口端朝向离心机转子的边缘。在毛细管对面,放置另外一根毛细管,记录位置编号,拧紧转头的盖子。盖上离心机的盖子,在 RCF 10 000~15 000g 条件下离心 5 分钟。在离心机自动停止后,从离心机中取出毛细管,读数前垂直放置,应在 60 分钟内读取结果。

(2) 每个样本应进行 8 次的测量。通常由双人进行操作,每人分别将样品吸样 4 根毛细管进行测量。

(3) 分析(读取)

1) 于显微镜下观察每根离心后的毛细管,确定界面位置用于计算红细胞比积的结果。

2) 先将毛细管放置在固定架上,再将毛细管固定架置于载物台上。观察镜下视野,确保毛细管放置位置与镜下标本移动方向齐平,通过左右移动载物台进行观察。

3) 在低倍镜下观察每一支毛细管,用游标卡尺标注下列界面读数位置。

a) 红细胞/黏土($L_{RBC/Clay}$)。
b) 红细胞/白细胞($L_{WBC/RBC}$)。
c) 血浆/空气($L_{血浆/空气}$)。

【数据处理】

(1) 红细胞比积测量至少应对每个样本进行 8 次重复测量。最后报告结果应为每个样本重复测量的均值。重复测量的多次结果 CV 应小于 0.5%,异常读数可能提示离心时未平衡离心机造成,如果存在差异,应重新测量。

(2) 被测量为血细胞比容,报告单位为%。

(3) 测量结果(%)为:

$$HCT = \frac{L_{WBC/RBC} - L_{RBC/Clay}}{L_{血浆/空气} - L_{RBC/Clay}}$$

(4) 本项目在对原始数据进行分析计算时不对数据进行修约,最终报告结果形式为 ×.××(%),并提供本次测量的扩展不确定度。

(5) 根据 CNAS-GL006 化学分析中不确定度的评估指南对本项目的测量不确定度进行计算。

【分析可靠性】

（一）分析性能评价

本项目依据测量不确定度、正确度、精密度、测量区间、人员比对等来评估红细胞计数参考测量方法的分析可靠性。

（二）测量不确定度

本参考测量程序的校准和测量能力（CMC）为 $U_{rel}=0.95\%$（$k=2$）。测量不确定度来源包括以下 3 个部分。

（1）重复性引入的不确定度分量。

（2）红细胞柱长测量引入的不确定度。

（3）全血柱长测量引入的不确定度。

（三）正确度

联系 2 家以上通过 ISO 15195 的参考测量实验室进行实验室间比对，每次至少 2 支新鲜血样本，实验室间的相对偏差要求≤3.00%。

（四）精密度

取 1 支健康人新鲜血样本，独立测量 10 次。计算各项目 10 次结果的均值、标准差、变异系数。所得结果的精密度小于 0.5% 为可接受。

（五）测量区间

本参考测量程序的测量区间下限为 35.00%，上限为 50.00%。

（六）人员比对

实验室内由两位操作人员运行本测量程序，每人对样品中的红细胞比积进行重复测量至少 4 次，两人之间的结果相对偏差小于 2.25% 为可接受。

【参考测量程序的确认】

本参考测量程序主要通过每年与参考实验室网络比对来确认。通过确认可符合预期用途。

【结果报告】

报告中包括以下信息：样品类型和来源；采样日期和测量日期；应用的参考测量程序；包含被测量名称、数值和测量单位的结果；测量不确定度的表述；生理学和临床信息（如适用）；报告适用地信息。如有特殊情况在备注中说明（包括样品不常见特性、测量程序异常特征或修改使用等）。

【质量保证】

（一）室内质量控制

实验室应采用高低两个浓度的质控品，采用适当的室内质控规则监控测量过程的精密度和正确度。当质控品测量结果失控、正确度控制物质测量结果超出规定范围时，应查找原因并实施纠正，纠正后重新测量。

（二）室间质量评价

本参考测量程序主要通过每年与参考实验室网络比对来确认，每次至少 2 支新鲜血样本，对比对结果及时进行分析，计算偏倚，血细胞比容结果的偏移应≤3.00%。

（缪颖波　宋　颖）

参考文献

[1] 中华人民共和国卫生部. WS/T 342-2011 红细胞比容测定参考方法［S］. 北京：中华人民共和国卫生部，2011.

[2] Assendelft O W V, Bull B S, Fujimoto K, et al. Recommendations for reference method for the packed cell volume（ICSH Standard 2001）［J］. Lab Med, 2001, 7(3): 148-170.

第四章 测量不确定度评定

第一节 测量不确定度评定基本原则

一、引言

1993年,以国际标准化组织(ISO)、国际电工委员会(IEC)、国际计量局(BIPM)、国际法制计量组织(OIML)、国际理论化学与应用化学联合会(IUPAC)、国际理论物理与应用物理联合会(IUPAP)及国际临床化学和实验室医学联合会(IFCC)七个国际组织的名义公布了《测量不确定度表示指南》(*Guide to the Expression of Uncertainty in Measurement*, GUM)。1999年我国等同采用 GUM 发布了 JJF1059.1 测量不确定度评定与表示。2008年 GUM 发布新版,2012年 JJF1059.1 重新发布 2012 版;2017年我国等同采用 2008 版 GUM 发布国家标准 GB/T27418 测量不确定度评定和表示。2000年,欧洲分析化学组织(EURACHEM)和国际分析化学溯源性合作组织(CITAC)以 GUM 为基础发布指南文件《分析化学测量不确定度评定指南》(*Quantifying Uncertainty in Analytical Measurement*, QUAM),2005年我国等同采用 QUAM 发布了 JJF1135 化学分析测量不确定度评定,2012年 QUAM 发布新版。2019年中国合格评定国家认可委员会(CNAS)等同采用 2012版 QUAM 发布了 CNAS-GL006 化学分析中不确定度的评估指南。本章节基于 GUM 并结合 QUAM 对医学参考实验室测量不确定度评定的基本原则进行简述。

二、不确定度的定义

(1)本章节所使用的(测量)不确定度的术语定义采纳现行有效的 GUM(2008版)。定义如下:"与测量结果相关联的参数,它表征了可以合理地赋予被测量的量值分散程度"。这个参数可能是,如标准偏差(或其指定倍数)或置信区间宽度。很多情况下,化学分析中的被测量通常为某被分析物的浓度。

(2)测量不确定度通常包括很多分量。其中一些分量可由一系列测量结果的统计学分布评估得出,可表示为标准偏差,这类的评定方法为 A 类评定;另一些分量是由根据经验和其他信息确定的假设概率分布评估得出,也可以用标准偏差表示,根据有关信息估计的先验概率分布得到标准偏差估计值的方法为 B 类评定。

(3)很显然测量结果是被测量值的最佳估计值,不确定度所有的分量,包括那些系统效应所产生的分量,比如与修正和参考标准相关的分量,均会对不确定度的分散性产生贡献。

(4)由测量所得的测得值只是被测量的估计值,测量过程中的随机效应及系统效应均会导致测量不确定度。对已认识的系统效应进行修正后的测量结果仍然只是被测量的估计值,还存在由随机效应导致的不确定度和由对系统效应修正不完善导致的不确定度。

三、测量不确定度的评定方法

对测量不确定度的评定方法简称 GUM 法,用 GUM 评定测量不确定度的一般流程如图 4-1-1 所示。

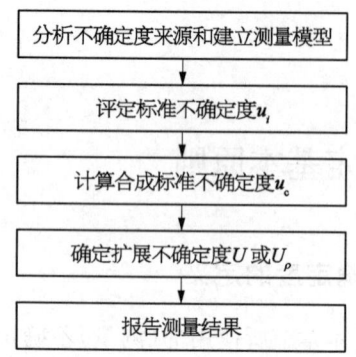

图 4-1-1 用 GUM 法评定测量不确定度的一般流程
(来源于 JJF1059.1—2012)

(一) 被测量和测量模型的确定

被测量的定义要求清楚明确地说明正在测量什么,并定量表述被测量的值与其所依赖的参数之间的关系。这些参数可能是其他被测量、不能直接测量的量或者常数。所有这类信息应当在标准操作规程(SOP)中写明。

原则上,可以用一个正式的测量模型来表述各个来源对测量结果的影响,其中每一个影响量都与公式中的一个参数或变量有关。然后,该公式将所有影响测量结果的独立因子组成一个完整的测量过程模型。该函数可能非常复杂,但只要可能就应该明确写出。因为表达式的方式通常决定了合成各个不确定度分量的方法。

(二) 测量不确定度的来源分析

(1) 列出不确定度的可能来源。包括测量模型所规定的关系式中所含参数的不确定度来源,也可以有其他的来源。

(2) 在实际测量中,有许多可能导致测量不确定度的来源。例如:① 被测量的定义不完整;② 被测量定义的复现不理想;③ 取样的代表性不够,即被测样本可能不完全代表所定义的被测量;④ 对测量受环境条件的影响认识不足或对环境条件的测量不完善;⑤ 模拟式仪器的人员读数偏移;⑥ 测量仪器的计量性能(如最大允许误差、灵敏度、鉴别力、分辨力、死区及稳定性等)的局限性,即导致仪器的不确定度;⑦ 测量标准或标准物质提供的标准值的不准确;⑧ 引用的常数或其他参数值的不准确;⑨ 测量方法和测量程序中的近似和假设;⑩ 在相同条件下,被测量重复观测值的变化。

测量不确定度的来源必须根据实际测量情况进行具体分析。分析时,除了定义的不确定度,可从测量仪器、测量环境、测量人员、测量方法等方面全面考虑,特别要注意对测量结果影响较大的不确定度来源,应尽量做到不遗漏、不重复。

(3) 列出不确定度来源的一种简便易行的方式是因果图法(又称鱼骨图法),通过因果图可展示各来源之间的相互关系,以及对结果的不确定度的影响,也有助于避免重复计算不确定度来源。

因果图的绘制如下。

1) 被测量为因果图的主支;数学表达式包含的变量(或参数)是影响测量结果不确定度的主要因素,分别构成因果图的各主要分支;增加其他因素(如重复性、回收率、环境条件等)构成因果图的新增主要分支。

2) 在主要分支上增加有贡献的影响因素为次要分支,在次要分支上增加有贡献的影响因素为再次要分支,直至影响因素变得足够小,并对不确定度的影响可以忽略不计,主要分支及其影响因素分支构成组合分量。

3) 综合分析因果图,删除可以相互抵消的因素,比如用同一台天平称量物品质量时,天平可能存在的系统偏差;将有关的测量不确定度来源集中为主要分支,比如在增加的重复性分支上集中各主要分支的重复性,成为单一分量,使影响因素不再重复。

举例：用原子吸收光谱法测定陶瓷器皿中镉溶出量。

被测量为单位面积的镉溶出量，计算公式如下：

$$r = \frac{c_0 \cdot V_L}{a_V} d \cdot f_{acid} \cdot f_{time} \cdot f_{temp}$$

式中：

c_0：在浸取液中镉的浓度（mg/L）。

r：每单位面积溶出的镉的质量（mg/dm²）。

V_L：浸取液的体积（L）。

a_V：液体半月体的表面积（dm²）。

d：样品的稀释系数。

为了考虑附加的影响量，需加入各自的修正因子，如酸度 f_{acid}、浸泡时间 f_{time}、温度 f_{temp}。

相关不确定度来源的因果图见图 4-1-2。

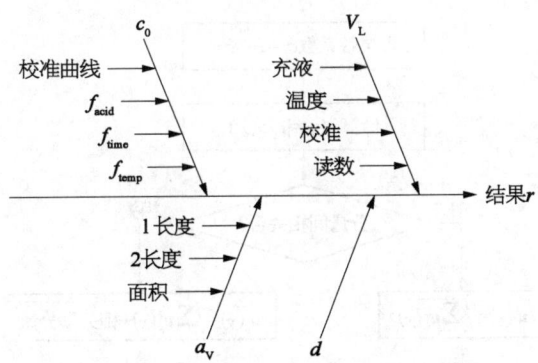

图 4-1-2　测定浸出镉的因果关系图

（来源于 CNAS-GL006）

（三）测量不确定度分量的量化（评定标准不确定度）

（1）在识别不确定度来源后，对不确定度各个分量做一个预估是必要的，测量不确定度评定的重点应放在识别并评定那些重要的、占支配地位的分量上。不是所有的分量都会对合成不确定度有显著贡献。事实上，只有少数分量才会有显著影响，小于最大分量 1/3 的那些分量无须深入评估，除非这类分量很多。对于每一个分量或合成分量的贡献进行初步评估，去掉那些不重要的分量。

（2）测量不确定度一般由若干分量组成，每个分量用其概率分布的标准偏差估计值表征，称标准不确定度。用标准不确定度表示的各分量用 u_i 表示。根据对 X_i 的一系列测得值 x_i 得到实验标准偏差的方法为 A 类评定。根据有关信息估计的先验概率分布得到标准偏差估计值的方法为 B 类评定。

（3）标准不确定度的 A 类评定方法

1）对被测量进行独立重复观测 n 次，通过所得到的一系列测得值，用统计分析方法获得实验标准偏差 $s(x)$，当用算术平均值 $\bar{x}$ 被测量估计值时，被测量估计值的 A 类标准不确定度按下述公式计算

$$u_A = u(\bar{x}) = s(\bar{x}) = \frac{s(x)}{\sqrt{n}}$$

标准不确定度的 A 类评定一般流程见图 4-1-3。

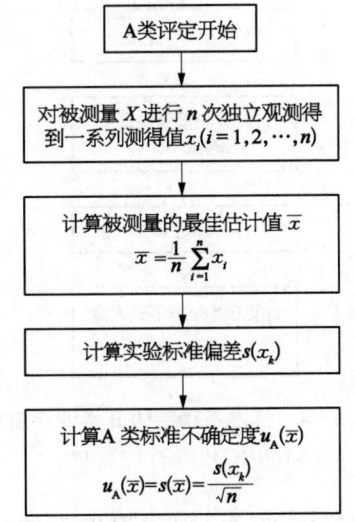

图 4-1-3　标准不确定的 A 类评定流程图

（来源于 JJF1059.1—2012）

2）A 类评定方法通常比用其他评定方法所得到的不确定度更为客观，并具有统计学的严格性，但要求有充分的重复次数。此外，这一测量程序中的重复测量所得的测得值，应相互独

立。A 类评定时应尽可能考虑随机效应的来源，使其反映到测得值中去。

(4) 标准不确定度的 B 类评定方法

1) B 类评定的方法是根据有关的信息或经验，判断被测量的可能值区间 $[\bar{x}-a, \bar{x}+a]$，假设被测量值的概率分布，根据概率分布和要求的概率 p 确定 k，则 B 类标准不确定度 u_B 可由下述公式得到

$$u_B = \frac{a}{k}$$

式中：

a：被测量可能值区间的半宽度。

根据概率论获得的 k 称为置信因子，当 k 为扩展不确定度的倍乘因子时称包含因子。

标准不确定度的 B 类评定一般流程见图 4-1-4。

2) k 的确定方法：① 已知扩展不确定度是合成标准不确定度的若干倍时，该倍数就是包含因子 k；② 假设为正态分布时，根据要求的概率查表得到；③ 假设为非正态分布时，根据概率分布查表得到。

(5) 组合分量应列表给出各次要分支对应分量的相应信息。

(四) 合成标准不确定度

采用方和根法计算合成标准不确定度，即先将各标准不确定度的分量平方，再相加求和。合成标准不确定度等于各分量方差和的正平方根。应采用各主要分量结果平均值的标准偏差表示的标准不确定度计算方差。

常用的标准不确定度计算流程见图 4-1-5。

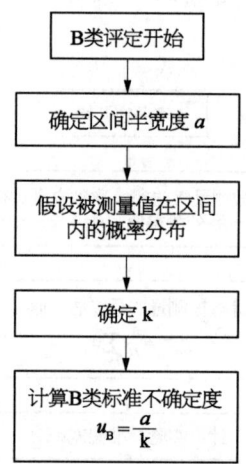

图 4-1-4 标准不确定的 B 类评定流程图
(来源于 JJF1059.1—2012)

区间半宽度 a 一般根据以下信息确定：① 以前测量的数据；② 对有关技术资料和测量仪器特性的了解和经验；③ 生产厂提供的技术说明书；④ 校准证书、检定证书或其他文件提供的数据；⑤ 手册或某些资料给出的参考数据；⑥ 检定规程、校准规范或测试标准中给出的数据；⑦ 其他有用的信息。

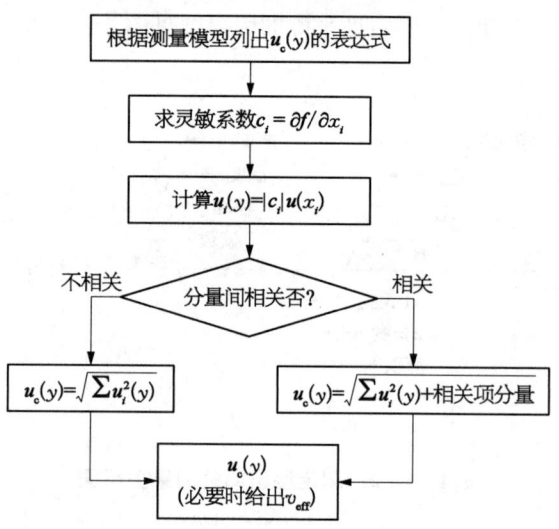

图 4-1-5 合成标准不确定度计算流程图
(来源于 JJF1059.1—2012)

注：灵敏系数通常是对测量函数 f 在 $x_i = x_i$ 处取偏导数得到，也可用 c_i 表示。灵敏系数是一个有符号和单位的量值，它表明了输入量 x_i 的不确定度 $u(x_i)$ 影响被测量估计值的不确定度 $u_c(y)$ 的灵敏程度。有些情况下，灵敏系数难以通过函数 f 计算得到，可以用实验确定，即采用变化一个特定的 x_i，测量出由此引起的被测量 Y 的变化

(五) 扩展不确定度

(1) 最后一步是将合成标准不确定度和所选的包含因子相乘得到扩展不确定度。扩展不确定度需要给出一个期望区间，合理地赋予被

测量的数值分布的大部分会落在此区间内。

（2）在选择包含因子 k 的数值时，需要考虑很多问题，包括：① 所需的置信水平；② 对所基于的分布的了解；③ 对于评估随机影响所用的数值的个数的了解。

（3）大多数情况下，推荐 k 为 2。然而，如果合成不确定度是基于较小自由度（大约小于 6）的统计观察的话，选择这个 k 值可能不充分。此时 k 的选择取决于有效自由度。

（4）当合成标准不确定度由某个自由度小于 6 的分量占决定作用时，推荐将 k 设成与该分量自由度数值以及所需置信水平（通常 95%）相当的 t 界值表的双侧检验数值。

（5）测量结果末位与扩展不确定度末位对齐，按修约规则进行修约。

（六）不确定度的报告

除非另有要求，结果 x 应跟使用包含因子 k=2 计算的扩展不确定度 U 一起给出。推荐采用以下方式：

"（结果）：$(x\pm U)$（单位）"

其中报告的不确定度是扩展不确定度，计算时使用的包含因子为 2，约 95% 的置信水平"。

四、校准和测量能力

（一）定义

按照国际计量委员会（CIPM）和国际认可合作组织（ILAC）的联合声明，对校准和测量能力（Calibration and Measurement Capability, CMC）采用以下定义：CMC 是校准实验室在常规条件下能够提供给客户的校准和测量的能力。CMC 公布在认可机构认可的校准实验室的认可范围中，有时特指校准能力中的扩展不确定度；CMC 这一概念实际是校准能力的完整表达，包含校准实验室认可的所有校准能力，通常与认可范围中校准能力范围所包含的内容一致，即包含被测量的名称、校准方法、测量范围及其不确定度。CNAS 认可的 CMC 包含测量仪器名称、被测量、规范名称及代号、测量范围、扩展不确定度和说明等信息。

（二）CMC 的要求和表示

CMC 是校准实验室在常规条件下能够提供给客户的校准和测量的能力。其扩展不确定度应是在常规条件下的校准中可获得的最小的测量不确定度。CNAS 认可的 CMC 中的不确定度为包含概率为 95% 时的扩展不确定度。当被测量的值是一个范围时，该不确定度的表示可用多种方式，其表示方式的选择应考虑以下几个方面：

（1）用整个测量范围内都适用的单一值表示。

（2）用范围表示。此时，实验室应有适当的插值算法以给出区间内的值的测量不确定度。

（3）用被测量值或参数的函数表示。

（4）用矩阵表示。此时，不确定度的值取决于被测量的值以及与其相关的其他参数。

（5）用图形表示。此时，每个数轴应有足够的分辨率，使得到的不确定度至少有 2 位有效数字。

（6）应在对整个测量范围进行完整的不确定度评估和分析的基础上，选择恰当的不确定度表示方式。

（7）不确定度应覆盖整个测量范围，以准确、完整地反映实验室的校准能力水平。

鉴于 CNAS 实验室业务系统功能的限制，目前只能采用方式（1）~（3）进行表示。

（三）参考测量的不确定度

对于医学参考测量实验室，CMC 及其覆盖的不确定度通常应包含测量程序（方法）相关的因素，比如典型的基质效应、干扰等被测样品的信息。一般情况下，CMC 及其覆盖的不确定度可不包含因材料的不稳定、不均匀引入的不确定度分量。CMC 应基于对特别稳定、均匀样品的测量方法本身的性能分析。

参考测量的不确定度与参考测量程序（RMP）提供给参考物质（RM）的不确定度是不

同的,一般情况下,参考测量的不确定度优于提供给有证参考物质(CRM)的扩展不确定度,这是因为参考测量的不确定度通常只与测量方法和仪器本身有关,而 CRM 的扩展不确定度还考虑了材料的不均匀性和不稳定性贡献。

(欧元祝　虞科颖)

参考文献

[1] Joint Committee for Guides in Metrology, Evaluation of measurement data — Guide to the expression of uncertainty in measurement[S]. 2008.
[2] 国家质量监督检验检疫总局. JJF 1059.1-2012 量不确定度评定与表达[S]. 北京:国家质量监督检验检疫总局,2012.
[3] 中华人民共和国国家标准. GB/T 27418-2017 测量不确定度评定和表示[S]. 北京:国家质量监督检验检疫总局,2017.
[4] S L R Ellison and A Williams (Eds). Eurachem/CITAC guide: Quantifying Uncertainty in Analytical Measurement, Third edition, (2012) ISBN 978-0-948926-30-3.
[5] 国家质量监督检验检疫总局. JJF 1135-2005 化学分析测量不确定度评定[S]. 北京:国家质量监督检验检疫总局,2005.
[6] 中国合格评定国家认可委员会. CNAS-GL006:2019 化学分析中不确定度的评估指南[Z]. 北京:中国合格评定国家认可委员会,2019.
[7] 中国合格评定国家认可委员会. CNAS-GL025:2023 校准和测量能力(CMC)表述指南[Z]. 北京:中国合格评定国家认可委员会,2023.

第二节　γ-谷氨酰基转移酶测量不确定度评定示例

【范围】

本程序适用于参考实验室 γ-谷氨酰基转移酶(GGT)参考测量程序测量结果的测量不确定度评定。

【规范性引用文件】

WS/T 493 酶学参考实验室参考方法测量不确定度评定指南。

【测量不确定度评定】

(一)测量程序概述

1. 测量方法　分光光度法。参照 JCTLM 公布的参考测量程序:IFCC Primary Reference Procedures for the Measurement of Catalytic Activity Concentrations of Enzymes at 37℃. Part 6. Reference Procedure for the Measurement of Catalytic Concentration of γ-Glutamyltransferase.

2. 测量对象　国际参考实验室能力比对计划样品(2023 年 RELA-A)。

3. 测量过程

(1) 参考方法能力验证:尽可能使用 IFCC 参考方法测量有证参考物质,测量结果在参考物质证书所给范围内表明正确度符合要求。

(2) 样品检测:按要求复溶 2023 年 RELA-A 样品,连续测量 4 批,每批重复测量 3 次,每个批次应测量新配备的样品。计算测量合格样品的结果。

(二)数学模型建立

酶催化活性浓度计算见以下公式。

$$C_{enz} = \frac{1}{\varepsilon \times l} \frac{V_{sample} + V_{start} + V_{reaction}}{V_{sample}} \frac{\Delta A}{\Delta T} f_{试剂配制} \times f_W f_\lambda f_{pH} f_T f_{s_{RW}} f_{修约}$$

在 IFCC 参考方法中,还需要同时测量试剂空白管,见以下公式。

$$C_{enz} = C_{mea} - C_{bla}$$

式中:

C_{mea}:测量管的酶催化活性浓度。

C_{bla}:试剂空白管的酶催化活性浓度。

将本面第一处算式中的 $\Delta A/\Delta T$ 展开计算,则本面第二处算式演化为以下公式

$$C_{enz} = \frac{1}{\varepsilon \times l} \frac{V_{sample} + V_{start} + V_{reaction}}{V_{sample}}$$

$$\frac{A_{\text{sample-end}} - A_{\text{sample-start}} - A_{\text{blank-end}} + A_{\text{blank-start}}}{t_{\text{end}} - t_{\text{start}}}$$

$f_{\text{试剂配制}} \; f_{\text{W}} f_{\lambda} f_{\text{pH}} f_{\text{T}} f_{S_{\text{RW}}} f_{\text{修约}}$

式中各符号的说明见表 4-2-1。

表 4-2-1 输入量说明

输入量（符号）	单位	说 明
C_{enz}	U/L	测量样品酶活性浓度
$A_{\text{sample-start}}$	mA	测量样品在 t_0 时的（起始）吸光度读数
$A_{\text{sample-end}}$	mA	测量样品在 t_n 时的（终止）吸光度读数
$A_{\text{blank-start}}$	mA	试剂空白在 t_0 时的（起始）吸光度读数
$A_{\text{blank-end}}$	mA	试剂空白在 t_n 时的（终止）吸光度读数
V_{reaction}	μL	反应液体积
V_{sample}	μL	样品体积
V_{start}	μL	起始试剂体积
ε	m²/mol	摩尔消光系数
l	mm	（比色杯）光径
t_{end}	s	测量反应结束时间
t_{start}	s	测量反应开始时间
$f_{\text{试剂配制}}$	/	试剂配制中称量和定容的修正因子
f_{W}	mg	样品复溶的修正因子

续 表

输入量（符号）	单位	说 明
f_{pH}	pH	测量反应中 pH 的修正因子
f_{T}	℃	测量反应中温度的修正因子
S_{RW}	U/L	实验室内重复性
$f_{\text{修约}}$	/	测量结果数值修约的修正因子

（三）不确定度来源分析

本法以分光光度法为测定原理，需识别所有可能的测量不确定度来源包括测量前、测量中和测量后。

测量前的不确定度来源包含：试剂配制、样品复溶等。

测量中不确定度主要来源于影响酶催化活性浓度的因素：测量温度、测量 pH、摩尔消光系数、波长、光径、样本的容积分量和吸光度值输入量、精密度、反应时间等。

测量后的不确定度来源包含：结果修约等。

经过修正后的因果（鱼骨）图见图 4-2-1。

（四）不确定度分量计算（以 GGT 项目的 2023 年 RELA-A 样品为例）

1. 测量前产生的不确定度

（1）试剂配制引入的不确定度：因每次检测时，试剂进行重复配制，故可将试剂配制中称量与定容产生的不确定度计入重复性不确定度

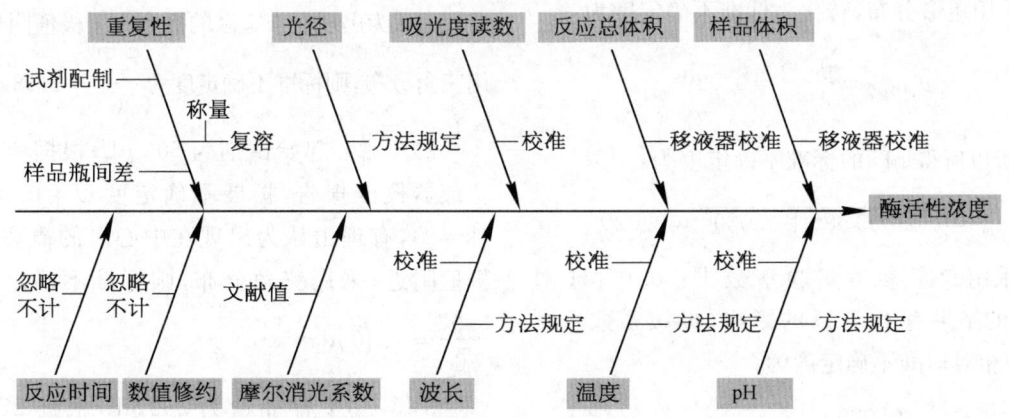

图 4-2-1 经过修正后的因果（鱼骨）图

(2) 样品复溶引入的不确定度：用称量法进行复溶。

1) 重复性：因为已单独考虑合成重复性，所以复溶称量的重复性及瓶间的重复性不单独考虑。

2) 称量：根据Ⅰ级天平要求，载荷为 $0\sim 5\,g$（含 $5\,g$）范围内，最大允许误差（MPE）为 $\pm 0.5e$，称量范围为 $0\sim 81\,g$ 时，$e=0.1\,mg$，所以 $5\,g$ 时，MPE 为 $0.05\,mg$，采用矩形分布，转化为标准不确定度为：

$$\frac{0.05\,mg}{\sqrt{3}}=0.029\,mg$$

所以样品复溶产生的相对标准不确定度为：

$$u_{W,\,rel}=\frac{0.029}{5\,000}\times 100\%=0.000\,58\%$$

2. 测量中产生的不确定度

(1) pH 的标准不确定度

pH 的不确定度主要来源：pH 计的校准及参考方法规定。

1) pH 计的校准：根据校准证书，pH 计的不确定度为 0.001pH，采用矩形分布，转化为标准不确定度为：

$$u_{pH校准}=\frac{0.001}{\sqrt{3}}=0.000\,58$$

2) GGT 的参考方法规定 pH 为 $\pm 0.05\,pH$；采用矩形分布，转化为标准不确定度为：

$$u_{pH方法}=\frac{0.05}{\sqrt{3}}=0.029$$

所以所得 pH 的标准不确定度为：

$$u_{pH}=\sqrt{0.000\,58^2+0.029^2}=0.029$$

采用专家参考实验室数据：0.05pH 对 GGT 的结果有 0.22% 的影响（灵敏系数），则 pH 的相对标准不确定度为：

$$u_{pH,\,rel}=\frac{0.029}{0.05}\times 0.22\%=0.13\%$$

(2) 摩尔消光系数引入的不确定度：摩尔消光系数 ε 为理论常数，此常数存在误差，文献值为 <1%，考虑为矩形分布，其相对标准不确定度为：

$$u_{\varepsilon,\,rel}=\frac{1\%}{\sqrt{3}}=0.58\%$$

(3) 波长的标准不确定度：根据分光光度仪校准报告，波长的扩展不确定度为 0.2 nm（$k=2$），采用矩形分布，转化为标准不确定度为：$u_\lambda=\frac{0.2}{\sqrt{3}}=0.115\,nm$，采用专家参考实验室数据：1 nm 对 GGT 的结果有 3.25% 的影响（灵敏系数），则 λ 的相对标准不确定度为：

$$u_{\lambda,\,rel}=0.115\times 3.25\%=0.37\%$$

(4) 光径的标准不确定度：根据参考方法的要求，对比色杯光径要求为 $10.00\pm 0.01\,mm$（$k=2$），标准不确定度为 0.005 mm，则 $u_{l,\,rel}=\frac{0.005}{10}\times 100\%=0.050\%$。

(5) 移液体积引入的不确定度：加样的重复性不需单独考虑，已计入总的重复性测量不确定度中，只需考虑三个输入量的正确度。

$$V_{total}=V_{sample}+V_{start}+V_{reaction}$$

1) $V_{reaction}$：反应液 2 000 μL，根据 2 500 μL 移液器校准报告，扩展不确定度 $U=5.1\,\mu L$（$k=2$），有理由认为出现在中心区的概率大于极值附近，采用三角分布，则标准不确定度为 $\frac{5.1}{\sqrt{6}}=2.08\,\mu L$。

2) V_{start}：起始试剂为 500 μL，根据 500 μL 移液器校准报告，扩展不确定度 $U=0.97\,\mu L$（$k=2$），有理由认为出现在中心区的概率大于极值附近，采用三角分布，则标准不确定度为 $\frac{0.97}{\sqrt{6}}=0.40\,\mu L$。

3) V_{sample}：样品量为 250 μL，根据 250 μL 移液器校准报告，扩展不确定度 $U=0.81\,\mu L$

(k=2),有理由认为出现在中心区的概率大于极值附近,采用三角分布,则标准不确定度为 $\frac{0.81}{\sqrt{6}} = 0.33 \mu L$。

则 $u_{V_{\text{total}}} = \sqrt{2.08^2 + 0.40^2 + 0.33^2} = 2.14 \mu L$

则 $u_{V_{\text{total}}, \text{rel}} = \frac{2.14}{2\,750} \times 100\% = 0.078\%$

(6)加样体积引入的不确定度:样品量为 $250 \mu L$,根据 $250 \mu L$ 移液器校准报告,扩展不确定度 $U = 0.81 \mu L (k=2)$,有理由认为出现在中心区的概率大于极值附近,采用三角分布,则标准不确定度为 $\frac{0.81}{\sqrt{6}} = 0.33 \mu L$,则 $u_{V_{\text{sample}}, \text{rel}} = \frac{0.33}{250} \times 100\% = 0.13\%$。

(7)吸光度值输入量读数引入的不确定度:吸光度的重复性不需单独考虑,已计入总的重复性测量不确定度中,只需考虑四个输入量的正确度。

$A_T = A_{\text{sample-end}} - A_{\text{sample-start}} - A_{\text{blank-end}} + A_{\text{blank-start}}$

将12次测定的吸光度值取平均值,四个吸光度值的数值分别为:$A_{\text{sample-end}}$:1.1910;$A_{\text{sample-start}}$:0.7924;$A_{\text{blank-end}}$:0.4147;$A_{\text{blank-start}}$:0.4134。

吸光度值输入量读数的不确定度主要来源于读数的准确度;根据校准证书,分光光度计的透光率扩展不确定度为 0.2%(k=2),标准不确定度为 0.1%,考虑为矩形分布,则得:$\frac{0.1\%}{\sqrt{3}} = 0.0577\%$。

根据转换公式 $A = \lg\left(\frac{1}{\tau}\right) = -\lg \tau$,$\tau = 10^{-A}$。

1) $A_{\text{sample-end}}$:A 为 1.1910 时,透光率为 6.4417%,6.4417% - 0.0577% = 6.3840%,再换为 $A = 1.1949$,$(1.1949 - 1.1910) \times 1\,000 = 3.9$ mA,则 $u_{A_{\text{sample-end}}, \text{rel}} = \frac{3.9/1\,000}{1.191\,0} \times 100\% = 0.33\%$。

2) $A_{\text{sample-start}}$:A 为 0.7924 时,透光率为 16.1287%,16.1287% - 0.0577% = 16.0710%,再换为 $A = 0.7940$,$(0.7940 - 0.7924) \times 1\,000 = 1.6$ mA,则 $u_{A_{\text{sample-start}}, \text{rel}} = \frac{1.6/1\,000}{0.792\,4} \times 100\% = 0.20\%$。

3) $A_{\text{blank-end}}$:A 为 0.4147 时,透光率为 38.4858%,38.4858% - 0.0577% = 38.4281%,再换为 $A = 0.4154$,$(0.4154 - 0.4147) \times 1\,000 = 0.7$ mA,则 $u_{A_{\text{blank-end}}, \text{rel}} = \frac{0.7/1\,000}{0.414\,7} \times 100\% = 0.17\%$。

4) $A_{\text{blank-start}}$:A 为 0.4134 时,透光率为 38.6011%,38.6011% - 0.0577% = 38.5434%,再换为 $A = 0.4141$,$(0.4141 - 0.4134) \times 1\,000 = 0.7$ mA,则 $u_{A_{\text{blank-start}}, \text{rel}} = \frac{0.7/1\,000}{0.413\,4} \times 100\% = 0.17\%$,则 $u_{A_T, \text{rel}} = \sqrt{0.33^2 + 0.20^2 + 0.17^2 + 0.17^2} = 0.455\%$。

(8)反应时间引入的不确定度:由于本实验室分光光度计的仪器控时,准确度可达十万分之一,故其标准不确定度可忽略不计。

(9)温度的标准不确定度:主要来源为温度计的校准及参考方法规定。

1)温度计的校准:根据校准证书,温度计的不确定度为 ±0.02℃,采用矩形分布,转化为标准不确定度为:$\frac{0.02}{\sqrt{3}} = 0.01℃$。

2)方法规定:参考方法规定的温度为 37±0.1℃,采用矩形分布,转化为标准不确定度为:$\frac{0.1}{\sqrt{3}} = 0.058℃$。

则 $u_T = \sqrt{0.01^2 + 0.058^2} = 0.059℃$,采用专家参考实验室数据:1℃对GGT结果会产生3.20%的影响(灵敏系数),则 $u_{T, \text{rel}} = 3.20\% \times \frac{0.059}{1} = 0.19\%$。

(10)重复性引入的不确定度

1) S_{RW}:包括了各分量的重复性及结果的精密度。

2) 2023 年 RELA-A 的 GGT，均值 $\bar{c}$ = 366.30 U/L = 6.105 μKat/L，标准差 SD = 1.76 U/L，则 $u_{S_{RW}, rel} = \dfrac{1.76}{366.30} \times 100\% = 0.48\%$。

3. 测量后产生的不确定度　结果修约引入的不确定度：如每次计算过程对结果不修约（采用电子表格），只对最后结果进行修约，则可忽略不计修约对测量不确定度的贡献。

（五）合成相对标准不确定度计算

不确定度分量汇总见表 4-2-2。

表 4-2-2　各分量不确定度

序号	分量	单位	量值	标准不确定度	相对标准不确定度（%）
1	W	mg	5 000	0.029	0.000 58
2	pH	pH	/	0.029	0.13（灵敏系数 0.22%/0.05pH）
3	ε	m²/mol	/	1%	0.58
4	λ	nm	/	0.115	0.37（灵敏系数 3.25%/1 nm）
5	l	mm	10.00	0.005	0.050
6	V_{total}	μL	2 750	2.14	0.078
7	V_{sample}	μL	250	0.33	0.13
8	$A_{sample\text{-}end}$	mA	1.191 0	3.9	0.33
9	$A_{sample\text{-}start}$	mA	0.792 4	1.6	0.20
10	$A_{blank\text{-}end}$	mA	0.414 7	0.7	0.17
11	$A_{bland\text{-}start}$	mA	0.413 4	0.7	0.17
12	T	℃	/	0.059	0.19（灵敏系数 3.20%/1℃）
13	SRW	U/L	366.30	1.76	0.48

将上述各输入量的相对标准不确定进行合成，则：

$$u_{c, rel} = \sqrt{u_{W, rel}^2 + u_{pH, rel}^2 + u_{\varepsilon, rel}^2 + u_{\lambda, rel}^2 + u_{l, rel}^2 + u_{V_{total}, rel}^2 + u_{V_{sample}, rel}^2 + u_{A_T, rel}^2 + u_{T, rel}^2 + u_{S_{RW}, rel}^2}$$

$$= \sqrt{0.000\,58^2 + 0.13^2 + 0.58^2 + 0.37^2 + 0.050^2 + 0.078^2 + 0.13^2 + 0.455^2 + 0.19^2 + 0.48^2}$$

$$= 0.995\%$$

（六）合成标准不确定度的计算

合成标准不确定度为

$$U_c = U_{c, rel} \times C = 0.995\% \times 366.30 = 3.64 \text{ U/L}$$

单位换算为 μKat/L，$U_c = 0.060\,6$ μKat/L。

（七）扩展不确定度的评定

包含因子 k=2 时，扩展不确定度为：

$$U = U_c \times k = 0.060\,6 \times 2 = 0.121 \text{ μKat/L}$$

（八）测量结果不确定度报告与表示

应用 GGT 参考方法对 2023 年 RELA-A 进行测量时，其测量结果为：6.105±0.121 μKat/L，（k=2）。

（王　茗　欧元祝）

参考文献

中华人民共和国国家卫生和计划生育委员会. WS/T 493-2017 酶学参考实验室参考方法测量不确定度评定指南[S]. 北京：中华人民共和国国家卫生和计划生育委员会，2017.

第三节 肌酐测量不确定度评定示例

【范围】

本程序适用于参考实验室肌酐（creatinine，Crea）参考测量程序测量结果的测量不确定度评定。

【规范性引用文件】

CNAS-GL006 化学分析中不确定度的评估指南。

WS/T 413 血清肌酐测定参考方法同位素稀释液相色谱串联质谱法。

【测量不确定度评定】

（一）测量程序概述

1. 测量方法　同位素稀释液相串联质谱法（ID-LC-MS/MS），参照 JCTLM 公布的参考测量程序：Application of Liquid Chromatography/LTQ Linear Ion Trap Mass Spectrometry for Quantifying the Biomarkers Creatinine and Cortisol in Serum。

2. 测量对象　国际参考实验室能力比对计划样品（2023 年 RELA-A）。

3. 测量过程

（1）校准：两点包括法，有证标准物质 NIST SRM914b 配制工作校准品，在每批次样本测量前后分别进行。

（2）样品：按要求复溶 RELA-2023-KS-A 样品，称取 3 个平行样品，每个样品前处理后在仪器上重复测定 3 次，取其平均值计算。

（二）被测量定义

ID-LC-MS/MS 法定量血清肌酐参考测量程序以同位素稀释液相色谱串联质谱法为检测原理，以稳定同位素标记的肌酐为内标，将内标添加到待测样本（血清、低标和高标）中，标与待测样本均匀混合后用乙腈沉淀蛋白，用液相色谱将肌酐与其他物质从样本中分离开，用串联质谱测定待测样本中肌酐与同位素标记肌酐的峰面积比值，将比值代入测量模型后即可推算出血清中肌酐浓度（表 4-3-1）。

表 4-3-1　被测量描述

基　质	组　分	量	单位
血清、血浆	肌酐	摩尔浓度	$\mu mol/L$

（三）确定测量模型

$$C = \left[\frac{(I_{sam} - I_{low}) \times (W_{hi} - W_{low})}{(I_{hi} - I_{low})} + W_{low}\right] \times \frac{Q_{is}}{M_{ser}} \times D_s \times P_{std} \times \frac{1\,000}{113}$$

式中：

C：血清中肌酐的浓度（$\mu mol/L$）。

I_{sam}：样品中肌酐与内标的峰面积比（测定值）。

I_{low}：低标中肌酐与内标的峰面积比（测定值）。

I_{hi}：高标中肌酐与内标的峰面积比（测定值）。

W_{low}：低标中肌酐与内标的质量比。

W_{hi}：高标中肌酐与内标的质量比。

Q_{is}：血清样品中内标的质量（单位：g）。

M_{ser}：为血清样品的质量（单位：g）。

D_s：血清的密度。

P_{std}：标准物质的纯度。

113：肌酐的相对分子质量。

其中，

$$W_{hi} = \frac{M_{hi校准物} \times C_{hi校准物}}{M_{hi内标} \times C_{hi内标}}$$

$M_{hi校准物}$：高标中校准物溶液质量。

$C_{hi校准物}$：高标中校准物溶液浓度。

$M_{hi内标}$：高标中内标溶液质量。

$C_{hi内标}$：高标中内标溶液浓度。

$$W_{low} = \frac{M_{low校准物} \times C_{low校准物}}{M_{low内标} \times C_{low内标}}$$

$M_{low校准物}$：低标中校准物溶液质量。

$C_{low校准物}$：低标中校准物溶液浓度。

$M_{low内标}$：低标中内标溶液质量。

$C_{low内标}$：低标中内标溶液浓度。

$$Q_{is} = M_{ser内标} \times C_{ser内标}$$

$M_{ser内标}$：血清中内标溶液质量。

$C_{ser内标}$：血清中内标溶液浓度。

则原测量模型可转换为

$$C = \left[\frac{(I_{sam} - I_{low}) \times \left(\frac{M_{hi校准物} \times C_{hi校准物}}{M_{hi内标} \times C_{hi内标}} - \frac{M_{low校准物} \times C_{low校准物}}{M_{low内标} \times C_{low内标}} \right)}{I_{hi} - I_{low}} + \frac{M_{low校准物} \times C_{low校准物}}{M_{low内标} \times C_{low内标}} \right] \times \frac{M_{ser内标} \times C_{ser内标}}{M_{ser}} \times D_s \times P_{std} \times \frac{1\,000}{113}$$

最终测定结果还需要考虑重复性的因素，同时比对样品使用前加水复溶，终浓度需要进行修正，上述公式修约成：

$$C = \left[\frac{(I_{sam} - I_{low}) \times \left(\frac{M_{hi校准物} \times C_{hi校准物}}{M_{hi内标} \times C_{hi内标}} - \frac{M_{low校准物} \times C_{low校准物}}{M_{low内标} \times C_{low内标}} \right)}{I_{hi} - I_{low}} + \frac{M_{low校准物} \times C_{low校准物}}{M_{low内标} \times C_{low内标}} \right] \times \frac{M_{ser内标} \times C_{ser内标}}{M_{ser}} \times D_s \times P_{std} \times \frac{1\,000}{113} \times f_{重复} \times f_{复溶}$$

式中各符号的说明见表 4-3-2。

表 4-3-2 输入量说明

输入量(符号)	单位	说明	输入量(符号)	单位	说明
$f_{重复}$	μmol/L	重复性	$M_{low内标}$	g	低标中内标溶液质量
$f_{复溶}$	/	样品复溶的修正因子	$C_{low内标}$	μg/g	低标中内标溶液浓度
I_{sam}	/	样本中肌酐与内标峰面积比	I_{hi}	/	高标中肌酐与内标峰面积比
I_{low}	/	低标中肌酐与内标峰面积比	$M_{ser内标}$	g	血清中内标溶液质量
$M_{hi校准物}$	g	高标中校准物溶液质量	$C_{ser内标}$	μg/g	血清中内标溶液浓度
$C_{hi校准物}$	μg/g	高标中校准物溶液浓度	M_{ser}	g	为血清样品的质量
$M_{hi内标}$	g	高标中内标溶液质量	D_s	g/mL	血清的密度
$C_{hi内标}$	μg/g	高标中内标溶液浓度	P_{std}	%	标准物质的纯度
$M_{low校准物}$	g	低标中校准物溶液质量	113	/	肌酐的相对分子质量
$C_{low校准物}$	μg/g	低标中校准物溶液浓度			

(四)识别所有可能的不确定度来源

根据参考测量程序及数学模型,分析血清被测量结果不确定度的主要来源为被测量标准物质的纯度、校准品储备液的配制、内标储备液的配制、被测量高低工作校准溶液的配制、血清样本的处理和测量重复性、被测量和内标的信号读取、血清样本密度。其中所有称量过程的重复性及仪器测量过程均体现在样本的测量重复性中,不单独考虑。主要考虑因素具体如下:

(1)被测量标准物质纯度引入的不确定度,为 B 类不确定度。

(2)被测量高低校准溶液配制过程产生的不确定度,由于均采用称重法进行配制和处理,故均考虑为称量产生的不确定度,为 B 类不确定度;校准品中被测量和内标的信号读取产生的不确定度,为 A 类不确定度。

(3)样本复溶,为 B 类不确定度。

(4)样本处理过程产生的不确定度,由于均采用称重法进行配制和处理,故均考虑为称量产生的不确定度,为 B 类不确定度。

(5)血清密度,为 B 类不确定度。

(6)血清样本重复测量产生的不确定度,主要考虑为实验室内精密度,为 A 类不确定度。

识别可能的测量不确定度来源,绘制因果关系图(鱼骨图),见图 4-3-1。

(五)量化单个分量不确定度

单个分量不确定度具体评定过程如下。

1. 标准物质纯度引入不确定度 u_{Pstd} 标准物质纯度示值为 99.7%,扩展不确定度 U 为 0.3%(k=2),则校准使用标准物质引入的相对标准不确定度分量:

$$u_{Pstd} = \frac{\frac{0.003}{2}}{0.997} = 0.15\%$$

2. 校准品引入的不确定度 $u_{校准}$

(1)校准品配制引入的不确定度 $u_{配制}$:校准品储备液的配制、工作液稀释、高低两个校准溶液的配制均采用天平称重加样,不确定度主要来自天平称重,天平的不确定度分量主要来自校准,详细数据见下表 4-3-3。

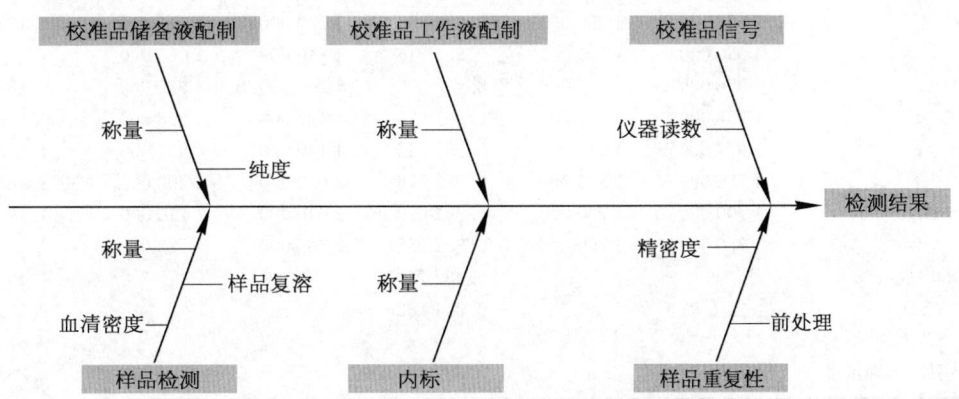

图 4-3-1 ID-LC-MS/MS 测量肌酐不确定度评估鱼骨图

表 4-3-3 校准品称量不确定度分量计算

名称	分量	称量值(g)	天平不确定度	相对标准不确定度(%)
校准品储备液配制	标准品称重	0.040 38	0.000 03	0.037 15
	标准品溶解	40.379 40	0.000 06	0.000 07
内标储备液配制	内标称重	0.021 89	0.000 03	0.068 52
	内标溶解	21.884 01	0.000 05	0.000 11

续 表

名称	分量	称量值(g)	天平不确定度	相对标准不确定度(%)
校准品工作液配制	标准品储备液称重	0.045 94	0.000 03	0.032 65
	稀释液	10.010 69	0.000 05	0.000 25
内标工作液配制	内标储备液称重	0.045 71	0.000 03	0.032 82
	稀释液	10.027 68	0.000 05	0.000 25
高浓度校准溶液配制	校准品称重	0.222 20	0.000 03	0.006 75
	内标称重	0.201 07	0.000 03	0.007 46
低浓度校准溶液配制	校准品称重	0.181 46	0.000 03	0.008 27
	内标称重	0.201 35	0.000 03	0.007 45

代入相对标准不确定度合并公式：

$$u_{配制}=\sqrt{\begin{array}{l}0.037\,15\%^2+0.000\,07\%^2+0.068\,52\%^2+0.000\,11\%^2+0.032\,65\%^2+0.000\,25\%^2+\\ 0.032\,82\%^2+0.000\,25\%+0.006\,75\%+0.007\,46\%+0.008\,27\%++0.007\,45\%^2\end{array}}$$
$$=0.092\%$$

(2) 校准品高低标测量重复性 $u_{测量}$ 见表 4-3-4。

表 4-3-4　高低校准品测量信号

测量次数	低 标			高 标		
	分析物	内标	比值	分析物	内标	比值
1	1 090 000	1 090 000	1.000 000	1 230 000	1 030 000	1.194 175
2	1 070 000	1 090 000	0.981 651	1 230 000	1 040 000	1.182 692
3	1 080 000	1 100 000	0.981 818	1 240 000	1 050 000	1.180 952
4	956 000	973 000	0.982 528	1 100 000	925 000	1.189 189
5	953 000	961 000	0.991 675	1 120 000	928 000	1.206 897
6	977 000	1 020 000	0.957 843	1 130 000	937 000	1.205 977
7	1 790 000	1 820 000	0.983 516	2 020 000	1 700 000	1.188 235
8	1 700 000	1 730 000	0.982 659	2 040 000	1 710 000	1.192 982
9	1 730 000	1 760 000	0.982 955	2 03 0000	1 720 000	1.180 233
均数			0.982 738			1.191 259
SD			0.011 182			0.009 919 9
CV%			1.14			0.83
重复性引入不确定度			0.38%			0.28%

1) 由校准溶液信号测量引入的不确定为 $u_{测量}$

$$u_{测量}=\sqrt{u_{高标测量}^2+u_{低标测量}^2}$$
$$=\sqrt{0.38\%^2+0.28\%^2}$$
$$=0.47\%$$

2) 由高低校准溶液引入的不确定度为 $u_{校准}$

$$u_{校准}=\sqrt{u_{配制}^2+u_{测量}^2}$$
$$=\sqrt{0.092\%^2+0.47\%^2}$$
$$=0.48\%$$

3. 样本复溶引入的不确定度 $u_{复溶}$　血清样品冻干粉复溶引入的不确定度 $u_{复溶}$ 主要由两部分组成：天平称量引入的不确定度 $u_{称量}$ 和复溶温度变化导致水密度变化引入的不确定度 $u_{水温}$。

(1) 天平称量引入的不确定度 $u_{称量}$：天平

校准报告显示扩展不确定为 0.00003 g$(k=2)$，相对标准不确定度为 $0.000015(k=2)$，加入 5 mL 水复溶，天平称重 5.00250 g，则相对标准不确定度为：

$$u_{称量}=(0.000015/5.00250)\times 100\%$$
$$=0.00030\%$$

(2) 复溶温度变化导致水密度变化引入的不确定度 $u_{水温}$：复溶温度变化导致水密度变化引入的不确定度 $u_{水温}$ 复溶开始时温度 $T_0=20.020℃$，复溶结束时温度 $T_1=20.156℃$，温度变化 $T=T_0-T_1=0.136℃$，水的体积膨胀系数为 0.00021 mL，故区间半宽 $a=0.136\times 0.00021=2.856\times 10^{-5}$ mL，按矩形分布，包含因子取 $k=\sqrt{3}$，$V=5.0$ mL，则复溶温度变化导致水密度变化引入的标准不确定度分量 $u_{水温}$ 为：

$$u_{水温}=\frac{a}{k\times V}=\frac{2.856\times 10^{-5}}{\sqrt{3}\times 5}=0.0003\%$$

血清样品冻干粉复溶引入的相对标准不确定度 $u_{复溶}$ 为：

$$u_{复溶}=\sqrt{u_{称量}^2+u_{水温}^2}$$
$$=\sqrt{0.00030\%^2+0.00033\%^2}$$
$$=0.00045\%$$

4. 血清样品处理中引入的不确定度 $u_{样本}$ 血清样品处理引入的不确定度 $u_{样本}$ 主要由样本称量 $u_{样本称量}$、内标称量 $u_{内标称量}$ 引入。

(1) 样本称量 $u_{样本称量}$：血清样品中称量不确定度 $u_{样本称量}$ 主要由天平称重引入。天平校准报告显示扩展不确定为 0.00003 g$(k=2)$，相对标准不确定度为 $0.000015(k=2)$，天平称取样品 0.20272 g（取最大不确定度来源），则相对标准不确定度 $u_{样本称量}=(0.000015/0.20272)\times 100\%=0.0074\%$。

(2) 内标称量 $u_{内标称量}$：血清样品中内标含量不确定度 $u_{内标称量}$ 主要由天平称重引入。天平校准报告显示扩展不确定为 0.00003 g$(k=2)$，相对标准不确定度为 $0.000015(k=2)$，天平称取样品 0.20000 g（取最大不确定度来源），则相对标准不确定度 $u_{内标称量}=(0.000015/0.20000)\times 100\%=0.0075\%$。

$$u_{样本}=\sqrt{u_{样本称量}^2+u_{内标称量}^2}$$
$$=\sqrt{0.0074\%^2+0.0075\%^2}$$
$$=0.011\%$$

5. 样本密度引入的不确定度 $u_{密度}$ 血清密度使用密度计测定，经校准提供的相对扩展不确定度为 0.25%，则密度测定的相对标准不确定度为 $u_{密度}=0.25\%/2/1.024=0.12\%$。

6. 样本重复测量引入的不确定度 样本重复测量$(f_{重复})$引入的不确定度，主要包括天平读数、称量、前处理、仪器测量信号、瓶间差等。样本重复测量 3 批，取平均值 $\bar{x}$，标准差 s，故标准不确定度为：

$$u'_{重复}=\frac{s}{\sqrt{n}}=\frac{0.2309}{\sqrt{3}}=0.1333$$

故其相对标准不确定度为 $u_{重复}=\frac{u'_{重复}}{\bar{x}}\times 100\%=\frac{0.1333}{39.48}=0.34\%$。

（六）合成标准不确定度评定

各标准不确定度分量汇总见表 4-3-5。

表 4-3-5 各分量不确定度

不确定度分类	分量	相对标准不确定度分量(%)
A 类不确定度	样本测量重复性	0.34
	校准品高低标测量重复性	0.47
B 类不确定度	校准物质纯度	0.15
	校准物质称量	0.092
	样本复溶称量	0.00030
	复溶水温变化	0.00033
	样本称重	0.0074
	样本密度	0.12
	内标称重	0.0075
合成相对不确定度 u		0.62

RELA-2023-KS-A 合成标准不确定度 u_c：$u_c = u \times \bar{x} = 0.62\% \times 39.48 = 0.24~\mu mol/L$。

（七）扩展不确定度的评定

取包含因子 $k=2$，扩展不确定度为：$U = k \times u_c = 2 \times 0.24 = 0.48~\mu mol/L$。

（八）测量结果不确定度报告与表示

应用人血清中 Crea 参考方法对冻干粉样本进行测量时，其测量结果为：$39.48 \pm 0.48~\mu mol/L$ （$k=2$）

（金中淦　张素洁）

参考文献

[1] 中国合格评定国家认可委员会. CNAS-GL006：2019 化学分析中不确定度的评估指南[Z]. 北京：中国合格评定国家认可委员会，2019.

[2] 中华人民共和国国家卫生健康委员会. WS/T 413-2024 血清肌酐测定参考方法同位素稀释液相色谱串联质谱法[S]. 北京：中华人民共和国国家卫生健康委员会，2024.

第四节　17β-雌二醇测量不确定度评定示例

【范围】

本程序适用于参考实验室 17β-雌二醇（17β-Estradiol，E_2）参考测量程序测量结果的测量不确定度评定。

【规范性引用文件】

CNAS-GL006 化学分析中不确定度的评估指南。

【测量不确定度评定】

（一）测量程序概述

1. 测量方法　同位素稀释液相串联质谱法。参照 JCTLM 公布的参考测量程序：Comparison of bracketing calibration and classical calibration curve quantification methods in establishing a candidate reference measurement procedure for human serum 17β-estradiol by isotope dilution liquid chromatography tandem mass spectrometry.

2. 测量对象　国际参考实验室能力比对计划样品（2023 年 RELA-A）。

3. 测量过程

（1）校准曲线：有证标准物质 GBW09223 配制系列浓度工作校准品，在每批次测量前后分别进行。

（2）样品：按要求复溶 2023 年 RELA-A 样品，称取 5 个平行样品，每个样品前处理后在仪器上重复测定 3 次，取其平均值计算。

（二）被测量定义

ID-LC-MS/MS 法定量 17β-雌二醇参考测量程序以同位素稀释液相色谱串联质谱法为检测原理，以稳定同位素标记的 17β-雌二醇为内标，将内标添加到待测样本中，待内标与待测样本均匀混合后用乙酸乙酯和正己烷 1：1 混合液萃取，用串联质谱测定待测样本中 17β-雌二醇与同位素标记 17β-雌二醇的峰面积比值，将比值代入测量模型后即可推算出 17β-雌二醇浓度（表 4-4-1）。

表 4-4-1　被测量描述

基质	组分	量	单位
血清、血浆	17β-雌二醇	摩尔浓度	nmol/L

（三）数学模型建立

首先选择 E_2 和内标（internal standard，IS）的质量比值及其对应的色谱峰峰面积比建立工作曲线。其中以 E_2 和 IS 的峰面积比值为因变量 y，以质量比值为自变量 x，建立校准曲线线性回归拟合方程，并建立工作曲线方程：

$$y = ax + b$$

式中：

y：E_2/IS 峰面积比。

x：E_2/IS 色谱峰的质量比。

a：校准曲线线性回归方程的斜率。

b：校准曲线线性回归方程的截距。

测量血清样品可得到 E_2/IS 的峰面积比 y，通过上式校准曲线可计算出 E_2/IS 的质量比 x，则样品浓度 C 可以通过以下公式计算得到：

$$C = \frac{x \times M_{is}}{V_s} \times P \times \frac{1\,000}{M_r}$$

式中：

P：标准物质的纯度（由标准物质证书提供）。

x：样品中 E_2/IS 质量比。

M_{is}：样品中加入内标的质量，单位为 ng。

V_s：样品体积 mL。

将 $x=(y-b)/a$；$M_{is}=m \times C_{is}$；$V_s=M/\rho$ 代入上述公式得到：

$$C = \frac{y-b}{a} \times \frac{m \times C_{is} \times \rho}{M} \times P \times \frac{1\,000}{M_r}$$

最终测定结果是三天的均值，还需要考虑重复性的因素，同时比对样品使用前加水复溶，终浓度需要进行修正，上述公式修正成：

$$C = \frac{y-b}{a} \times \frac{m \times C_{is} \times \rho}{M} \times P \times \frac{1\,000}{M_r} \times f_{重复} \times f_{复溶}$$

式中各符号的说明见表 4-4-2。

表 4-4-2 输入量说明

输入量（符号）	单位	说明
C	ng/mL	测量样品 E_2 浓度
y	/	E_2/内标色谱峰的峰面积比
a	/	校准曲线线性回归方程的斜率
b	/	校准曲线线性回归方程的截距
m	g	样品中加入的内标质量
C_{is}	ng/g	样品中加入的内标浓度
ρ	g/mL	血清样品密度
M	g	血清样品质量
P	%	校准物质纯度

续表

输入量（符号）	单位	说明
M_r	g/mol	E_2 分子量
S_{RW}	ng/mL	批内重复性
$f_{复溶}$	/	样品复溶的修正因子

（四）不确定度来源分析

本法以同位素稀释质谱法为测定原理，以校准曲线法为校准方法。校准溶液的配制、样品和内标的添加使用重量法。E_2 在参考测量过程中，对温度、湿度等因素不敏感。

不确定度评定过程中主要涉及校准曲线的不确定度和样品及样品中内标的称量引入的不确定度。而校准曲线的不确定度评定又需要考虑线性拟合、标物纯度、标物原液配制；尽管校准曲线配制时还涉及内标的浓度，但把校准曲线涉及的参数（截距和斜率）用标物和内标浓度细化表示后，在计算样品浓度的公式中，校准曲线中内标的浓度参数会和样品中的内标浓度参数相互约分掉，使得最终的表达式不含有内标浓度参数一项，故不确定度评定时不再引入内标浓度和校准曲线内标称重这两个分量。

因为已单独考虑合成重复性，所以使用天平读数、称重、样品复溶、校准曲线称量、前处理及批内重复性等不单独考虑。不确定度评估鱼骨图见图 4-4-1。

不确定度分量见表 4-4-3。

表 4-4-3 不确定度分量

序号	分量	分量名称
1	$x=(y-a)/b$	血清样品中 E_2/IS 质量比
2	$V_s=M/\rho$	血清样品体积
3	$M_{is}=m \times C_{is}$	血清样品中添加内标含量
4	S_R	重复性
5	$f_{复溶}$	血清样品粉末复溶因子
6	P	纯度

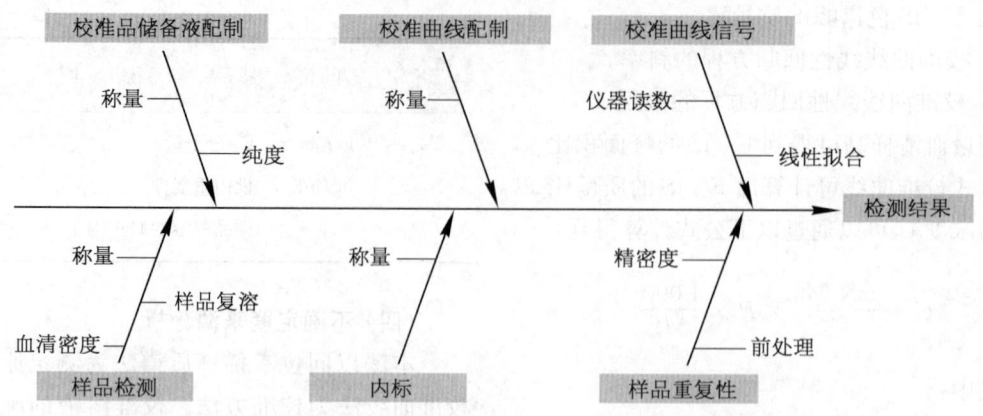

图 4-4-1　ID-LC-MS/MS 测量 17β-雌二醇不确定度评估鱼骨图

表 4-4-4　校准品原液称量不确定度分量计算

名　称	分　量	量值(g)	天平标准不确定度(取最大)	相对标准不确定度
标准品配制	标准品称重	0.024 48	0.000 11	0.004 493
	标准品溶解	78.637 0	0.000 11	0.000 001
标准工作液 1 配制	标准工作液 1 称重	0.783 6	0.000 11	0.000 140
	标准工作液 1 稀释	90.288 75	0.000 11	0.000 001
标准工作液 2 配制	标准工作液 2 称重	0.090 93	0.000 11	0.001 210
	标准工作液 2 稀释	40.633 93	0.000 11	0.000 003

(五) 不确定度分量计算

1. 校准引入的不确定度 $x=(y-b)/a$
校准引入不确定度分量 u_{cali} 主要由三部分组成：一是校准品原液制备，该部分不确定度表示为 u_1；二是校准曲线拟合，该部分不确定度表示为 u_2；三是工作校准品制备，该部分不确定度表示为 u_3。校准品纯度引入的不确定度单独考虑，本部分不进行重复评定。

(1) 校准品原液制备不确定度分量的量化 u_1

1) 称量重复性：因为已单独考虑合成重复性，所以称量的重复性不单独考虑。

2) 天平称重，u_{11}：天平的不确定度分量主要来自校准，校准报告显示扩展不确定为 0.000 22 g(k=2)(取最大扩展不确定度)，相对标准不确定度为 0.000 11(k=2)，而校准品原液的配制涉及标准物质粉末的溶解和逐步稀释操作，每一步都由天平称重完成，详细数据见表 4-4-4。

代入相对标准不确定度合并公式：

$$u_{11}=\sqrt{\begin{array}{c}0.449\ 3\%^2+0.000\ 1\%^2+0.014\%^2+\\0.000\ 1\%^2+0.121\%^2+0.000\ 3\%^2\end{array}}$$
$$=0.466\%$$

原液制备不确定度分量 u_1：$u_1=u_{11}=0.466\%$。

(2) 校准曲线的配制及拟合 u_2

1) 称量重复性：因为已单独考虑合成重复性，所以称量的重复性不单独考虑。

2) 线性拟合：校准曲线的数据处理采用最小二乘法计算拟合，其测量不确定度 u_{line} 按 CNAS-GL006 化学分析中不确定度的评估指南中的线性拟合公式计算：

$$u_{line}=\frac{S}{a}\times\sqrt{\frac{1}{p}+\frac{1}{n}+\frac{(X_i-C)^2}{S_x}}$$

$$S=\sqrt{\frac{\sum_{i=1}^{n}(Y_i-Y_{fi})^2}{n-2}}$$

式中：

S：校准曲线的残差的标准误。

S_x：校准曲线质量比的离均差平方和。

a：校准曲线线性回归方程的斜率。

X_i：测量样品的质量比。

p：样品测定次数，p=3。

n：校准曲线中浓度点的重复测量总数，n=10。

C：系列校准工作溶液平均质量比。

Y_i：每个校准曲线浓度点的实际测量峰面积比。

Y_{fi}：每个校准曲线浓度点的理论峰面积比。

5个点的校准曲线，每个点重复测量2遍（$n=10$），样品重复测量3次（$p=3$）。详细数据见表4-4-5。

表4-4-5 校准曲线数据列表

名称	质量比	信号比
校准曲线浓度1	0.507 48	0.594 51、0.598 40
校准曲线浓度2	0.774 73	0.848 14、0.880 61
校准曲线浓度3	0.980 21	1.138 98、1.164 84
校准曲线浓度4	1.181 42	1.370 29、1.346 15
校准曲线浓度5	1.489 33	1.652 63、1.701 66
2023RELA-A	/	1.288 89、1.202 25、1.277 49

将数据代入公式计算得到相关参数，见表4-4-6。

表4-4-6 校准曲线线性拟合相关参数

S	S_x	a	X_i	p	n	C
0.028 22	1.130 35	1.117 00	1.099 96	3	10	0.986 63

将参数带入 u_{line} 计算公式：

$$u_{line}=\frac{0.028\,22}{1.117}\times\sqrt{\frac{1}{3}+\frac{1}{10}+\frac{(1.099\,96-0.986\,63)^2}{1.130\,35}}$$

$$=0.016\,848$$

线性拟合的相对标准不确定度 u_2：

$$u_2=\frac{u_{line}}{X_i}\times100\%=\frac{0.016\,848}{1.099\,96}=1.532\%$$

（3）工作校准品的制备 u_3

1）称量重复性：因为已单独考虑合成重复性，所以称量的重复性不单独考虑。

2）校准点称量：五个校准点的标物和内标均采用天平称重加样，为降低风险，以本批次校准点称量最大的标准偏差为校准点称量的标准不确定度分量。经计算，标物相对不确定度分量 $u_{0.5}=0.573\%$、内标相对不确定度分量 $u_{0.5IS}=0.247\%$。

$$u_3=\sqrt{u_{0.5}^2+u_{0.5IS}^2}$$
$$=\sqrt{0.573\%^2+0.247\%^2}$$
$$=0.624\%$$

由校准引入的不确定度 u_{cali}：

$$u_{cali}=\sqrt{u_1^2+u_2^2+u_3^2}$$
$$=\sqrt{0.466\%^2+1.532\%^2+0.624\%^2}$$
$$=1.719\%$$

2. 血清样品体积不确定度 $Vs=M/\rho$ 血清样品体积不确定度 u_S 主要由两部分组成：一是天平称重，该部分不确定度表示为 u_4；二是血清密度测定，该部分不确定度表示为 u_5。

（1）血清样品天平称重 u_4

1）称量重复性：因为已单独考虑合成重复性，所以样品称量的重复性不单独考虑。

2）天平称重：为降低风险，以本批次样品称重产生的最大标准偏差为不确定度分量，校准报告显示扩展不确定为 0.000 22 g（k=2）（取最大扩展不确定度），相对标准不确定度为 0.000 11（k=2），天平称取样品 0.504 59 g，则相对标准不确定度：$u_4=(0.000\,11/0.504\,59)\times100\%=0.022\%$。

（2）血清密度测定 u_5

1）测量重复性：因为已单独考虑合成重复

性,所以密度测定的重复性不单独考虑。

2) ρ 是血清样品密度,测定时使用手持式密度计经校准提供的相对扩展不确定度为 0.25%,则密度测定的相对标准不确定度为: $u_5 = 0.25\%/2 = 0.125\%$。

所以:

$$u_S = \sqrt{u_5^2 + u_4^2} = \sqrt{0.022\%^2 + 0.125\%^2} = 0.127\%$$

3. 血清样品中内标含量 $M_{is} = m \times C_{is}$ 血清样品中内标含量不确定度 u_{is} 主要由两部分组成:一是天平称重,该部分不确定度表示为 u_6,二是内标浓度,该部分不确定度表示为 u_7,如前文所述,此项对不确定度的贡献为零,即 $u_7 = 0$。校准报告显示扩展不确定为 0.000 22 g (k=2)(取最大扩展不确定度),相对标准不确定度为 0.000 11(k=2),天平称取样品 0.086 4 g,则相对标准不确定度: $u_{is} = u_6 = (0.000\ 11/0.086\ 4) \times 100\% = 0.127\%$。

4. 重复性 S_{rb} 在单独的重复性分支上集合所有重复性内容,主要包括天平读数、称量、样品加内标、前处理、仪器测量、瓶间差。A 类方法评定相对标准不确定度,用 u_R 表示。将样品进行 5 次平行前处理后测量,仪器重复测量三次后的均值分别为 0.320 nmol/L, 0.328 nmol/L, 0.336 nmol/L, 0.325 nmol/L, 0.333 nmol/L, 计算总均值 $x = 0.328$ nmol/L, 标准差 $S = 0.006\ 35$ nmol/L, 故

$$u_R = \frac{S}{x \times \sqrt{5}} \times 100\% = \frac{0.006\ 35}{0.328 \times \sqrt{5}} \times 100\% = 0.865\%$$

5. 血清样品冻干粉复溶因子 $f_{复溶}$ 血清样品冻干粉复溶引入的不确定度 u_f 主要由两部分组成:一是天平称量产生的不确定度 u_{11}, 二是复溶温度变化导致水密度变化引入的不确定度 u_{12}。

(1) 天平称量产生的不确定度 u_8

1) 称量重复性:因为已单独考虑合成重复性,所以称量的重复性不单独考虑。

2) 天平称重:校准报告显示扩展不确定为 0.000 22 g (k=2)(取最大扩展不确定度),相对标准不确定度为 0.000 11(k=2),加入 3 mL 水复溶,天平称重 3.002 32 g,则相对标准不确定度: $u_8 = (0.000\ 11/3.002\ 32) \times 100\% = 0.004\%$。

(2) 复溶温度变化导致水密度变化引入的不确定度 u_9。复溶开始时温度 $T_0 = 20.012℃$, 复溶结束时温度 $T_1 = 20.124℃$, 温度变化 $T = T_0 - T_1 = 0.112℃$, 水的体积膨胀系数为 0.000 21 mL, 故区间半宽 $a = 0.112 \times 0.000\ 21 = 2.352 \times 10^{-5}$ mL, 按矩形分布,包含因子取 $k = \sqrt{3}$, $V = 3.0$ mL, 则复溶温度变化导致水密度变化引入的标准不确定度分量 u_9 为:

$$u_9 = \frac{a}{k \times V} = \frac{2.352 \times 10^{-5}}{\sqrt{3} \times 3} = 0.000\ 5\%$$

血清样品冻干粉复溶引入的相对标准不确定度 u_f 为:

$$u_f = \sqrt{u_8^2 + u_9^2} = \sqrt{0.004\%^2 + 0.000\ 5\%^2} = 0.004\ 03\%$$

6. 标准物质纯度 u_p E_2 标准物质纯度示值为 99.2%,扩展不确定度为 0.3%(k=2),则校准使用标准物质引入的相对标准不确定度分量 u_{10} 为:

$$u_p = \frac{0.3\%}{2 \times 99.2\%} = 0.151\%$$

(六) 合成标准不确定度评定

标准不确定度分量汇总见表 4-4-7。

表 4-4-7 各分量不确定度

序号	分量	次分量	分量名称	量值	单位	相对标准不确定度
1	$x = (y-b)/a$		校准曲线	/	/	1.719%
2	$V_s = M/\rho$		血清样品体积	/	mL	0.127%

续 表

序号	分量	次分量	分量名称	量值	单位	相对标准不确定度
3	$M_{is}=m\times C_{is}$	M	血清样品质量	0.504 59	g	0.022%
		ρ	血清样品密度	1.024	g/cm^3	0.125%
			血清样品中添加内标含量	/	ng	0.127%
		M	加入内标溶液质量	0.008 64	g	0.127%
		C_{is}	内标溶液浓度	0.4	ng/g	0
4	S_{Rb}		重复性	/	/	0.865%
5	$f_{复溶}$		血清样品粉末复溶因子	1.000 77	g/g	0.004%
6	P		纯度	99.2	%	0.151%
	合成$u_{相对}$					1.938%

（七）合成标准不确定度 u_c 的计算

合成标准不确定度为：

$$u_c = u_{相对} \times C = 1.938\% \times 0.328$$
$$= 0.006 \text{ nmol/L}$$

（八）扩展不确定度的评定

包含因子 k=2 时，扩展不确定度为：

$$U = u_c \times k = 0.006 \times 2$$
$$= 0.012 \text{ nmol/L}$$

（九）测量结果不确定度报告与表示

应用人血清中 E_2 参考方法对冻干粉末进行测量时，其测量结果为：0.328±0.012 nmol/L，(k=2)。

（虞科颖　范霄宇）

参考文献

中国合格评定国家认可委员会. CNAS-GL006：2019 化学分析中不确定度的评估指南[Z]. 北京：中国合格评定国家认可委员会，2019.

第五节　红细胞和白细胞计数测量不确定度评定示例

【范围】

本程序适用于参考实验室红细胞和白细胞计数参考测量程序测量结果的测量不确定度评定。

【规范性引用文件】

JJF 1059.1 测量不确定度评定与表示。

【测量不确定度评定】

（一）评定依据

根据 JJF 1059.1 测量不确定度评定与表示和 YY/T 1825 红细胞和白细胞计数参考测量程序定值结果测量不确定度评定指南进行红细胞和白细胞计数参考测量程序不确定度评估。红细胞和白细胞计数测定方法依据 WS/T 245 红细胞和白细胞计数参考方法进行。

（二）测量不确定度主要来源

红细胞和白细胞计数参考测量程序的不确定度主要来源归于以下几个方面，血细胞分析参考测量实验室重点评定以下（不限于）来源的测量不确定度。

(1) 测量精密度。
(2) 移液器的加样体积。
(3) 容量瓶的体积。
(4) 电子细胞计数仪标准器的进样体积。

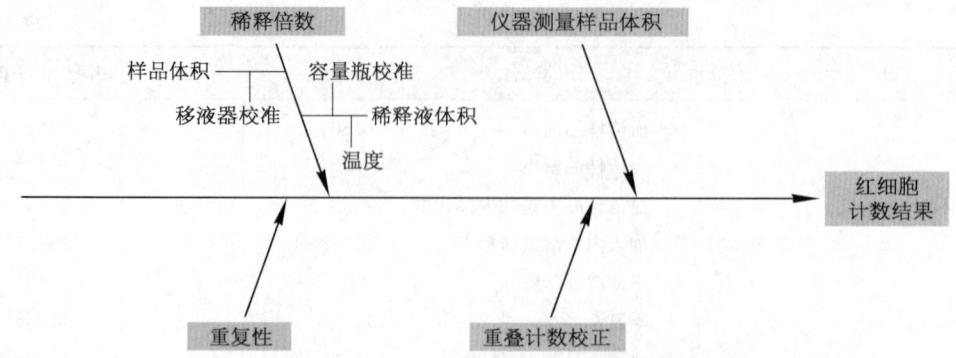

图 4-5-1 细胞计数参考测量程序的不确定度主要来源鱼骨图

(5) 细胞重叠计数校正。

绘制鱼骨图见图 4-5-1。

(三) 数学模型

血细胞分析参考测量实验室根据自己的参考测量程序建立红细胞和白细胞计数测量模型。例如：

$$c_{RBC} = \frac{cc}{V_m} \times N_{RBC} = \frac{cc}{V_m} \times \frac{V_s + V_{dil}}{V_s}$$

$$c_{WBC} = \frac{cc}{V_m} \times N_{WBC} = \frac{cc}{V_m} \times \frac{V_s + V_{dil} + V_{ly}}{V_s}$$

$$N_{RBC} = (V_s + V_{dil})/V_s = (V_p + V_f)/V_p$$

$$N_{WBC} = (V_s + V_{dil} + V_{ly})/V_s$$
$$= (V_p + V_f + V_{p2})/V_p$$

公式中各符号的说明见表 4-5-1。

表 4-5-1 输入量说明

输入量(符号)	单位	说明
c_{RBC}	/mL	红细胞计数结果
c_{WBC}	/mL	白细胞计数结果
cc	个	重叠计数校正后细胞数
V_m	mL	标准仪器测量样本体积
N_{RBC}	/	红细胞计数稀释倍数
N_{WBC}	/	白细胞计数稀释倍数
V_s	μL	样本体积
V_{dil}	mL	稀释液体积
V_{ly}	μL	溶血素体积
V_p	μL	移液器加样体积(样品)
V_{p2}	μL	移液器加样体积(溶血素)
V_f	mL	容量瓶定容体积

(四) 各测量不确定度分量的量化

1. 细胞重叠计数校正的不确定度 细胞重叠计数校正不确定度主要来源于直线拟合引起测量结果产生的误差。

(1) 回归曲线的拟合。将新鲜血样本稀释成 4 个不同梯度的样本进行测量,将最高浓度稀释样本的相对稀释比例定为 1.0,4 个不同浓度的相对稀释比例作为 x 轴,实测细胞数 y 轴拟合直线,如果变异的分析未显示非线性,那么回归直线的交叉点代表最高浓度稀释样本的重叠校准值,即校正细胞数 cc。具体操作方法参照 WS/T 245 红细胞和白细胞计数参考方法进行。

取 20 支新鲜血,重复上述步骤,得到 20 组实测细胞数 x 和校正细胞数 cc,将 x 和 cc 采用最小二乘法进行线性拟合,得到细胞重叠计数校正曲线。

建立测量模型:$cc = a + bx$。

式中:

a:直线截距;

b:直线斜率。

例如,重叠计数校正曲线为 $y = 1.2188x - 8815.1$。

(2) 不确定度评定。以红细胞计数项目重叠计数引入的不确定度为例。

计算拟合直线引入的不确定度,公式如下:

$$u_c(cc_{RBC}) = \frac{S_R}{b} \sqrt{\frac{1}{P} + \frac{1}{n} + \frac{(x_0 - \bar{x}_j)^2}{\sum_{j=1}^{n}(x_j - \bar{x}_j)^2}}$$

$$S_R = \sqrt{\sum_{j=1}^{n}[cc_j-(a+bx_j)]^2/(n-2)}$$

式中：

$u_c(cc_{RBC})$：校正细胞数的标准不确定度。
S_R：重叠计数校正曲线的标准偏差。
P：每支新鲜血测量次数。
n：拟合直线点数。
x_0：任意一支样本实测细胞数。

例如：$x_0 = 49\,790$（个），则估算值 $y_0 = 1.218\,8 \times 49\,790 - 8\,815.1 = 51\,869$（个），$u_c(cc_{RBC}) = 243.8$（个）。

则计算细胞重叠计数校正相对不确定度为：

$$u_{rel}(cc_{RBC}) = u_c(cc_{RBC})/y_0 = 243.8/51\,869 = 0.47\%。$$

2. 测量结果精密度引入的不确定度　以红细胞计数项目测量结果精密度引入的不确定度为例。

（1）血细胞分析参考测量实验室运行半年，假如，累计 20 份新鲜血样本，每次对单个新鲜血样本进行 8 次测量。如下式，计算合并标准偏差 $S(x_k)$。

$$S(x_k) = \sqrt{\frac{1}{m(n-1)}\sum_{i=1}^{m}\sum_{j=1}^{n}(x_{ij}-\bar{x}_i)^2}$$
$$= \sqrt{\frac{1}{20\times(8-1)}\sum_{i=1}^{m}\sum_{j=1}^{n}(x_{ij}-\bar{x}_i)^2}$$
$$= 0.020\,4(\times 10^{12}/L)$$

式中：

m：新鲜血份数。
n：样本重复测量次数。
i：组数。
j：每组测量的次数。

（2）根据下式计算所得结果的 A 类不确定度为：

$$u_{rep} = \frac{S(x_k)}{\sqrt{n}} = \frac{0.020\,4}{\sqrt{8}} = 0.007\,21(\times 10^{12}/L)$$

（3）假如单个新鲜样本测量 8 次的平均值为 $5.187\times 10^{12}/L$，计算测量精密度的相对不确定度为：

$$u_{rel,\,rep} = \frac{u_{rep}}{c_{RBC}} = \frac{0.007\,21}{5.187} = 0.14\%$$

3. 样本稀释倍数引入的不确定度

根据公式：

$$N_{RBC} = (V_S + V_{dil})/V_S = (V_p + V_f)/V_p$$
$$N_{WBC} = (V_S + V_{dil} + V_{ly})/V_S$$
$$= (V_p + V_f + V_{p2})/V_p$$

可得：

$$u_c^2(N_{RBC}) = \left(\frac{1}{V_p}\right)^2 u^2(V_f) + \left(\frac{V_f}{V_p^2}\right)^2 u^2(V_p)$$

$$u_c^2(N_{WBC}) = \left(\frac{1}{V_p}\right)^2 u^2(V_f) + \left(\frac{V_f+V_{p2}}{V_p^2}\right)^2 u^2(V_p) + \left(\frac{1}{V_p}\right)^2 u^2(V_{p2})$$

以下，以 $u_c(N_{RBC})$（红细胞计数项目稀释倍数的不确定度）合成为例。

（1）样本体积引入的不确定度。样本体积 V_s 即移液器加样体积 V_p，例如，查看移液器计量校准证书，$20\,\mu L$ 给出的扩展不确定度为 $0.070\,\mu L$，按照正态分布，$k=2$，则根据下式计算移液器校准相关的不确定度为：

$$u_{V_{p,C}} = \frac{0.070}{2} = 0.035\,\mu L$$

假定运行参考测量程序时移液器溶液温度与移液器体积校准时温度相差 $2℃$，水的体膨胀系数为 $2.1\times 10^{-4}/℃$，因此 $20\,\mu L$ 移液器产生的体积变化为 $\pm 20\times 2\times 2.1\times 10^{-4} = 0.008\,4\,\mu L$。假定按照均匀分布转化，$k=\sqrt{3}$，根据下式计算温度差引入不确定度得：

$$u_{V_{p,T}} = \frac{0.008\,4}{\sqrt{3}} = 0.004\,8\,\mu L$$

根据下式计算移液器吸样体积引入的不确定度：

$$u_{V_p} = \sqrt{u_{V_p,C}^2 + u_{V_p,T}^2}$$
$$= \sqrt{(0.035)^2 + (0.0048)^2}$$
$$= 0.035 \ \mu L$$

(2) 容量瓶容积引入的不确定度。查看容量瓶计量校准证书，例如，1 000 mL 容量瓶偏差为 ± 0.3 mL，则 $a = 0.3$ mL。按照均匀分布，$k=\sqrt{3}$，根据下式计算确定容量瓶内部体积时的不确定度：

$$u_{V_f,C} = \frac{0.3}{\sqrt{3}} = 0.173 \ mL$$

假定运行参考测量程序时容量瓶和溶液温度与容量瓶体积校准时温度相差 4℃，水的体膨胀系数为 $2.1 \times 10^{-4}/℃$，因此 1 000 mL 容量瓶产生的体积变化为 $\pm 1000 \times 4 \times 2.1 \times 10^{-4} = 0.84$ mL，假定按照均匀分布转化，$k=\sqrt{3}$，根据下式计算温度差引入不确定度得：

$$u_{V_f,T} = \frac{0.84}{\sqrt{3}} = 0.485 \ mL$$

容量瓶容积引入的不确定度：

$$u_{V_f} = \sqrt{u_{V_f,C}^2 + u_{V_f,T}^2} = \sqrt{0.173^2 + 0.485^2}$$
$$= 0.515 \ mL$$

(3) 稀释倍数引入不确定度的合成。

$$u_c(N_{RBC}) = \sqrt{\left(\frac{1}{V_p}\right)^2 u^2(V_f) + \left(\frac{V_f}{V_p^2}\right)^2 u^2(V_p)}$$
$$= 91.2$$

$$u_{rel}(N_{RBC}) = \frac{91.2}{50\ 001} = 0.18\%$$

4. 标准仪器测量样本体积引入的不确定度　根据制造商提供的说明书，标准仪器的测量样本体积在 1% 以内，按照均匀分布，$k=\sqrt{3}$，则标准仪器的测量样本体积引入的相对不确定度：

$$u_{rel,V_m} = \frac{1\%}{\sqrt{3}} = 0.58\%$$

(五) 主要输入量标准不确定度表

按照上述计算公式分别计算各输入量的标准不确定度和相对不确定度（以红细胞计数项目为例），见表 4-5-2。

(六) 合成标准不确定度的计算

根据测量模型 $c = \frac{cc}{V_m} \times N$，测量模型公式计算相对不确定度为（以红细胞计数为例）：

$$u_{rel,RBC} = \sqrt{\begin{array}{c}(u_{rel,rep})^2 + (u_{rel,V_m})^2 + \\ [u_{rel}(cc_{RBC})]^2 + [u_{rel}(N_{RBC})]^2\end{array}}$$
$$= \sqrt{\begin{array}{c}(0.14\%)^2 + (0.58\%)^2 + \\ (0.47\%)^2 + (0.18\%)^2\end{array}}$$
$$= 0.78\%$$

计算红细胞计数：

$$c_{RBC} = \frac{cc_{RBC}}{V_m} \times N_{RBC}$$
$$= \frac{51\ 869}{0.5} \times 50\ 001 \times 1\ 000$$
$$= 5.187 \times 10^{12}/L$$

计算红细胞计数不确定度为：

表 4-5-2　各不确定度分量

不确定分量	不确定来源	输入量值	单位	标准不确定度	相对标准不确定度
u_{rep}	测量结果精密度	5.187	$10^{12}/L$	0.007 21	0.14%
$u_{N_{RBC}}$	稀释倍数	20	μL	0.035	0.18%
u_{V_m}	标准仪器测量样本体积	0.5	mL	0.002 89	0.58%
$u_{cc_{RBC}}$	细胞重叠计数校正	51 869	个	243.8	0.47%

$$u_{RBC} = u_{rel, RBC} \times c_{RBC}$$
$$= 0.78\% \times 5.187$$
$$= 0.040 (\times 10^{12}/L)$$

(七)扩展不确定度的计算

如果数据成正态分布,假设置信概率为95%,取包含因子k=2,通过合成不确定度乘以包含因子即可得到扩展不确定度U,计算扩展不确定度为(以红细胞计数为例):

$$U = k \times u_{RBC} = 2 \times 0.040 = 0.080 (\times 10^{12}/L)$$

(八)结果报告

以红细胞计数为例,红细胞计数定值结果及其不确定度表示,红细胞计数结果为:$5.187 \times 10^{12}/L$,$U = 0.080 \times 10^{12}/L$,k=2。

(林康佳 郭晓俊)

参考文献

[1] 国家质量监督检验检疫总局.JJF 1059.1-2012 测量不确定度评定与表达[S].北京:国家质量监督检验检疫总局,2012.

[2] 国家药品监督管理局.YY/T 1825—2021 红细胞和白细胞计数参考测量程序定值结果测量不确定度评定指南[S].北京:国家药品监督管理局,2021.

[3] 中华人民共和国卫生部.WS/T 245-2005 红细胞和白细胞计数参考方法[S].北京:中华人民共和国卫生部,2005.

第五章　方法性能评价

第一节　方法性能评价基本要求

一、WS/T 408—2024 定量检验程序分析性能验证指南介绍

临床实验室在启用新检验程序前、仪器搬迁或重要维修后，纠正重大环境设施失控情况后等应对其分析性能进行验证。性能验证是指对已确认的检验程序的评价，对未经确认或自建检验程序，以及明显修改过的检验程序，应按相关要求进行分析性能确认。方法性能评价可依据文件较多，以下主要介绍 WS/T 408 定量检验程序分析性能验证指南中定量检验程序分析性能（精密度、正确度、线性和特异性）验证的原则和方法。

在分析化学意义上，准确度由多种因素决定，主要包括精密度、正确度、特异性、分析测量范围内的线性等。在进行方法性能评价前，实验操作人员应熟悉方法原理、样本处理、设备操作、校准、维护程序、质量控制等，确保检测系统工作状态正常，有足够的时间熟悉评价的实验方案。必要时，有足够适当样品进行长时间的实验，使评估可反映检测系统在实验室日常工作的长期性能。在整个评价期间检测系统有适当的质量控制措施。每批验证实验均应进行内部质量控制，若出现失控情况，应弃去该批实验结果，分析可能原因，重新进行实验。

实验前应根据方案设计对样品进行必要处理，如复溶、混和及分装等，分装份数应满足各批（包括可能额外检测批）检测需要。对于部分检验程序，样品可能还需其他特定处理，如沉淀、提取等，在此情况下，应独立进行各批检测的样品处理。若需储存或运输样品，应根据检验项目性质，确定合适的样品储存和运输条件，保证样品在验证实验期间稳定完整。

（一）精密度验证

1. 样本准备　可采用新鲜或冻存的样本，宜选用单一或混合患者样品，样品水平应接近医学决定水平或相关病理情况下的临床常见水平，避免极端水平。当样本中待测物不稳定或样本不易得到时，也可考虑使用基质与实际待检样本相似的样本，如质控品。应至少评估 2 个水平样本的不精密度。当 2 个水平样本的不精密度有显著差异时，建议增加为 3 个水平。所选样本的被测物水平应在测量区间内，适宜时，至少有 1 个样本的被测物水平在医学决定水平左右。

2. 验证方案　应检测至少 2 个不同浓度水平的样品，对样品进行至少 5 批检测，每批在不同工作日（不一定连续）完成，每批重复检测每种样品至少 3 次。在每一批次测量中，应同时测量质控品。

3. 结果分析　计算每个样品每批实验结果的均值和标准差（S_{WRi}），计算各批均值的均值（总均值）和标准差（S_M）；计算平均批内标准差（S_{WR}）、批间标准差（S_{BR}）和实验室内标准差

(S_{WL})。一般情况下，若 S_{WL} 小于或接近实验室规定的分析不精密度标准，认为该检验程序精密度可接受。若 S_{WL} 大于规定标准，可考虑进行统计学检验，若 S_{WL} 明显大于规定标准，提示分析不精密度不可接受。必要时，还可结合其他随机误差(非线性和非特异性)验证结果，作综合分析。

(二)正确度验证

检验程序的正确度直接影响医学决定水平或参考区间的有效性，正确度验证方式选择及参考物质或对比方法选择应充分考虑相关检验项目的标准化情况，合理制订验证方案。可采用参考物质检测和程序对比等方式，通过实验获得待验证检验程序的偏倚，与规定的可接受偏倚比较，得出验证结论。

1. 样品准备

(1) 通过参考物质检测验证正确度：所选参考物质浓度水平应接近医学决定水平或参考区间重要限值，或相关病理情况下的临床常见水平，避免极端水平。参考物质选择、准备与检测可依次选用下列种类的参考物质：

1) 可互换的有证参考物质。

2) 可互换的正确度控制物质：应符合 GB/T 21415 相关要求；一般来自室间质评机构或标准化计划组织者，也可由实验室自行制备。

3) 专用正确度控制物质：应符合 GB/T 21415 相关要求，且适用待验证检验程序；此类物质可能不具互换性，但对特定检验程序组有可靠定值，有的称校准验证物质，也可以是其他符合要求的物质，一般由检验程序制造商或其他机构提供，也可由实验室自行制备。

(2) 通过程序对比验证正确度：准备足够数目和体积的患者样品，浓度水平包括医学决定水平或参考区间重要限值及相关病理情况下的临床常见水平，避免极端水平。将每份样品一分为二，分别供待验证程序和对比程序检测用。

2. 验证方案

(1) 若采用参考物质检测方式，正确度验证应检测至少 2 个浓度水平的参考物质，对每种参考物质进行至少 10 次重复检测。

(2) 若采用程序对比方式，应检测至少 20 份患者样品，每份样品用每种程序检测 1 次。两种方式的检测均可在一批或多批实验中完成。可选用的对比程序：

1) 参考测量程序。

2) 医学决定水平或参考区间相同的其他常规检验程序，应选择应用相对广泛、已知分析性能良好的程序。对比程序可由本实验室运行，也可由其他实验室运行。

3. 结果分析

(1) 通过参考物质检测验证正确度：记录或计算参考物质定值(c)和定值的标准不确定度(u)，计算各检测值的均值(m)、标准差(S)、偏倚(b)及其标准差(S_b)。一般，若 $|b|$ 小于或接近实验室规定的偏倚，认为该检验程序正确度可接受；若 $|b| > 2S_b$，提示检验程序存在显著偏倚，但认为此偏倚在临床上可接受。若 $|b|$ 大于实验室规定的偏倚，且大于 $2S_b$，提示检验程序正确度不可接受；若 $|b|$ 大于实验室规定偏倚，但小于 $2S_b$，提示检验程序精密度不足或所选参考物质不确定度太大，应查找原因，并考虑重新实验。

(2) 通过程序对比验证正确度：计算每个样品的待验证程序检测值与对比程序检测值之差，将差值对样品浓度作图，检查差值有无趋势性变化，若有，应酌情分段处理数据。计算差值的均值和标准差，即为检验程序的偏倚(b)及其标准差(S_b)。

结果分析同采用参考物质检测验证正确度的方法。在 $|b|$ 大于实验室规定偏倚但小于 $2S_b$ 情况下，提示两种检验程序中的一种或两种精密度不足或存在明显的样品特定效应(非特异性)，应查找原因，考虑重新实验。

(三)线性验证

线性验证的基本过程是用待验证检验程序检测覆盖特定浓度范围的已知浓度的多个样

品,将检测浓度对已知浓度进行线性回归,计算特定回归参数,与规定的相关标准比较,得出验证结论。

1. 样品准备　线性验证一般选用2个高低浓度样品按不同比例混合而制备的系列混合样品。准备高低浓度两份样品,其浓度分别接近待验证程序分析测量范围的上下限,将两份样品按不同比例混合,得不同浓度样品,由高低值样品浓度和混合比例计算样品浓度,做已知浓度。

高低值样品浓度是本程序检测值。应合理确定混合比例,使样品浓度等距或接近等距。样品混合一般采用容量法,应合理选用移液器具和移液体积,保证所转移样品体积的准确性(相对于程序的精密度,混合体积误差可以忽略)。需要时,可考虑重量法混合。高低值样品难以获得时,可考虑添加分析物或稀释样品,应合理选用添加物和稀释剂,尽量减小可能的样品互换性改变。

2. 验证方案　线性验证应检测至少5个浓度的样品,最高和最低浓度应分别接近检验程序分析测量范围的上下限,每个样品重复检测至少3次,检测可在一批实验中完成。

3. 结果分析　以已知浓度做自变量(x),各单次检测浓度做因变量(y),进行直线回归,用回归方程计算各已知浓度下的预测值,计算直线回归的剩余标准差($S_{y|x}$),同时计算批内标准差(S_{WR}),在 $S_{y|x} > S_{WR}$ 情况下,可用 F 检验判断 $S_{y|x}$ 是否显著大于 S_{WR}(有无显著非线性);在 $S_{y|x}$ 显著大于 S_{WR} 情况下计算非线性标准差 S_{NL}。

一般情况下,若 $S_{y|x}$ 不显著大于 S_{WR},认为检验程序的线性可接受;若 $S_{y|x}$ 显著大于 S_{WR},但 S_{NL} 小于实验室规定的非线性标准差,认为此非线性在临床上可接受。若 $S_{y|x}$ 显著大于 S_{WR},且 S_{NL} 显著大于实验室规定的非线性标准差,提示检验程序线性不可接受。必要时,还可结合其他随机误差(分析不精密度和非特异性)验证结果,作综合分析。

(四) 特异性验证

特异性验证可采用干扰试验或程序对比等方式。干扰试验的基本过程是用待验证程序检测基础样品和添加可能干扰物的基础样品,比较两种样品的检测结果,判断有无明显干扰;程序对比的基本过程是用待验证程序和另种已知性能良好的检验程序同时检测多个代表性患者样品,通过方差分析估计样品特定效应(非特异性),与规定的相关指标比较,得出验证结论。

可能干扰物一般包括内源性物质(如异常水平的胆红素、血红蛋白、三酰甘油、特定蛋白质、特定代谢物及正常或异常水平的与分析物结构相似的物质)、外源性物质(如药物、食品成分)及添加物(如抗凝剂)等,可根据检验程序的测量原理及其已知可能干扰因素选择试验干扰物。干扰试验可明确判断已知可能干扰物对检验结果有无明显影响,但不能确定未试验干扰物及未知干扰因素的可能影响;程序对比可估计实验样品代表的所有可能因素的影响,但不能确定影响因素的性质。

1. 样品准备

(1) 干扰试验:基础样品宜选用单一或混合正常患者样品,也可选用其他适宜样品,浓度应接近医学决定水平或重要参考区间限值。应准备足够体积的样品,满足基础样品和添加样品配制的需要。

应独立制备每种选定干扰物的添加样品。向基础样品中添加干扰物,制备添加样品。干扰物浓度一般选用临床样品常见的较高浓度(如医院患者人群的90%分位浓度附近)。可先配制或选用干扰物原液,再将原液加入基础样品。应合理确定原液溶剂和浓度或选用合适干扰物制剂,保证干扰物在样品中完全溶解,样品基质不发生明显变化。添加原液时,应向基础样品中加入相同比例的原液溶剂。

(2) 通过程序对比验证:准备足够数目和体积的来自不同个体的患者样品,样品应有代表性,浓度水平包括医学决定水平或参考区间重要限值及相关病理情况下的临床常见水平,避免极端水平。将每份样品一分为二,分别供待验证程序和对比程序检测用。

2. 验证方案　特异性验证理想的对比程序为参考测量程序,不适用或不可及时,可选择应用相对广泛、已知分析性能良好的其他常规检验程序。对比程序可由本实验室运行,也可由其他实验室运行,实验前相关实验室均应熟悉验证方案,准备对比程序,保证程序正常运行。

干扰试验应重复检测基础样品和添加样品至少 10 次;程序对比应检测至少 20 份患者样品,每样品重复检测至少 2 次。两种方式的验证均可在一批实验中完成。

3. 结果分析

(1) 干扰试验:计算基础样品和添加样品的均值(c_0 和 c_+)和标准差(S_0 和 S_+),两样品差异(d)及其标准差(S_d);两样品差异的统计学显著性检验可用简化的 t 检验,若 $|d|>2S_d$,则认为存在显著差异。结合正确度验证结果和其他干扰实验结果判断验证结果。计算总偏倚,若总偏倚小于或接近实验室规定的允许偏倚,则认为干扰可接受;若 $|d|>2S_d$,提示存在统计学显著干扰,但认为此干扰在临床上可接受。若总偏倚大于实验室规定的偏倚,且 $|d|>2S_d$,提示干扰不可接受。

(2) 通过程序对比验证:计算待验证程序和对比程序的批内标准差(S_{WR1} 和 S_{WR2}),计算每个样品的每个程序结果的均值,计算每样品两程序均值的差值(d),计算全部样品 d 的标准差(S_d)和 d 的精密度相关标准差(S_{PR})。若 $S_d>S_{PR}$,可用 F 检验判断差异是否显著,并计算样品特定效应标准差(S_{ss})。一般情况下,若 S_d 接近 S_{PR},或 S_{ss} 小于或接近实验室规定的样品特定效应标准差,认为检验程序的特异性可接受。若 S_{ss} 大于实验室规定的样品特定效应标准差,且 S_d 明显大于 S_{PR},当对比程序为参考测量程序时,提示检验程序存在不可接受的样品特定效应;当对比程序为常规检验程序时,提示待验证程序或(和)对比程序存在明显分析干扰,可分析可能原因,选用其他对比程序重新实验。必要时,还可结合其他随机误差(分析不精密度和非线性)验证结果,做综合分析。

临床实验室对检验程序的性能验证可能不限于上述四种性能指标,还有其他影响准确性的因素,如分析灵敏度、携带污染等,可参考有关文献制订验证或评估方案。

二、CLSI C62 液相色谱-质谱方法介绍

美国临床与实验室标准协会(CLSI)2014 年发布了 C62 液相色谱-质谱方法的指南文件,于 2022 年进行了更新,为临床实验室中液相色谱-质谱(liquid chromatography - mass spectrometry, LC-MS)方法的开发和验证提供指导。该文件旨在通过评估干扰因素、检测性能及其他相关特性,减少不同实验室之间的差异,并提出了一种针对质谱技术的标准化方法验证流程。该文件适用于质谱方法开发和验证的人员、可能使用这些检测结果的医生、外部质量评估,以及为特定质谱仪设计的 MS 仪器和试剂盒的制造商。不论分析物是药物、激素、蛋白质还是肽,此文件仅讨论 LC-MS,并聚焦于方法开发的各个步骤。

(一)检测限和测量区间下限

1. 检测限　对于 LC-MS 定量检测方法,不建议报告低于测量区间下限(LLMI)的结果。检测限(LoD)仅仅用于确定某个方法的 LLMI。

2. 测量区间下限　LLMI 是能够可靠检测到分析物的最低含量,并符合实验室对准确性和精确性的要求。LLMI 应满足精密度(如 $CV<20\%$)和准确性(如偏移 $<15\%$)。选择接近 LoD 的样本 3~5 个,重复检测 40 次,至少运行 5 次,以确定 LLMI。

(二)线性和稀释

1. 线性　对于在临床实验室中使用的任何定量程序,线性实验是确认可测量范围的重要

组成部分。应分别使用2~4个重复,共分析9~11个点。应使用多项式回归方法评估线性。任何非线性都应评估其临床影响。同一分析物,如果基质不同,都要进行线性验证。避免采用系列稀释的方法来做线性,移液过程会增加系统误差。

2. 稀释　合适的稀释倍数要求既能在测量区间内产生准确结果,也能在测量区间外产生准确结果。此稀释倍数需要进一步验证。由于样本基质对LC-MS分离和离子化有关键影响,所选择的稀释剂在下列情况下都应与基质相适应。应对稀释缓冲液和稀释过程验证。最好使用不含分析物的基质进行稀释。稀释验证应采用重复分析和回收率评估。回收率评估对于确定稀释剂以及稀释程度至关重要。在浓度大于LLMI的3倍时,$100\% \pm 15\%$的回收率是可接受的。超过此范围,可能是过度稀释、不适当的稀释剂基质和(或)稀释剂引入的基质效应(如吸附损失)而产生了偏差。以下三种情况需要对样本进行稀释,均可以使用"稀释完整性"方法验证。对于任何稀释完整性实验,使用至少5个独立重复样本。一般来说,平均回收率为标称分析物浓度的$\pm 15\%$是可接受的。此外,不精密度$\leq 15\%$也是可接受的。根据临床应用的不同,回收率和不精密度的可接受标准可能会不同。

(1) 在测量区间内的稀释:分析物浓度在测量区间内的样本可能需要稀释(如为了校正样本中的离子抑制或增强)。因此,在实施测量程序之前,应对测量区间内的稀释进行验证。采用日常检测的样本体积进行提取,对提取物进行稀释,然后进行测定。应注意避免将样本稀释到分析物浓度<3倍LLMI。随着分析物浓度接近LLMI,稀释引入的累计误差将导致回收率不可接受,超过LLMI时20%的允许误差。

(2) 在测量区间外的稀释:当分析物浓度大于ULMI时,可能需要对样本进行稀释,使分析物浓度达到测量区间内。同样,通常是对样本提取物(而不是纯样本)进行稀释,然后进行测定。稀释剂应含有与稀释前提取样本相同浓度的内标。需要采用替代测量程序对分析物浓度超出ULMI范围样本进行稀释验证。当稀释后的分析物浓度仍然超出测量区间时,应将结果报告为"大于"结果,类似于报告低于LLMI的结果。对于需要监测治疗反应(如肿瘤标志物等)的患者群体中,如果存在非常高的分析物浓度,这种做法会降低测量程序的临床效用,因此应在报告中明确告知医护人员。

(3) 样本量少的稀释:小体积样本(儿童血样,如25~50 μL)可能需要稀释以满足最小分析体积要求,并确保准确的结果报告。这种样本可能来自不同生理或疾病状态的患者,其基质与标准检测混合样本不同。这些样本可能需要完全不同的稀释剂基质。对于小体积样本,通常在提取之前进行稀释,以使样本体积达到所需的测定要求。这种稀释需要仔细记录样本和稀释剂的体积,以便正确推断分析物浓度。不要将分析物浓度稀释到3倍LLMI以下,否则很可能导致整个原始样本被使用,无法进行重复分析。只要基质具有可比性,可以同步稀释校准品或质控品,其浓度介于LLMI和3倍LLMI之间,用于判断结果的可接受度。

(三) 不精密度

应进行精密度研究以评估方法的重复性(批内)和再现性。评估应包括整个检测过程,包括样本采集和储存、预处理、提取和分析。了解不精密度,有助于改善管理和识别变异来源。

用于不精密度评估的样本应能代表临床样本(如血清),首选患者样本池。也可以通过商业渠道购买(如质控物)。还有关于这些质控物的基质信息有助于了解临床样本与质控物之间的基质差异。了解实验过程中的稳定性至关重要。

应谨慎选择不精密度评估样本的浓度,包括AMI并在医学决策点附近$\pm 25\%$。如果高浓度样本和低浓度样本不能包含所需的区间,可以适当地加入纯标准物质。同样也可以稀释低浓度样本,但需要考虑潜在的基质效应。每个浓度的不精密度不应超过 15%(LLMI 处的不精密度≤20%)。不精密度还应考虑监管规定的医学决定水平上的每个分析物允许总误差(TEa),并相应地应设置适当的不精密度目标(如 TEa/3)。应考虑基于生物变异、专家组制定的临床指南,以及本地或地区性监管的要求。

(四)干扰

尽管 LC-MS 通常比其他技术(如免疫测定)更具选择性,但仍可能出现干扰。潜在的干扰物非常广泛,干扰来源与患者群体相关。任何观察到的偏差都应分析与临床的相关性。通常通过将干扰物的高浓度添加到基质中(如血清、尿液、唾液),包括和不包括分析物,然后检测此样品。对于内源性物质,应检测已报道的临床相关浓度的最高值。对于药物或其他外源性物质,应检测超过治疗剂量或患者接触后遇到的最高浓度的 10 倍浓度。对于患者样本采集管中的添加剂,应检测建议浓度的 5 倍浓度,以确定这些化合物是否会对测量真实分析物浓度产生影响。

潜在干扰包括药物及其代谢物、营养补充剂、内源性化合物、样本基质、高浓度的血红蛋白、胆红素或脂质、抗凝剂、凝血活化剂、防腐剂,以及血液收集管中的明胶材料或血浆分离剂。最佳的做法是使用具有这些潜在干扰物高浓度的患者样本,而不是将这些干扰物人为添加到基质中。不需要检测使结果产生偏倚的干扰物含量增加的程度。只需检测在实验室中观察到的高值即可。实验室至少应检测机构常用的试管类型、三酰甘油、溶血和胆红素。干扰应始终与将使用同一检测方法的患者群体相关。并非所有干扰物都可以添加,因此建议使用患者样本进行真实性评估,即使必须对分析物进行添加。

如果干扰物的分子量接近分析物的分子量,那么检查是否可能发生附加物形成(如钠、铵、钾)或潜在丢失(如氯化氢、水)非常重要。此外,还应评估同分异构体或同质异构体化合物带来的干扰,应将其与相关分析物进行色谱分离。一个例子是同分异构体支链氨基酸:亮氨酸、异亮氨酸和异亮氨酸。在新生儿筛查方法中,这些氨基酸与 4-羟基脯氨酸一起检测。为了诊断和监测枫糖尿病,必须完全分离亮氨酸、异亮氨酸和异亮氨酸;否则,无法正确指导患者的膳食治疗。

判断干扰的另一种方法是使用离子对比。每天应计算校准品的特定离子对比值。这个比值在批内或批间不应显著改变,该比值对于患者样本的接受标准应来源于方法开发和验证阶段获得的数据。如果定性离子的信号>定量离子的 50%,则患者样本中的离子对比不应与标准的平均比率相比变化±20%。如果比值发生大于±20%的变化,则可能存在干扰物。还应监测色谱峰形、保留时间和分析物与内标的一致性,以评估是否存在干扰。因此,当检测干扰时,不仅要判断分析物的浓度,还要确保离子对比不受影响。

(五)正确度

正确度定义为检测结果与真值之间的接近程度。检测方法的准确关键在于校准品的赋值、溯源性建立和不确定度评定。质谱方法建立后,可以通过回收、方法比较和分析有靶值的物质来评估其正确度。建议使用多种方法评估正确度,以确保发现任何潜在的误差来源。应使用患者样本,优先顺序是:原始患者样本>患者混合样本>血清基质质控>水溶性非生物溶液。可接受标准来源于生物变异、临床指南以及监管要求。当不符合这些标准时,应评估校准品以及方法的选择性来寻找偏倚来源。

1. 方法比较 使用至少 40 个样本,最好是患者样本,与参考方法进行比较,以评估方法的正确度。样本应覆盖整个 AMI,并从目标人群中获取。40 个样本是实验室评估的最低数量。对于监管要求,可能需要其他数量。在只有常规方法而无参考方法的情况下,方法比较的结果仅仅是差异的程度,而不是偏倚,不能用于正确度评估。但是有助于参考区间从一个方法转移到新开发的质谱方法。此外,质谱法和免疫法之间的相关分析不适用于评估新开发的质谱法的正确度,因为许多免疫测定已经显示出对许多分析物缺乏特异性,因此也缺乏正确度。

2. 根据靶值分析　正确度可以通过分析具有互换性的有证参考物质来评估,常来源于美国国家标准与技术研究院(NIST)(如 NIST CRM 971 用于睾酮和其他激素),检验医学联合溯源委员会(JCTLM),或通过参考方法赋值的能力验证物品。建议在3~5个不同批次中分析参考物质,每个样本测量2次。使用参考物质评估正确度往往基于有限的参考物质,并且因此也适合在校准或能力验证失败后进行验证。

3. 添加分析　当没有参考物质或方法可用来评估测量程序的正确度时,可以进行添加和回收分析。这种方法可在购买昂贵的参考物质或与参考实验室合作之前使用。建议在方法的分析范围内选择至少3个临床相关浓度,在质控样本或患者样本中添加,并通过至少5个重复测定来确定浓度。从检测浓度与预期浓度(样品中分析物浓度与添加物的浓度之和)之间的偏差可以用来判断正确度。为了评估测定中分析物的回收率,可计算出分析物(已从生物基质中提取的材料)的结果与基质中存在或添加的分析物实际数量之比,并以百分比表示。使用 LC-MS 方法对血液、血清或尿液等生物基质中的药物、蛋白质、肽等的定量分析时,回收率通常不会达到100%;因此,应验证新方法回收率的一致性和重复性。样品制备过程中的损失可能会导致回收率的下降,例如稀释样品时的损失。样品基质中的内源性物质可能与分析物竞争 SPE 中的结合位点,导致不能将分析物完全从基质中去除。这些物质还可以与分析物一同在液相色谱中共洗出,并污染质谱仪的离子源,导致离子抑制或离子增强。

应在高、中、低三个浓度上进行回收实验,验证从提取样品上获得的结果是否与代表100%回收的直接注入样品上的响应相符。将分析物的计算数量添加到已含有分析物的生物基质中来制备质控品时,应使用标准添加法来确定回收效率。回收实验中应包括能力验证样品、质控品和外部参考样品。

(李　卿　金中淦)

参考文献

[1] 中华人民共和国国家卫生健康委员会. WS/T 408-2024 定量检验程序分析性能验证指南[S]. 北京:中华人民共和国国家卫生健康委员会,2024.
[2] 国家质量监督检验检疫总局. GB/T 21415-2008 体外诊断医疗器械 生物样品中量的测量校准品和控制物质赋值的计量学溯源性[S]. 北京:国家质量监督检验检疫总局,2008.
[3] CLSI. Liquid chromatography-mass spectrometry methods, C62-Ed2. Clinical and Laboratory Standards Institute, 2022.

第二节　γ-谷氨酰基转移酶方法性能验证示例

本节将以γ-谷氨酰基转移酶(GGT)为例,来具体说明酶学项目参考方法的性能评价方法,将从以下方面展开叙述。

【材料与方法】

(一)仪器

仪器信息见表5-2-1。

表5-2-1　仪器列表

仪器名称	生产厂家	型号	特殊要求
分光光度计	/	/	校准合格
高精度温度计	/	/	校准合格
恒温水浴箱	/	/	比对合格
电子天平	/	/	校准合格
pH 计	/	/	校准合格
移液器	/	/	校准合格

(二) 试剂和材料

试剂和材料信息见表 5-2-2。

表 5-2-2 试剂和材料列表

分类	通用名称	条件
粉末	N-甘氨酰甘氨酸,游离基	纯度≥99.5%
粉末	L-γ-谷酰基-3-羧基-4-硝基苯胺	纯度≥99.0%
正确度控制品	二级(具有互换性的)有证参考物质	符合 ISO 15194,人体样品基质
指示剂	氢氧化钠	/
溶剂	水	超纯水
室内质控品	质控品/RELA 样品,KS	无溯源性要求

【方法学评价】

参照 CNAS-GL037 临床化学定量检验程序性能验证指南对建立的酶学参考方法进行分析性能验证。

(一) 精密度

收集高、低 2 个浓度水平的样品作为精密度验证样品。每天检测 1 个分析批,每批每个浓度样品重复测定 3 次,连续测定 5 天。在每一批次测量中,应使用控制物质进行质量控制。如果因为质量控制程序或操作问题判断一批为失控,应剔除数据,并增加执行一个分析批。依据检测结果分别计算重复性(批内)和实验室内(中间)精密度指标,如标准差(standard deviation, SD)、变异系数(coefficient of variation, CV)等。

批内标准差(S_r)计算公式见以下公式,批间方差(S_b^2)的计算公式见以下公式,实验室内标准差(S_l)的计算公式见以下公式:

$$S_r = \sqrt{\frac{\sum_{d=1}^{D}\sum_{i=1}^{n}(x_{di}-\bar{x}_d)^2}{D(n-1)}}$$

$$S_b^2 = \frac{\sum_{d=1}^{D}(\bar{x}_d-\bar{\bar{x}})^2}{D-1}$$

$$S_l = \sqrt{\frac{n-1}{n} \cdot S_r^2 + S_b^2}$$

式中:

D:天数。

n:每天重复次数。

x_{di}:第 d 天第 i 次重复结果。

$\bar{x}_d$:d 天所有结果的均值。

$\bar{\bar{x}}$:所有结果的均值。

(二) 正确度

采用测定有证参考物质对方法的正确度进行验证。测定欧洲有证参考物质 ERM AD452,每天重复测定 2 次,连续测定 5 天。记录检测结果,计算检测结果的均值,以及均值与参考值的偏倚。偏倚应在参考物质参考值的不确定度范围内。

(三) 线性区间

收集 1 份高浓度(280 U/L)样品和 1 份低浓度(5 U/L)样品,将高、低浓度样品按表 5-2-3 比例进行混合,制备得到 5 个等浓度间隔的线性样品。

表 5-2-3 线性样品制备

样品号	1	2	3	4	5
低浓度血清(mL)	1.00	0.75	0.50	0.25	0.00
高浓度血清(mL)	0.00	0.25	0.50	0.75	1.00

每个浓度样品重复测定 3~4 次,可在一批或间隔较短的几个批次内进行实验,在 1 天内完成最佳。分别计算每个样品检测结果均值,排除离群值。以理论浓度作为自变量(x),实测浓度作为因变量(y),进行多项式回归分析,得到一阶、二阶或三阶多项式,可使用统计软件进行。一阶方程为直线;二阶方程为上升或下降的曲线;三阶方程为 S 形曲线,表示在测量范围的两端具有明显的非线性。

多项式方程如下:

阶数	多项式	回归自由度(Rdf)
一阶	$y=b_0+b_1x$	2
二阶	$y=b_0+b_1x+b_2x^2$	3
三阶	$y=b_0+b_1x+b_2x^2+b_3x^3$	4

多元回归方程中 b_i 表示的系数为回归系数。在二阶和三阶方程中,b_2 和 b_3 为非线性系数,需要对其做 t 检验,判断非线性系数与 0 是否由显著性差异。b_0 和 b_1 不反映非线性,故不对其进行检验。对 b_2 和 b_3 的检验方法见以下公式:

$$t=\frac{b_i}{SE_i}$$

式中:

SE_i:每个非线性系数的斜率标准误。

自由度计算公式见以下公式:

$$df=L\times R-Rdf$$

式中:

L:样品数。

R:每个样品的测定次数。

Rdf:回归自由度,即回归方程中系数的个数。

根据自由度在 t 值表中查找 t 界值(双侧,$\alpha=0.05$),如果非线性系数无显著性($P>0.05$),则认为数据组具有统计学标准的线性,此时可对数据组进行精密度及检验,精密度符合线性判断要求时,数据分析结束并得出结论为数据组具有统计学线性或一阶线性。如果任一非线性系数具有显著性($P<0.05$),数据组则为非线性。此时应进行临床标准的线性与非线性检验,计算最适拟合曲线与直线的平均差异值(average deviation from linearity,ADL),并确定 ADL 临界值。若 ADL 小于临界值且数据组精密度检验合格时,可判定为临床可接受的非线性,即二阶线性,否则判定为非线性。

ADL 的计算公式见以下公式:

$$ADL=\frac{\sqrt{\frac{\sum_{i=1}^{n}[p(x_i)-(b_0+b_i)]^2}{n}}}{\bar{c}}$$

式中:

$p(x_i)$:最优拟合二阶或三阶方程的拟合值。

b_0+b_i:拟合一阶方程的拟合值。

n:样品数与测定次数的乘积。

$\bar{c}$:所有测定浓度测量数据的平均值。

$\bar{c}$ 的计算公式见以下公式:

$$\bar{c}=\frac{\sum_{i=1}^{n}y_i}{n}$$

式中:

y_i:各个测量值。

数据精密度检验方法如下:

(1)计算不精密度,即 σ 和 $\bar{c}$ 的百分比。

(2)σ 的计算式见以下公式:

$$\sigma=\sqrt{\frac{\sum_{i=1}^{n}[y_i-p(x_i)]^2}{n-d-1}}$$

式中:

d:最有拟合方程的阶数。

(3)判断式见以下公式:

$$\frac{\sigma}{\bar{c}}\times 100\% < PctBnd\sqrt{\frac{n}{C}}$$

式中:

PctBnd:有临床意义的临界相关界值。

C:常数,最适拟合方程为一阶或二阶方程时 C 为 6.3,最适拟合方程为三阶方程时 C 为 6.5。

(4)不精密度满足判断式时,说明数据的精密度好可做线性评价。否则数据的精密度差,不能做线性评价。

(四)灵敏因子

1. 温度变化对 GGT 测量的影响 以 3 种不同浓度的混合血清为实验样品,分别在 36℃、37℃、38℃进行 GGT 催化活性浓度的测量,根据测量结果分析温度变化对于 GGT 催化活性浓度测量的影响,建立测量温度与 GGT 催化活性浓度变化的函数关系,据此计算温度变化对

GGT 测量影响的灵敏系数。

2. 波长变化对 GGT 测量的影响 以 3 个浓度的混合血清为样品，分别采用 408.5 nm、410 nm、411.5 nm 进行 GGT 催化活性浓度的测量，根据测量结果分析波长变化对于 GGT 催化活性浓度的影响，建立测量波长与 GGT 催化活性浓度变化的函数关系，据此计算波长变化对 GGT 测量影响的灵敏系数。

3. pH 变化对 GGT 测量的影响 以 3 种不同浓度的混合血清为样品，分别采用 3 种不同的反应液：pH 为 6.909、7.020、7.133 进行样品中 GGT 的催化活性浓度的测量，根据测量结果分析 pH 变化对于 GGT 催化活性浓度的影响，建立 pH 与 GGT 催化活性浓度变化的函数关系，据此计算 pH 变化对 GGT 测量影响的灵敏系数。

（五）不确定度评价

依据 CNAS-GL006 化学分析中不确定度的评估指南，不确定度 A 类评定主要考虑样品测定的变异；不确定度 B 类评定主要考虑标准物质纯度、标准物质溶解和稀释，计算合成不确定度，以扩展因子 k=2，计算扩展不确定度(U)与相对扩展不确定度(U_{rel})。

【结果】

（一）精密度

精密度验证样品检测结果见表 5-2-4。

表 5-2-4 精密度验证样品检测结果

(单位：U/L)

实验天数	低 浓 度			高 浓 度		
	重复1	重复2	重复3	重复1	重复2	重复3
1	56.6	57.5	56.7	249.8	252.3	254.5
2	56.6	56.8	56.9	253.4	251.1	251.7
3	56.6	56.3	55.6	252.0	247.2	248.9
4	56.6	56.1	56.9	243.9	249.0	249.6
5	56.9	56.6	56.5	253.6	251.2	254.4

精密度验证计算结果见表 5-2-5。低浓度和高浓度样品检测结果的批内 CV 分别为 0.67% 和 0.90%，实验室内 CV 分别为 0.85% 和 1.29%。说明 GGT 参考方法的精密度符合实验室预期要求。

表 5-2-5 精密度验证结果

统 计 量	低浓度	高浓度
总均值(U/L)	56.62	250.84
批内 SD	0.38	2.27
批内 CV	0.67%	0.90%
实验室内 SD	0.48	3.25
实验室内 CV	0.85%	1.29%

（二）正确度

欧洲有证参考物质 ERM AD452 (No. 2667) 检测结果见表 5-2-6。由参考物质证书得知该物质的参考值为 114.1，不确定度为 ±2.4 U/L。计算得到检测结果与参考值的偏倚为 0.6 U/L，偏倚在参考值的不确定度范围内，故 GGT 参考方法的正确度满足预期要求。

表 5-2-6 参考物质检测结果

(单位：U/L)

实验天数	1	2	3	4	5
重复1	115.1	114.6	114.8	115.0	114.1
重复2	115.0	114.2	114.5	114.8	114.7
总均值			114.7		

（三）线性

线性样品检测结果见表 5-2-7，经多项式回归分析后，数据组最适拟合方程为一阶方程，进行 t 检验后表明二阶和三阶系数均无统计学意义($P>0.05$)，数据组符合统计学标准的线性，结果见表 5-2-8。继续对数据组进行精密度检验，计算最优拟合回归标准误 $\sigma=2.49$，$\frac{\sigma}{c}\times100\%=1.57\%$，$\text{PctBnd}\sqrt{\frac{n}{C}}=8.45\%$，故符合判断式 $\frac{\sigma}{c}\times100\%<\text{PctBnd}\sqrt{\frac{n}{C}}$，说明数据组精密度好。因此，线性区间验证结果表明此组数据具有统计学标准的线性或一阶线性。

表 5-2-7　线性样品检测结果　　　　　　　　　　　　　　　　　　　（单位：U/L）

样品稀释方案	理论浓度	重复1	重复2	重复3	均值
L	5	6.0	5.8	5.7	5.83
0.75L+0.25H	73.75	74.1	74.4	74.9	74.47
0.5L+0.5H	176.875	178.4	177.9	178.5	178.27
0.25L+0.75H	254.21875	258	258.4	259.1	258.50
H	280	278.3	277.9	278.5	278.23

表 5-2-8　线性区间验证统计结果

阶数	多项式	回归自由度	方程因子	方程因子值	斜率标准误	t检验	回归标准误差	自由度	最适方程	查表t检验值 $t_{0.05}(v)$
一阶	$Y=b_0+b_1X$	2	b_0	0.99	2.01	0.49	2.4912	13	是	2.160
			b_1	1.00	0.01	94.20				
二阶	$Y=b_0+b_1X+b_2X^2$	3	b_0	0.22	2.94	0.07	2.9143	12	否	2.179
			b_1	1.02	0.05	19.10				
			b_2	0.00	0.00	−0.44				
三阶	$Y=b_0+b_1X+b_2X^2+b_3X^3$	4	b_0	1.43	3.78	0.38	3.3517	11	否	2.201
			b_1	0.93	0.14	6.49				
			b_2	0.00	0.00	0.64				
			b_3	0.00	0.00	−0.72				

（四）灵敏因子

1. 温度变化对 GGT 检测的影响　各浓度样品检测结果见表 5-2-9，数据处理结果见表 5-2-10，GGT 催化活性浓度与温度的关系见图 5-2-1。

表 5-2-9　各浓度样品检测结果

温度	检测结果(U/L)		
	浓度1	浓度2	浓度3
36℃	60.1	98.5	235.1
	61.0	99.3	236.8
	60.8	98.1	235.0
37℃	61.2	101.5	248.9
	62.2	100.7	249.2
	62.5	100.9	248.1
38℃	63.8	102.4	258.6
	64.0	103.5	258.9
	63.1	103.1	260.1

表 5-2-10　各浓度样品数据处理结果

温度		结果(U/L)		
		浓度1	浓度2	浓度3
36℃	均值	60.63	98.63	235.63
	SD	0.47	0.61	1.01
	CV	0.78%	0.62%	0.43%
	相对均值	97.85%	97.62%	94.73%
	均值		96.74%	
37℃	均值	61.97	101.03	248.73
	SD	0.68	0.42	0.57
	CV	1.10%	0.41%	0.23%
	相对均值	100%	100%	100%
	均值		100%	
38℃	均值	63.63	103.00	259.20
	SD	0.47	0.56	0.79
	CV	0.74%	0.54%	0.31%
	相对均值	102.69%	101.95%	104.21%
	均值		102.95%	

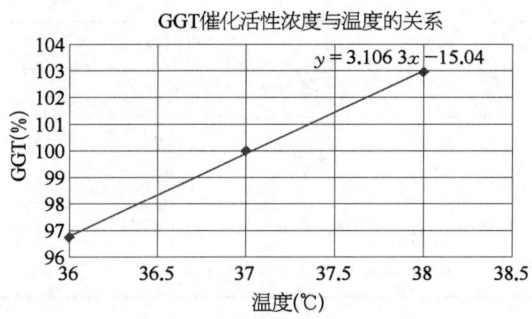

图 5-2-1　GGT 催化活性浓度与温度的关系

根据温度变化对 GGT 催化活性浓度影响的函数关系：$y=3.1063x-15.04$，知温度每变化 1℃，相应 GGT 催化活性浓度变化 3.10%（灵敏系数）。

2. 波长变化对 GGT 检测的影响　各浓度样品检测结果见表 5-2-11，各浓度样品数据处理结果见表 5-2-12，GGT 催化活性浓度与波长的关系见图 5-2-2。

表 5-2-11　各浓度样品检测结果

波　长	检测结果（U/L）		
	浓度1	浓度2	浓度3
408.5 nm	60.1	98.5	248.9
	61.1	99.3	249.2
	60.8	98.1	248.1
	61.3	99.9	249.8
	60.9	98.5	248.3
410.0 nm	58.9	94.3	238.9
	58.3	93.8	238.4
	59.1	94.8	237.9
	59.5	94.1	238.5
	58.6	94.6	237.7
411.5 nm	55.3	88.9	227.4
	54.8	89.2	226.9
	54.9	89.3	227.8
	55.1	88.6	227.1
	55.6	89.6	226.8

表 5-2-12　各浓度样品数据处理结果

波长		结果（U/L）		
		浓度1	浓度2	浓度3
408.5 nm	均值	60.84	98.86	248.86
	SD	0.46	0.73	0.69
	CV	0.75%	0.74%	0.28%
	相对均值	103.33%	104.81%	104.44%
	均值		104.19%	
410.0 nm	均值	58.88	94.32	238.28
	SD	0.46	0.40	0.48
	CV	0.78%	0.42%	0.20%
	相对均值	100%	100%	100%
	均值		100%	
411.5 nm	均值	55.14	89.12	227.20
	SD	0.32	0.38	0.41
	CV	0.58%	0.43%	0.18%
	相对均值	93.65%	94.49%	95.35%
	均值		94.49%	

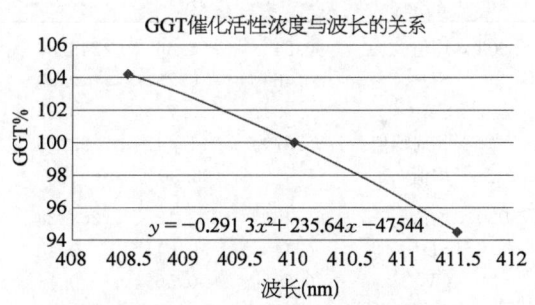

图 5-2-2　GGT 催化活性浓度与波长的关系

根据波长变化对 GGT 催化活性浓度影响的函数关系：$y=-0.2913x^2+235.64x-47544$，知波长每变化 1 nm，相应 GGT 催化活性浓度变化 3.23%（灵敏系数）。

3. pH 变化对 GGT 检测的影响　各浓度样品检测结果见表 5-2-13，各浓度样品数据处理结果见表 5-2-14，GGT 催化活性浓度与 pH 的关系见图 5-2-3。

表 5-2-13 各浓度样品检测结果

pH	检测结果(U/L)		
	浓度1	浓度2	浓度3
6.909	60.1	98.5	248.9
	61.1	99.3	249.2
	60.8	98.1	248.1
	61.3	99.9	249.8
	60.9	98.5	248.3
7.020	63.1	107.3	268.9
	62.9	107.8	268.4
	63.8	108.8	267.9
	63.9	108.1	268.5
	63.6	108.6	267.7
7.133	65.3	120.9	287.4
	66.8	121.2	286.9
	66.9	121.3	287.8
	66.1	121.6	287.1
	66.6	121.6	286.8

表 5-2-14 各浓度样品数据处理结果

pH		结果(U/L)		
		浓度1	浓度2	浓度3
6.909	均值	60.84	98.86	248.86
	SD	0.46	0.73	0.69
	CV	0.75%	0.74%	0.28%
	相对均值	95.87%	91.44%	92.76%
	均值		93.36%	
7.020	均值	63.46	108.12	268.28
	SD	0.44	0.61	0.48
	CV	0.69%	0.56%	0.18%
	相对均值	100%	100%	100%
	均值		100%	

续 表

pH		结果(U/L)		
		浓度1	浓度2	浓度3
7.133	均值	66.34	121.32	287.20
	SD	0.66	0.29	0.41
	CV	0.99%	0.24%	0.14%
	相对均值	104.54%	112.21%	107.05%
	均值		107.93%	

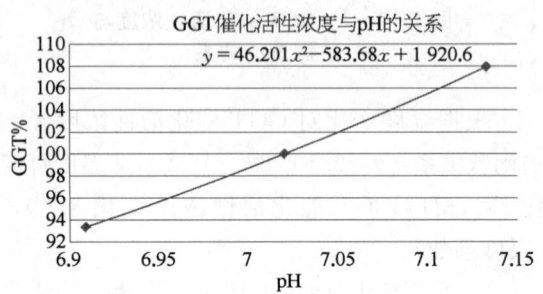

图 5-2-3 GGT 催化活性浓度与 pH 的关系

根据 pH 变化对 GGT 催化活性浓度影响的函数关系：$y=46.201x^2-583.68x+1\,920.6$，知 pH 每变化 0.03，相应 GGT 催化活性浓度变化 1.95%（灵敏系数）。

（五）不确定度

不确定度评定结果见第四章第二节。

（王 茗　葛丹红）

参考文献

中国合格评定国家认可委员会. CNAS-GL037：2019 临床化学定量检验程序性能验证指南[Z]. 北京：中国合格评定国家认可委员会，2019.

第三节　血铅方法性能验证示例

本节以血铅（lead，Pb）为例，来具体说明电感耦合等离子体质谱（inductively coupled plasma mass spectrometry，ICP-MS）项目的性能评价方法，将具体从以下方面展开叙述。

【材料与方法】

（一）仪器与试剂

1. 仪器　PE 300X 型电感耦合等离子体质谱仪（美国，珀金埃尔默公司）；Mettler XP205

万分之一(Max=200 g,d=10⁻⁴ g)天平(德国梅特勒-托利多公司);Milli-Q 超纯水机(法国 Millipore 公司);可控温电热板(LabTech 公司)。

2. 试剂 铅纯度标准物质(美国国家标准与技术研究院,编号：SRM 3128, 9.995 mg/g±0.014 mg/g);全血铅标准物质(美国国家标准与技术研究院,编号：SRM 955d,水平 1);全血铅标准物质(欧洲计量局,编号：BCR 635,BCR 636);内标铋(国家有色金属及电子材料分析检测中心,Bi,1 000 μg/mL);浓度 69%的光谱级高纯硝酸购自美国赛默飞世尔实验器材有限公司;试验用水由 Milli-Q integral 超纯水机(德国默克密理博)制备。

(二) 方法

1. 标准品、内标和全血样品的配制 首先将所有的塑料管子用 0.5%硝酸和超纯水洗涤两次,校准品、内标和全血样品全部通过重量法配制。将 1 000 μg/mL 的铋内标液用 0.5%硝酸稀释得到 20 μg/mL 的内标待用。参考测量中使用了包括法,准备高低两个浓度的标准品。0.5 g 的高浓度铅标准品、低浓度标准品和全血分别称入聚四氟乙烯消解罐中,分别向其中加入 0.5 g 铋内标液;随后加入 2.5 g 69%硝酸,置于 150℃加热 1.5 小时,赶酸、冷却,用超纯水稀释到 50 g。

2. ICP-MS 参数条件 将制备好的标准溶液和全血样品引入质谱仪,以标准模式测量 $^{208}Pb/^{209}Bi$ 信号比,仪器和方法参数见表 5-3-1。

表 5-3-1 质谱参数设置

参　数	$^{208}Pb/^{209}Bi$
射频发生器功率/W	1 550
射频发生器电压/V	200
补偿电压/V	−13
载气流速/(L/min)	1.04
扫描模式	跳峰
等待时间/ms	100

续　表

参　数	$^{208}Pb/^{209}Bi$
积分时间/ms	4 000
分析模式	标准模式
电子稀释	0.25
扫描次数	40
读取次数	1
重复次数	3

3. 浓度计算 使用两点包括法,血铅浓度计算如下：

$$C = \left[(I_{sam} - I_{low}) \times \frac{(W_{hi} - W_{low})}{(I_{hi} - I_{low})} + W_{low} \right] \times M_{is} \times D_s \times \frac{1\,000}{M_{ser}}$$

注：I_{sam} 是全血样品中 $^{208}Pb/^{209}Bi$ 信号比;I_{low} 是低浓度标准品中 $^{208}Pb/^{209}Bi$ 信号比;I_{hi} 是高浓度标准品中 $^{208}Pb/^{209}Bi$ 信号比;W_{low} 是低浓度标准品中 $^{208}Pb/^{209}Bi$ 浓度比;W_{hi} 是高浓度标准品中 $^{208}Pb/^{209}Bi$ 浓度比;M_{is} 是全血样品中内标质量;M_{ser} 是全血样品的质量;D_s 是全血样品的密度。

【方法学评价】

参照美国临床实验室标准化协会(CLSI)C62-Ed2 文件对建立的 ICP-MS 方法进行基本分析性能验证。

(一) 特异性

铅有四种同位素(^{204}Pb、^{206}Pb、^{207}Pb 和 ^{208}Pb),选取同位素丰度比最高的 ^{208}Pb 作为分析对象,观察测量过程中内标 ^{209}Bi 对 ^{208}Pb 是否存在质谱干扰。

(二) 基质效应

将全血基质样品和标准溶液按比例混合,配制成 5 个不同浓度比例的样品,每个浓度各 5 份,加入相同质量的内标后经前处理、进样,得到标物与内标的信号比。计算 3 种不同比例(50∶50,80∶20,20∶80)的全血与溶液混合物的相对基质效应(表 5-3-2)。

表 5-3-2　血铅基质效应样品配制与信号比

名　称	全血/标准溶液(m/m)	信号比
混合样品 1	100∶0	A
混合样品 2	80∶20	B
混合样品 3	50∶50	C
混合样品 4	20∶80	D
混合样品 5	0∶100	E

注：混合样品 2 相对基质效应＝100%×[B－(0.8A＋0.2E)]/(0.8A＋0.2E)；混合样品 3 相对基质效应＝100%×[C－(0.5A＋0.5E)]/(0.5A＋0.5E)；混合样品 4 相对基质效应＝100%×[D－(0.2A＋0.8E)]/(0.2A＋0.8E)。混合样品 2、3、4 的相对基质效应＜10%，则视为可忽略相对基质效应。

（三）精密度

选取低、中、高 3 种浓度的全血样品，每个浓度样品分 3 批检测，每批次检测 3 次，分别计算批内 CV、批间 CV 和总 CV。

（四）正确度

采用加标回收和测定有证参考物质 2 种方式对方法的正确度进行评价。

1. 加标回收实验　取已知浓度(10 μg/L)的全血样品 0.5 g，加入适量的标准溶液，配制成 25 μg/L 和 100 μg/L 的加标样品。每个浓度各 3 份样品，计算加标回收率，应在 98%～102%。

2. 有证参考物质测定　测定有证参考物质 SRM 955d、BCR 635 和 BCR 636，连续测定 3 个批次，对每个批次检测 3 次。检测均值应在证书的不确定度范围内。

（五）定量限

定量限定义为在允许的精密度(≤2%)和正确度(≤6.25%)条件下，样品中可以被定量测量的最低浓度。将 10 μg/L 的全血样品稀释 10 倍和 20 倍后，计算精密度和偏移情况。

（六）携带污染

携带污染主要是对第一个空白样品的影响显著高于第二个，按照 100 μg/L 全血样品、空白 1、空白 2 进样，评估携带污染是否存在。

（七）不确定度

依据 CNAS-GL006 化学分析中不确定度的评估指南，不确定度 A 类评定主要考虑样品测定的变异；不确定度 B 类评定主要考虑标准物质纯度、标准物质溶解和稀释，计算合成不确定度，以扩展因子 k＝2，计算扩展不确定度(U)与相对扩展不确定度(U_{rel})。

【结果】

（一）特异性

^{209}Bi 作为内标对 ^{208}Pb 无质谱干扰，不含内标的空白试剂铅的响应是 17CPS，含有内标的空白试剂铅的响应是 18CPS，表明内标的引入不会给分析物带来干扰。

（二）基质效应

相对基质效应结果从 0.06% 到 －1.18%，结果见表 5-3-3。

表 5-3-3　基质效应

名　称	全血样品/标准溶液(g/g)	相对基质效应(%)
混合样品 1	100∶0	/
混合样品 2	80∶20	0.06
混合样品 3	50∶50	－0.61
混合样品 4	20∶80	－1.18
混合样品 5	0∶100	/

（三）精密度

低、中、高 3 个浓度的不精密度结果见表 5-3-4，其中批内 CV≤1.34%，批间 CV≤1.88%，总 CV≤1.74%。

表 5-3-4　血铅精密度

样品	Pb, μg/L		
	低	中	高
批次 1	11.1	62.5	487.3
批次 2	11.3	61.1	488.5
批次 3	10.9	60.8	488.1
平均值	11.1	61.5	487.9
批内 CV(%)	0.59～0.79	0.16～1.34	0.05～0.29
批间 CV(%)	1.88	1.49	0.13
总 CV(%)	1.74	1.49	0.20

(四)正确度

(1)回收率结果在98.9%~99.4%,符合要求,见表5-3-5。

表5-3-5 回收率

Pb	无添加样品	加标样品1	加标样品2
浓度,μg/L	10	25	100
回收率($n=9$)		98.9%	99.4%

(2)有证参考物质检测结果见表5-3-6,相对偏移从-0.13%到0.93%,在证书的不确定度范围内。

表5-3-6 测量有证参考物质结果

样品	平均值(μg/L)($n=9$)	靶值(μg/L)	偏移(%)
SRM955d 水平1	14.9±0.57	14.8±0.26	0.93
BCR 635	209.7±8.3	210±24	-0.13
BCR 636	517.1±22.4	520±50	-0.56

(五)定量限

定量限结果见表5-3-7,定量限是1.1 μg/L。

表5-3-7 定量限结果

样品	全血样品	稀释10倍	稀释20倍
浓度(μg/L)($n=3$)	10.2	1.1	0.6
精密度(%)	0.84	0.93	3.21
偏移(%)		5.11	15.61

(六)携带污染

潜在的携带污染没有观察到。

(七)不确定度

不确定度评定结果见第四章第三节。

(范霄宇 朱宇清)

参考文献

[1] Clinical and Laboratory Standards Institute. Liquid Chromatography-Mass Spectrometry Methods. 2nd ed. CLSI guideline C62 [S]. Clinical and Laboratory Standards Institute,2022.

[2] Fan X Y, Li Q, Fang H L, et al. Development and application of a high accuracy method for measuring Pb in blood[J]. Clin chim acta,2023,538:164-168.

第四节 17α-羟基孕酮方法性能验证示例

本节将以17α-羟基孕酮(17α-hydroxyprogesterone,17α-OHP)为例,来具体说明同位素稀释液相色谱质谱串联法(ID-LC-MS/MS)项目的性能评价方法,将从以下方面展开叙述。

【材料与方法】

(一)仪器与试剂

1. 仪器 仪器信息见表5-4-1。

表5-4-1 仪器列表

仪器名称	生产厂家	型号	特殊要求
质谱仪	/	/	校准合格
超高效液相色谱仪	/	/	校准合格
电子天平	/	/	校准合格

续表

仪器名称	生产厂家	型号	特殊要求
高速冷冻离心机	/	/	校准合格
移液器	/	/	校准合格

2. 试剂和材料 试剂和材料信息见表5-4-2。

表5-4-2 试剂和材料列表

分类	通用名称	条件
校准品	17α-羟基孕酮 有证参考物质	符合ISO 15194,纯品
内标物质	17α-羟基孕酮同位素标记物	无17α-OHP干扰
溶剂	甲醇	色谱纯

续表

分类	通用名称	条件
溶剂	氟化铵	分析纯
溶剂	正己烷	色谱纯
溶剂	乙酸乙酯	色谱纯
溶剂	水	超纯水
正确度控制品	(具有互换性的)有证参考物质	符合 ISO 15194，人体样品基质
室内质控品	商品化质控品/RELA 样品，HM	无溯源性要求

(二) 方法

详见本书第三章第十六节内容。

【方法学评价】

参照美国临床实验室标准化协会（CLSI）C62-Ed2 文件对建立的 LC-MS/MS 方法进行基本分析性能验证。

(一) 校准曲线

以标准液中 17α-OHP/IS 色谱峰的峰面积比为自变量，以质量比为因变量，计算相关系数（r），$r>0.999$ 为定标合格。

(二) 检测限和定量限

用生理盐水稀释已知浓度（4.112 μg/L）的混合血清样品，制备出包括预期定量限浓度内的 4 个浓度梯度的稀释样品，每个浓度样品分为 5 份处理后检测，将测定值和理论值比较，同时满足偏移<10%、变异系数（CV）<10%、信噪比（signal-to-noise ratio，S/N）≥10 的浓度值定为定量限浓度，S/N=3 的计算浓度定为检测限浓度。

(三) 基质效应

将血清基质样品和标准溶液按比例混合，配制成 5 个不同浓度比例的样品，每个浓度各 5 份，加入相同体积的内标后经前处理进样得到标物与内标的峰面积比。计算 3 种不同比例（50∶50，80∶20，20∶80）的血清与溶液混合物的相对基质效应（表 5-4-3）。

表 5-4-3 17α-OHP 基质效应样品配制与峰面积比

名称	血清/标准溶液(V/V)	峰面积比
混合样品 1	100∶0	A
混合样品 2	80∶20	B
混合样品 3	50∶50	C
混合样品 4	20∶80	D
混合样品 5	0∶100	E

注：混合样品 2 相对基质效应 = $100\%\times[B-(0.8A+0.2E)]/(0.8A+0.2E)$；混合样品 3 相对基质效应 = $100\%\times[C-(0.5A+0.5E)]/(0.5A+0.5E)$；混合样品 4 相对基质效应 = $100\%\times[D-(0.2A+0.8E)]/(0.2A+0.8E)$。混合样品 2、3、4 的相对基质效应<20%，则视为可忽略相对基质效应。

(四) 精密度

配制低、中、高 3 种浓度的待测样品，每个浓度样品分 3 批检测，每批次各 5 份进行前处理进样，分别计算批间 CV 和批内 CV。

(五) 正确度

采用加标回收和测定有证参考物质 2 种方式对方法的正确度进行评价。

1. 加标回收实验 取已知浓度（0.164 μg/L）的混合血清 100 μL，加入适量的标准溶液（100 μg/L），配制成 3 个浓度的加标样品，每个浓度各 3 份样品，计算加标回收率。回收率在 95%～105% 可接受。

2. 有证参考物质测定 测定有证参考物质 GBW09829，连续测定 2 个批次，对每个批次 2 份样品进行前处理，每份样品重复检测 5 遍。

(六) 特异性

分别配制几种结构类似的类固醇激素和同分异构体的混合标准溶液来评价本实验检测 17α-OHP 的分析特异性。分析物信息见表 5-4-4。

表 5-4-4 潜在干扰物信息

分析物	分子量(g/mol)
皮质醇	362.46
睾酮	288.42

续 表

分 析 物	分子量(g/mol)
孕酮	314.46
雌二醇	272.38
雌三醇	288.38
脱氧皮质酮	330.46

(七) 携带污染

配制 10 μg/L 浓度的样品 H 与空白样品 O 依照 O—H—O—H—O—H—O—H—O—H—O 的顺序进样，以空白样品 O 中分析物 S/N＜3 为可接受携带污染标准。

(八) 线性

制备 1 份高浓度样品（浓度为 120 μg/L）和 1 份低浓度样品（浓度为 0.2 μg/L），其中高浓度样品用低浓度样品加标获得，将高浓度样品和低浓度样品进行倍比稀释，得到 11 个浓度的线性样品。每个浓度样品检测得到 4 个数据。首先通过多项式回归分析判断非线性系数是否有统计学意义，当最适多项式不为线性时，再计算每个浓度点处的线性偏差，如果所有浓度点处的线性偏差均小于可接受误差 5%，表明预期的测量区间评价合格，否则逐步舍弃极值（最高值和最低值）后再做多项式回归分析直至出现合格的测量区间。

(九) 不确定度评价

依据 CNAS-GL006 化学分析中不确定度的评估指南，不确定度 A 类评定主要考虑样品测定的变异；不确定度 B 类评定主要考虑标准物质纯度、标准物质溶解和稀释，计算合成不确定度，以扩展因子 k=2，计算扩展不确定度（U）与相对扩展不确定度（U_{rel}）。

【结果】

(一) 校准曲线

ID-LC/MS/MS 使用多反应监测（MRM）模式下采集质荷比（m/z）330.9/97.0、m/z 334.4/100.0（图 5-4-1）。17α-OHP 和内标 17α-OHP-$^{13}C_3$ 峰形和信号强度均很好，无干扰杂质峰。标准曲线见图 5-4-2。

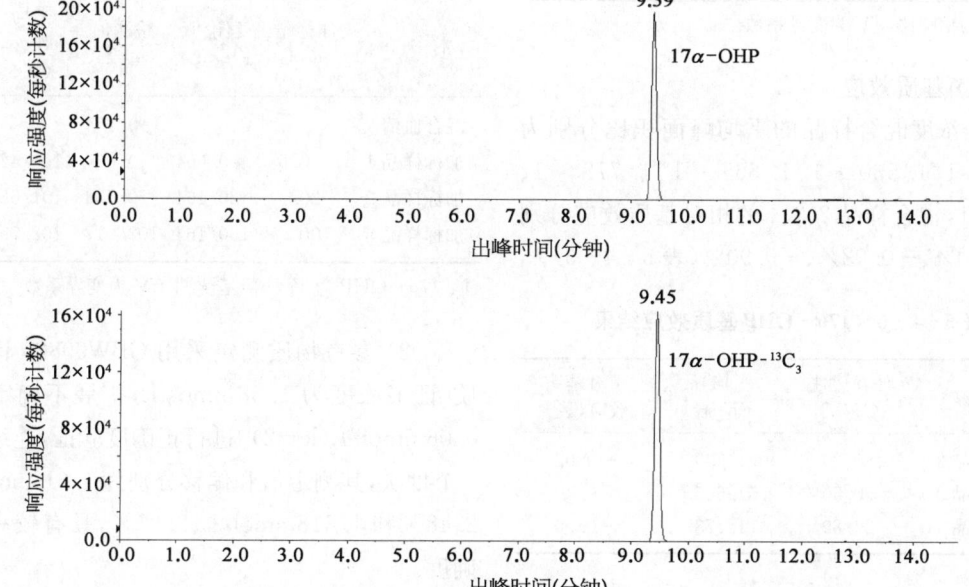

图 5-4-1 17α-OHP 和 17α-OHP-$^{13}C_3$ 的 MRM 色谱图

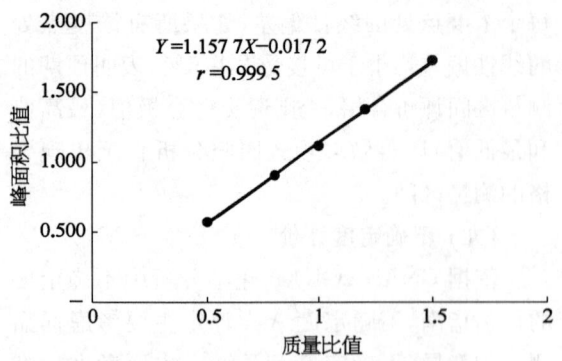

图 5-4-2　ID-LC/MS/MS 检测血清 17α-OHP 标准曲线

(二) 检测限和定量限

本实验的检测限和定量限分别为 5.218 ng/L 和 0.116 μg/L (表 5-4-5)。

表 5-4-5　17α-OHP 的定量限结果

样品名称	理论浓度 (μg/L)	样品数	测定均值 (μg/L)	平均 S/N	CV (%)	偏移 (%)
定量限样品 1	0.054	5	0.062	75.3	2.50	14.81
定量限样品 2	0.106	5	0.116	121.2	1.78	9.42
定量限样品 3	0.209	5	0.223	315.4	2.27	6.61
定量限样品 4	1.032	5	1.076	577.4	1.21	4.27

注：S/N 为信噪比，CV 为变异系数。

(三) 基质效应

5 个浓度混合样品的平均峰面积比分别为 1.450∶1、1.530∶1、1.665∶1、1.778∶1、1.881∶1，混合样品 2、3、4 的相对基质效应分别为 -0.40%、-0.02%、-0.90% (表 5-4-6)。

表 5-4-6　17α-OHP 基质效应结果

名称	血清/标物 (V/V)	平均峰面积比	相对基质效应(%)
混合样品 2	80/20	1.530	-0.02
混合样品 3	50/50	1.665	-0.40
混合样品 4	20/80	1.778	-0.90

(四) 精密度

低、中、高 3 个浓度的不精密度结果见表 5-4-7，其中批间 $CV \leqslant 1.82\%$，批内 $CV \leqslant 2.11\%$。

表 5-4-7　17α-OHP 精密度结果

样品	批次	均值 (μg/L)	批内 CV ($n=5$) (%)	总均值 (μg/L)	批间 CV (%)
低浓度	批次 1	0.164	2.11	0.166	1.82
	批次 2	0.164	2.06		
	批次 3	0.169	1.73		
中浓度	批次 1	14.815	0.98	14.943	1.03
	批次 2	14.899	1.71		
	批次 3	15.114	1.18		
高浓度	批次 1	81.629	0.47	81.232	0.80
	批次 2	80.481	0.68		
	批次 3	81.587	0.87		

注：17α-OHP 为 17α-羟基孕酮，CV 为变异系数。

(五) 正确度

(1) 3 个浓度的加标样品的平均回收率分别是 100.42%、101.68%、102.75%，正确度满足要求 (表 5-4-8)。

表 5-4-8　17α-OHP 加样回收率

样品	加标量 (μg/L)	理论值 (μg/L)	检测值 (μg/L)	平均回收率 (%)	CV (%)
混合血清	/	/	0.164	/	2.11
加标样品 1	0.5	0.664	0.667	100.42	1.63
加标样品 2	20	20.164	20.503	101.68	1.20
加标样品 3	100	100.164	102.917	102.75	0.47

注：17α-OHP 为 17α-羟基孕酮，CV 为变异系数。

(2) 参考物质测定采用 GBW09829 标准物质 [证书浓度为 1.58 nmol/L，扩展不确定度为 0.06 nmol/L ($k=2$)] 进行正确度验证，连续测定 2 个批次，其测定值和偏移分别为 1.619 nmol/L、2.48% 和 1.618 nmol/L、2.38%，具有较高的正确度。

(六) 特异性

在 17α-OHP 的检测离子通道内，只有脱氧皮质酮出现了可识别的离子峰,但在本实验的液相条件下,脱氧皮质酮和17α-OHP也实现了基线的完全分离,认为本方法特异性良好(图5-4-3)。

(七) 携带污染

5次高浓度-空白进样后,空白样品中分析物S/N均值为2.96,认为该方法无残留。

(八) 线性

二阶多项式和三阶多项式非线性系数得t值均$<t_{0.05}$,说明17α-OHP的最适多项式为一阶多项式,评价为线性(表5-4-9)。

(九) 不确定度

不确定度评定参见第四章第四节。

(虞科颖 孙贺伟)

参考文献

Clinical and Laboratory Standards Institute. Liquid Chromatography-Mass Spectrometry Methods. 2nd ed. CLSI guideline C62[S]. Clinical and Laboratory Standards Institute,2022.

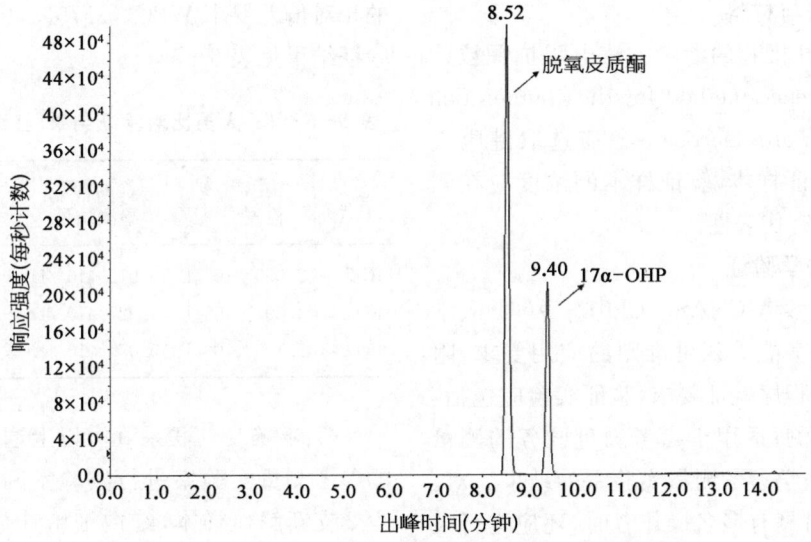

图 5-4-3 脱氧皮质酮和 17α-OHP 的 MRM 色谱图

注:17α-OHP为17α-羟基孕酮,MRM为多反应监测

表 5-4-9 17α-OHP 多项式回归分析结果

回归方程	系数	标准误	t值	自由度	$t_{0.05}$
$y=0.996x-0.049$	0.996	0.003	306.113	42	2.018
	0.049	0.231	0.210		
$y=-0.0002x^2+1.016X-0.323$	1.016	0.012	85.983	41	2.020
	−0.0002	0.0001	−1.800		
	−0.323	0.305	−1.057		
$y=-0.000003x^3+0.0004x^2+0.988x-0.107$	0.988	0.027	36.592	40	2.021
	0.0004	0.001	0.821		
	−0.000003	0.000003	−1.157		
	−0.107	0.357	−0.300		

第五节　血细胞分析参考方法性能验证示例

【红细胞和白细胞计数方法性能验证】

（一）目的

通过对红细胞和白细胞计数参考测量程序的方法性能验证，保证红细胞和白细胞计数参考测量程序的正确性和有效性。

（二）方法与材料

应用 ICSH 推荐的参考方法电阻抗颗粒计数仪法：Reference method for the enumeration of erythrocytes and leucocytes。应选取健康人新鲜血作为验证样本，验证样本的浓度应在测量区间内且具有代表性。

（三）方法学验证

验证内容参考 CNAS-CL07-A001 医学参考测量实验室能力认可准则的应用要求，附录 B 参考测量程序验证要求，验证实验应包括：批内精密度检测；适用于参考测量服务的测量区间；与其他医学参考测量实验室的结果比对。另外，当该项目具有多名操作者时，还应进行人员比对。具体实施方案见下文。

1. 批内精密度　红白细胞计数测定参照其参考测量程序进行，取 1 支健康人新鲜血样本，独立测量 10 次，计算各项目 10 次结果的均值、标准差、变异系数。精密度要求：WBC≤4.0%，RBC≤2.0%。相关内容的计算与验证可参照 WS/T 406 中的方法。

2. 测量区间　红白细胞计数测定参照其参考测量程序进行，取抗凝全血、离心去血浆，使之成浓缩的血细胞，再将浓缩的血细胞用自身的乏血小板血浆进行梯度稀释，至少稀释为 5 个浓度，使高浓度值接近参考测量区间上限，使低浓度接近参考测量区间的下限；将各浓度的样本上机检测，每份样本测定 3 次，计算测量平均值。以预期值为 x 轴，检测均值为 y 轴，做回归分析。验证要求回归曲线回归方程的斜率在 1±0.05 范围内，相关系数 $r^2 > 0.95$。相关内容的计算与验证可参照 WS/T 406 中的方法。

3. 人员比对　取 3 支健康人新鲜血，每人按照红白细胞计数测定的参考测量程序进行检测，用双人检测均值计算相对偏差。人员比对的相对偏差要求 WBC≤3.75%，RBC≤1.50%。验证结果见表 5-5-1。

表 5-5-1　人员比对验证结果（红细胞计数为例）

样品	检测者 A 检测结果	检测者 B 检测结果	相对偏差	结论
浓度 1	3.950×10^9/L	3.912×10^9/L	0.97%	符合要求
浓度 2	4.891×10^9/L	4.927×10^9/L	0.73%	符合要求
浓度 3	5.105×10^9/L	5.076×10^9/L	0.57%	符合要求

4. 准确度　联系 2 家以上通过 ISO 15195 的参考测量实验室进行实验室间比对，每次至少 2 支新鲜血样本，红白细胞计数测定参照其参考测量程序进行。参考实验室间的相对偏差要求 WBC≤5.00%，RBC≤2.00%。

（林康佳　周　维）

【血红蛋白浓度测定方法性能验证】

（一）目的

通过对血红蛋白浓度参考测量程序的方法性能验证，保证血红蛋白浓度参考测量程序的正确性和有效性。

（二）方法与材料

应用世界卫生组织和国际血液学标准化委员会（ICSH）推荐的参考方法，氰化高铁血红蛋白（HiCN）分光光度法。应选取健康人新鲜血作为验证样本，验证样本的浓度应在测量区间内且具有代表性。

（三）方法学验证

1. **批内精密度** 血红蛋白浓度测定参照其参考测量程序进行，取1支健康人新鲜血样本，独立测量10次，计算各项目10次结果的均值、标准差、变异系数。精密度要求 Hb≤0.5%。相关内容的计算与验证可参照 WS/T 406 中的方法。

2. **测量区间** 血红蛋白浓度测定参照其参考测量程序进行，用移液器吸取 100 μL 混匀全血，使用有盐水的纱布小心快速地擦掉毛细管外壁残留的血液（注意不要碰到移液器吸头头部，以避免腔内标本被纸巾吸出造成标本量不足），将毛细管中的血液加至装有试剂的容量瓶中，吹吸至少5次，以保证血液全部从毛细管中洗出。再将容量瓶中的血红蛋白进行梯度稀释，至少稀释为5个浓度，使高浓度值接近参考测量区间上限，使低浓度接近参考测量区间的下限；将各浓度的样本上机检测，每份样本测定3次，计算测量平均值。以预期值为 x 轴，检测均值为 y 轴，做回归分析。验证要求回归曲线回归方程的斜率在 1 ± 0.05 范围内，相关系数 $r^2>0.95$。本参考测量程序血红蛋白浓度的下限为 115.00 g/L，上限为 175.00 g/L。相关内容的计算与验证可参照 WS/T 406 中的方法。

3. **人员比对** 取3支健康人新鲜血，每人按照血红蛋白浓度测定的参考测量程序进行检测，用双人检测均值计算相对偏差。人员比对的相对偏差要求 Hb≤2.0%。验证结果见表 5-5-2。

表 5-5-2 人员比对验证结果

样品	检测者A 检测结果	检测者B 检测结果	相对偏差	结论
浓度1	120.35 g/L	121.21 g/L	0.71%	符合要求
浓度2	146.70 g/L	145.98 g/L	0.49%	符合要求
浓度3	168.91 g/L	168.78 g/L	0.08%	符合要求

4. **准确度** 联系2家以上通过 ISO 15195 的参考测量实验室进行实验室间比对，每次至少2支新鲜血样本，血红蛋白浓度测定参照其参考测量程序进行。参考实验室间的相对偏差要求 Hb≤2.0%。

（周　维　韩姣姣）

【血小板计数方法性能验证】

（一）目的

通过对血小板计数参考测量程序的方法性能验证，保证血小板计数参考测量程序的正确性和有效性。

（二）方法与材料

应用国家行业标准推荐的 WS/T 244 血小板计数参考方法。

ICSH 参考测量程序：Platelet Counting by the RBC/Platelet Ratio Method: A Reference Method。应选取健康人新鲜血作为验证样本，验证样本的浓度应在测量区间内且具有代表性。

流式细胞术法。

（三）方法学验证

验证内容参考《医学参考测量实验室能力认可准则的应用要求》(CNAS-CL07-A001:2021) 附录B参考测量程序验证要求，本专业参考测量程序的验证实验应包括：批内精密度检测；适用于参考测量服务的测量区间；与其他医学参考测量实验室的结果比对。另外，当该项目具有多名操作者时，还应进行人员比对。具体实施方案见下文。

1. **批内精密度** 血小板计数测定参照其参考测量程序进行，取1支健康人新鲜血样本，独立测量10次，计算各项目10次结果的均值、标准差、变异系数。血小板计数精密度允许范围≤3.00%。相关内容的计算与验证可参照 WS/T 406 中的方法。

2. **测量区间** 血小板计数测定参照其参考测量程序进行，取抗凝全血、离心去血浆，使之成浓缩的血细胞，再将浓缩的血细胞用自身的乏血小板血浆进行梯度稀释，至少稀释为5个浓度，使高浓度值接近参考测量区间上限，使低浓度接近参考测量区间的下限；将各浓度的样本上机检测，每份样本测定3次，计算测量平均值。以预期值为x轴，检测均值为y轴，做回归分析。验证要求回归曲线回归方程的斜率在1 ± 0.05范围内，相关系数$r^2>0.95$。相关内容的计算与验证可参照WS/T 406中的方法。

3. 人员比对　取3支健康人新鲜血，每人按照血小板计数测定的参考测量程序进行检测，用双人检测均值计算相对偏差。人员比对的相对偏差要求≤5.00%。验证结果见表5-5-3。

表5-5-3　人员比对验证结果

样品	检测者A 检测结果	检测者B 检测结果	相对偏差	结论
浓度1	212.1×10^9/L	221.0×10^9/L	4.16%	符合要求
浓度2	302.3×10^9/L	291.3×10^9/L	3.71%	符合要求
浓度3	340.2×10^9/L	349.1×10^9/L	2.61%	符合要求

4. 准确度　和2家以上通过ISO 15195的参考测量实验室进行实验室间比对，每次至少2支新鲜血样本，血小板计数测定参照其参考测量程序进行。参考实验室间的相对偏差要求≤7.00%。

（韩姣姣　赵　强）

【红细胞比积方法性能验证】

（一）目的

通过对红细胞比积参考测量程序的方法性能验证，保证红细胞比积参考测量程序的正确性和有效性。

（二）方法与材料

应用CLSI推荐的参考方法H7-A3，微量压积离心法，未修正残留血浆。

H7-A3 Procedure for determining packed cell volume by the microhematocrit method, NCCLS。

应选取健康人新鲜血作为验证样本，验证样本的浓度应在测量区间内且具有代表性。

（三）方法学验证

验证内容参考《医学参考测量实验室能力认可准则的应用要求》（CNAS-CL07-A001：2021）附录B参考测量程序验证要求，本专业参考测量程序的验证实验应包括：批内精密度检测；适用于参考测量服务的测量区间；与其他医学参考测量实验室的结果比对。另外，当该项目具有多名操作者时，还应进行人员比对。具体实施方案见下文。

1. 批内精密度　红细胞比积测定参照其参考测量程序进行，取1支健康人新鲜血样本，独立测量10次，计算各项目10次结果的均值、标准差、变异系数。精密度要求HCT≤3.0%。相关内容的计算与验证可参照WS/T 406中的方法。

2. 测量区间　红细胞比积测定参照其参考测量程序进行，取抗凝全血、离心去血浆，使之成浓缩的血细胞，再将浓缩的血细胞用自身的乏血小板血浆进行梯度稀释，至少稀释为5个浓度，使高浓度值接近参考测量区间上限，使低浓度接近参考测量区间的下限；将各浓度的样本上机检测，每份样本测定3次，计算测量平均值。以预期值为x轴，检测均值为y轴，做回归分析。验证要求回归曲线回归方程的斜率在1 ± 0.05范围内，相关系数$r^2>0.95$。相关内容的计算与验证可参照WS/T 406中的方法。

3. 人员比对　取3支健康人新鲜血，每人按照红细胞比积测定的参考测量程序进行检测，用双人检测均值计算相对偏差。人员比对的相对偏差要求HCT≤2.25%。验证结果见表5-5-4。

表5-5-4　人员比对验证结果

样品	检测者A 检测结果	检测者B 检测结果	相对偏差	结论
浓度1	40.74%	41.01%	0.66%	符合要求
浓度2	48.89%	49.04%	0.31%	符合要求
浓度3	43.50%	43.72%	0.50%	符合要求

4. 准确度　联系 2 家以上通过 ISO 15195 的参考测量实验室进行实验室间比对,每次至少 2 支新鲜血样本,红细胞比积测定参照其参考测量程序进行。参考实验室间的相对偏差要求 HCT≤3.0%。

（赵　强　林康佳）

参考文献

[1] 中国合格评定国家认可委员会. CNAS-CL07-A001：2021 医学参考测量实验室能力认可准则的应用要求[Z]. 北京：中国合格评定国家认可委员会,2021.

[2] 国家卫生健康委员会. WS/T 406-2024 临床血液检验常用项目分析质量标准[S]. 北京：国家卫生健康委员会,2024.

附 录

附录A 术语和定义

1. 实验室间比对(interlaboratory comparison) 按照预先规定的条件,由两个或多个实验室对相同或类似的物品进行测量或检测的组织、实施和评价。(源自:GB/T27043-2012,3.4)

2. 实验室内比对(intralaboratory comparison) 按照预先规定的条件,在同一实验室内部对相同或类似的物品进行测量或检测的组织、实施和评价。

3. 能力验证(proficiency testing) 利用实验室间比对,按照预先制定的准则评价参加者的能力。(源自:GB/T 27043-2012,3.7)

4. 验证(verification) 提供客观证据,证明给定项目满足规定要求。

(1) 注1:适用时,宜考虑测量不确定度。

(2) 注2:项目可以是,例如一个过程、测量程序、物质、化合物或测量系统。

(3) 注3:满足规定要求,如制造商的规范。

(4) 注4:在国际法制计量术语(VIML)中定义的验证,以及通常在合格评定中的验证,是指对测量系统的检查并加标记和(或)出具验证证书。在我国的法制计量领域,"验证"也称为"检定"。

(5) 注5:验证不宜与校准混淆。不是每个验证都是确认。

(6) 注6:在化学中,验证实体身份或活性时,需要描述该实体或活性的结构或特性。(源自:ISO/IEC 指南99:2007,2.44)

5. 确认(validation) 对规定要求满足预期用途的验证。(源自:ISO/IEC 指南99:2007,2.45)

6. 被测量(measurand) 拟测量的量。

(1) 注1:对被测量的说明要求了解量的类型,以及含有该量的现象、物体或物质状态的描述,包括任何有关成分及所涉及的化学实体。

(2) 注2:在 VIM 第二版和 IEC60050-300:2001 中,被测量定义为受到测量的量。

(3) 注3:测量包括测量系统和实施测量的条件,它可能会改变研究中的现象、物体或物质,使被测量的量可能不同于定义的被测量。在这种情况下,需要进行必要的修正。

(4) 注4:在化学中,"分析物"或者物质或化合物的名称有时被称作"被测量"。这种用法是错误的,因为这些术语并不涉及量。

(源自:ISO/IEC 指南99:2007,2.3)

7. 参考测量程序(reference measurement procedure) 被接受作为提供适合下列预期用途的测量结果的测量程序,预期用途包括评价测量同类量的其他测量程序测得量值的测量正确度、校准或参考物质赋值。

(1) 注1:改写 ISO/IEC Guide 99,2007,2.7。

(2) 注2:参考测量程序的作用参见 1SO 17511 和 ISO 18153。

(3) 注3:在 ISO 术语中,正确度与偏倚,系统效应和系统误差有关,精密度与标准差、随机效应和随机误差有关,而准确度与正确度(与其有关的)和精密度有关。

(4) 注4：术语"参考测量程序"意在作为更高级的测量程序被理解。

(源自：ISO/IEC Guide 99：2007，2.7)

8. 测量准确度(measurement accuracy) 简称准确度(accuracy)。被测量的测得值与其真值间的一致程度。

(1) 注1：概念"测量准确度"不是一个量，也不给出数值。当测量给出较小的测量误差时，就说该测量更准确。

(2) 注2：术语"测量准确度"不应与"测量正确度、测量精密度"相混淆，尽管它与这两个概念有关。

(3) 注3：测量准确度有时被理解为赋予被测量的测得值之间的一致程度。

(源自：ISO/IEC Guide 99：2007，2.13)

9. 测量正确度(measurement trueness) 简称正确度(trueness)。无穷多次重复测量所得测得值的平均值与一个参考量值间的一致程度。

(1) 注1：测量正确度不是一个量，不能用数值表示，但在 GB/T6379 中给出了一致程度的度量法。

(2) 注2：测量正确度与系统测量误差含义相反，不用来表示随机测量误差。

(3) 注3：术语"测量准确度"不能用"测量正确度"表示。

(源自：ISO/IEC Guide 99：2007，2.14)

10. 测量精密度(measurement precision) 简称精密度(precision)。在规定条件下，对同一或类似被测对象重复测量所得示值或测得值间的一致程度。

(1) 注1：测量精密度通常用不精密度以数学形式表示，如在规定测量条件下的标准偏差、方差或变差系数。

(2) 注2：规定条件可以是诸如重复性测量条件、中间精密度测量条件或再现性测量条件(见 GB/T6379.1—2004)。

(3) 注3：测量精密度用于定义测量重复性、中间测量精密度和测量再现性。

(4) 注4：有时，用术语"测量精密度"指"测量准确度"，这是错误的。

(源自：ISO/IEC Guide 99：2007，2.15)

11. 测量误差(measurement error) 简称误差(error)。测得的量值减去参考量值。

(1) 注1：测量误差的概念在以下两种情况均可使用：① 当涉及存在单个参考量值，如用测量值的测量不确定度可忽略的测量标准进行校准，或约定量值给定时，测量误差是已知的；② 假设被测量使用唯一的真值或范围可忽略的一组真值表征时，测量误差是未知的。

(2) 注2：测量误差不应与出现的错误或差错相混淆。

(源自：ISO/IEC Guide 99：2007，2.16)

12. 测量重复性(measurement repeatability) 简称重复性(repeatability)。在一组重复性测量条件下的测量精密度。

(源自：ISO/IEC Guide 99：2007，2.21)

13. 期间测量精密度(intermediate measurement precision) 简称期间精密度(intermediate precision)。在一组期间精密度测量条件下的测量精密度。

注：有关的统计学术语在 ISO 5723 - 3. 1994 中给出。

(源自：ISO/IEC Guide 99：2007，2.23)

14. 测量不确定度(measurement uncertainty/uncertainty of measurement) 根据所用到的信息，表征赋予被测量的量值分散性的非负参数。

(1) 注1：测量不确定度包括源自系统影响的不确定度分量，诸如与修正值和测量标准指定量值相伴随的不确定度分量，以及定义的不确定度。有时，并不修正估计的系统影响，取而代之是将系统影响与伴随的测量不确定度结合在一起。

(2) 注2：参数可以是称为标准测量不确定度的标准差(或其特定的倍数)，或是具有规定包含因子概率的半宽区间。

(3) 注3：测量不确定度通常包含多个分量，其中一些分量可根据系列测量的量值的统计分布，采用A类不确定度评定进行评估，并用标准差表征。其他一些分量则采用B类不确定度评定，由基于经验或其他信息的概率密度函数进行评估，也可用标准差表征。

(4) 注4：通常，对于给出的一组信息，测量不确定度应伴随被测量所宣称的量值，该值的改变也会造成与其相伴的不确定度的改变。

(源自：ISO/IEC Guide 99：2007，2.26)

15. 测量不确定度的A类评定（type A evaluation of measurement uncertainty） 简称A类评定（type A evaluation）。对在规定测量条件下测得的量值用统计分析的方法进行的测量不确定度分量的评定。

(1) 注1：各种测量条件见重复性测量条件、中间精密度测量条件和复现性测量条件。

(2) 注2：关于统计分析的信息，可见ISO/IEC GUIDE 98-3。

(3) 注3：也可参见ISO/IEC GUIDE 98-3：2008，2.3.2，GB/T6379，ISO/TS 21748，ISO 21749。

(源自：ISO/IEC Guide 99：2007，2.28)

16. 测量不确定度的B类评定（type B evaluation of measurement uncertainty） 简称B类评定（type B evaluation）。用不同于测量不确定度A类评定的方法对测量不确定度分量进行的评定。

例：评定基于以下信息：权威机构发布的量值；有证参考物质的量值；校准证书；仪器的漂移。

(源自：ISO/IEC Guide 99：2007，2.29)

17. 计量溯源性（metrological traceability） 通过文件规定的不间断的校准链，将测量结果与参照对象联系起来的测量结果的特性，校准链中的每项校准均会引入测量不确定度。

(1) 注1：本定义中的参照对象可以是实际实现的测量单位的定义，或包括非序量测量单位的测量程序，或测量标准。

(2) 注2：计量溯源性要求建立校准等级序列。

(3) 注3：参照对象的技术规范必须包括在建立校准等级序列时使用该参照对象的时间，以及关于该参照对象的计量信息，如在这个校准等级序列中进行第一次校准的时间。

(4) 注4：对于在测量模型中有一个以上输入量的测量，每个输入量值本身应当是经过计量溯源的，并且校准等级序列可形成一个分支结构或网络。为每个输入量值建立计量溯源性所作的努力应与对测量结果的贡献相适应。

(5) 注5：测量结果的计量溯源性不能保证其测量不确定度满足给定的目的，也不能保证不发生错误。

(6) 注6：如果两台测量标准比较是用于核查其中一台测量标准，必要时对其量值进行修正并给出测量不确定度，那么这种比较可视为校准。

(7) 注7：简称"溯源性"有时是指"计量溯源性"，有时也指其他概念，如"样品可追溯性""文件可追溯性""仪器可追溯性"或"物质可追溯性"等，其含义是指某项目的历程（"轨迹"）。因此，当有产生混淆的风险时，最好使用全称"计量溯源性"。

(源自：ISO/IEC 指南 99：2007，2.41)

18. 参考物质（reference material，RM） 标准物质、标准样品。用作参照对象的具有规定特性、足够均匀和稳定的物质，其已被证实符合测量或标称特性检查的预期用途。

(1) 注1：标称特性的检查提供一个标称特性值及其不确定度。该不确定度不是测量不确定度。

(2) 注2：赋值或未赋值的参考物质均可用于测量精密度的控制，但只有赋值的参考物质才可用于校准或测量正确度的控制。

(3) 注3："参考物质"既包括具有量的物

质,也包括具有标称特性的物质。

(4) 注4:参考物质有时与特制装置是一体化的。

(5) 注5:有些参考物质所赋量值计量溯源到单位制外的某个测量单位,这类物质包括疫苗,其国际单位(IU)已由世界卫生组织(WHO)指定。

(6) 注6:在某个特定测量中,所给定的参考物质只能用于校准或质量保证两者中的一种用途。

(7) 注7:参考物质的说明书应当包括该物质的追溯性,指明其来源和加工过程。

(源自:ISO/IEC 指南 99:2007,5.13)

19. 有证参考物质(certified reference material,CRM) 有证标准物质、有证标准样品。附有由权威机构发布的文件,提供使用有效程序获得的具有不确定度和溯源性的一个或多个特性量值的参考物质。

(1) 注1:"文件"是以"证书"的形式给出(见 ISO 指南 31)。

(2) 注2:有证参考物质生产和定值程序在 ISO 17034 和 ISO 指南 35 中给出。

(3) 注3:本定义中,"不确定度"既包含了"测量不确定度",也包含了"标称特性值(例如同一性和序列)的不确定度"。"溯源性"既包含"量值的计量溯源性",也包含"标称特性值的追溯性"。

(4) 注4:"有证参考物质"的特定量值要求附有测量不确定度的计量溯源性。

(源自:ISO/IEC 指南 99:2007,5.14)

20. 校准和测量能力(calibration and measurement capability,CMC) 校准和测量能力(CMC)是校准实验室在常规条件下能够提供给客户的校准和测量的能力。

(1) 注1:本定义来源于国际计量委员会(CIPM)和 ILAC 的联合声明;

(2) 注2:CMC 有时特指校准能力中的扩展不确定度,但应明确 CMC 这一概念实际是校准能力的完整表达,通常与认可范围中校准能力范围所包含的内容一致,即包含以下内容:① 测量仪器名称;② 被测量或标准物质(RM)名称;③ 校准方法;④ 测量范围及(适用时)附加参数;⑤ 测量不确定度;⑥ (适用时)限制说明。有些认可机构还可能包含所用测量标准、校准条件等内容。

详尽的术语和定义可参见:ISO 在线浏览平台:http://www.iso.org/obp;IEC 电子开放平台:http://www.electropedia.org。

附录 B 国际参考物质列表

分析物	基质	参考物质	标准值	扩展不确定度
尿酸	尿酸结晶物质	GBW09202、尿酸	99.8%	0.3%(k=2)
尿酸	尿酸结晶物质	NMIJ CRM 6008-a,尿酸	0.996 kg/kg	0.003 kg/kg(k=2)
尿酸	冷冻人血清	HRM-3007A,冷冻人血清中的肌酐、葡萄糖、尿素和尿酸	0.323 4~0.5 mmol/L	0.008 2~0.013 mmol/L (k=2)
尿素	尿素结晶物质	GBW09201、尿素	99.9%	0.2%(k=2)
尿素	尿素结晶物质	NMIJ CRM 6006-a,尿素	0.999 kg/kg	0.001 kg/kg(k=2)
尿素	冷冻人血清	HRM-3007A,冷冻人血清中的肌酐、葡萄糖、尿素和尿酸	6.14~11.02 mmol/L	0.14~0.28 mmol/L (k=2)

续表

分析物	基质	参考物质	标准值	扩展不确定度
总胆固醇	冷冻人血清	LNE CRM Bio 101a,冷冻人血清中的葡萄糖、肌酐、总胆固醇、总甘油酯、高密度脂蛋白胆固醇、低密度脂蛋白胆固醇	3.61～5.934 mmol/L	0.057～0.127 mmol/L(k=2)
总胆固醇	冷冻人血清	HRM-3008A,冷冻人血清中的总胆固醇、高密度脂蛋白胆固醇、低密度脂蛋白胆固醇和总甘油酯	4.75～5.47 mmol/L	0.11 mmol/L(k=2)
睾酮	人血清	ERM-DA345a	5.58 mg/kg	0.19 mg/kg(k=2)
睾酮	人血清	ERM-DA346a	0.25 mg/kg	0.04 mg/kg(k=2)
睾酮	纯物质	M914c,睾酮	98.7%	1.3%(k=2)
钠	1%硝酸溶液	SRM 3152a,钠标准溶液	9～11 mg/g	0.01～0.04 mg/g(k=2)
钠	氯化钠;纯结晶化合物	SRM 919b,氯化钠(临床标准)	99.835%	0.02%(k=2)
钠	2%硝酸溶液	DMR-56,钠光谱溶液	1007.8 mg/L	0.18%(k=2)
钠	冷冻人血清	HRM-2002A,冷冻人血清中的钾、钙和钠	124～153 mmol/L	4 mmol/L(k=2)
钠	冷冻人血清	NIM CRM GBW09124,冷冻人血清中的电解质	3 032 μg/g	78 μg/g(k=2)
钠	冷冻人血清	NIM CRM GBW09125,冷冻人血清中的电解质	3 385 μg/g	92 μg/g(k=2)
钠	冷冻人血清	NIM CRM GBW09126,冷冻人血清中的电解质	3 703 μg/g	89 μg/g(k=2)
钾	1%硝酸溶液	SRM 3141a,钾标准溶液	9～11 mg/g	0.01～0.04 mg/g(k=2)
钾	2%硝酸溶液	DMR-57,钾光谱纯溶液	996 mg/L	1.2%(k=2)
钾	冷冻人血清	HRM-2002A,冷冻人血清中的钾、钙和钠	4.03～4.89 mmol/L	0.08～0.13 mmol/L(k=2)
钾	冷冻人血清	NIM CRM GBW09124,冷冻人血清中的电解质	246 μg/g	7 μg/g(k=2)
钾	冷冻人血清	NIM CRM GBW09125,冷冻人血清中的电解质	198 μg/g	5 μg/g(k=2)
钾	冷冻人血清	NIM CRM GBW09126,冷冻人血清中的电解质	151 μg/g	4 μg/g(k=2)
糖化血红蛋白(HbA_{1c})	缓冲液	ERM-AD500/IFCC,缓冲液中的血红蛋白	0～153 mmol/mol	5 mmol/mol(k=2)
糖化血红蛋白(HbA_{1c})	人血溶细胞缓冲液	NCCL CRM GBW 09181a,人溶血物缓冲液中的糖化血红蛋白	31.36 mmol/mol	0.91 mmol/mol(k=2)
糖化血红蛋白(HbA_{1c})	人血溶细胞缓冲液	NCCL CRM GBW 09182a,人溶血物缓冲液中的糖化血红蛋白	51.49 mmol/mol	1.14 mmol/mol(k=2)
糖化血红蛋白(HbA_{1c})	人血溶细胞缓冲液	NCCL CRM GBW 09183a,人溶血素缓冲液中的糖化血红蛋白	78.6 mmol/mol	1.76 mmol/mol(k=2)
糖化血红蛋白(HbA_{1c})	冻干人血溶血物	冻干人血溶血物中的 LNE HbA_{1c} 401、HbA_{1c}	32.5 mmol/mol	1.8 mmol/mol(k=2)

续 表

分析物	基质	参考物质	标准值	扩展不确定度
糖化血红蛋白(HbA_{1c})	冻干人血溶血物	冻干人血溶血物中的 LNE HbA_{1c} 402、HbA_{1c}	50.9 mmol/mol	2.1 mmol/mol(k=2)
糖化血红蛋白(HbA_{1c})	冻干人血溶血物	冻干人血溶血物中的 LNE HbA_{1c} 403、HbA_{1c}	80.4 mmol/mol	2.3 mmol/mol(k=2)
葡萄糖	冷冻人血清	LNE CRM Bio 101a,冷冻人血清中的葡萄糖、肌酐、总胆固醇、总甘油酯、高密度脂蛋白胆固醇、低密度脂蛋白胆固醇	4.148~11.663 mmol/L	0.064~0.165 mmol/L (k=2)
葡萄糖	葡萄糖结晶物质	NIM CRM GBW 10062,葡萄糖纯度	0.996 g/g	0.003 g/g(k=2)
葡萄糖	冷冻人血清	HRM-3007A,冷冻人血清中的肌酐、葡萄糖、尿素和尿酸	5.38~6.11 mmol/L	0.11~0.13 mmol/L (k=2)
肌酐	人血清	BCR-573,人血清中的肌酐	68.7 μmol/L	1.4 μmol/L(k=2)
肌酐	人血清	BCR-574,人血清中的肌酐	105 μmol/L	1.3 μmol/L(k=2)
肌酐	人血清	BCR-575,人血清中的肌酐	404.1 μmol/L	7.1 μmol/L(k=2)
肌酐	人血清	ERM-DA250a	39 mg/kg	2 mg/kg(k=2)
肌酐	人血清	ERM-DA251a	22 mg/kg	2 mg/kg(k=2)
肌酐	人血清	ERM-DA252a	3.1 mg/kg	0.2 mg/kg(k=2)
肌酐	人血清	ERM-DA253a	50 mg/kg	2 mg/kg(k=2)
肌酐	肌酐结晶物质	NMIJ CRM 6005-a,肌酐	0.999 kg/kg	0.002 kg/kg(k=2)
肌酐	冷冻人血清	LNE CRM Bio 101a,冷冻人血清中的葡萄糖、肌酐、总胆固醇、总甘油酯、高密度脂蛋白胆固醇、低密度脂蛋白胆固醇	53.04~550.54 μmol/L	1.16~6.12 mmol/L (k=2)
肌酐	冷冻人血清	CRM 111-01-014,冷冻人血清中的肌酐,Ⅰ级	6.08 mg/kg	0.1 mg/kg(k=2)
肌酐	冷冻人血清	CRM 111-01-015,冷冻人血清中的肌酐,Ⅱ级	28.07 mg/kg	0.56 mg/kg(k=2)
肌酐	冷冻人血清	HRM-3007A,冷冻人血清中的肌酐、葡萄糖、尿素和尿酸	0.0954~0.2372 mmol/L	0.0028~0.006 mmol/L (k=2)
皮质醇	人血清	ERM-DA192,人血清中的皮质醇	273 nmol/L	6 nmol/L(k=2)
皮质醇	人血清	ERM-DA193,人血清中的皮质醇	763 nmol/L	14 nmol/L(k=2)
皮质醇	人血清	ERM-DA451/IFCC,皮质醇参比检测组合	83~764 nmol/L	4~29 nmol/L(k=2)
皮质醇	皮质醇结晶物质	NMIJ CRM 6007-a,氢化可的松	0.993 kg/kg	0.002 kg/kg(k=2)
胆固醇	胆固醇结晶物质	GBW09203b,胆固醇	99.7%	0.1%(k=2)
胆固醇	胆固醇结晶物质	SRM 911c,胆固醇	0.992 g/g	0.4%(k=2)
胆固醇	胆固醇结晶物质	NMIJ CRM 6001-a,胆固醇	99.9%	0.1%(k=2)

续 表

分析物	基 质	参 考 物 质	标 准 值	扩展不确定度
氯	氯化钠；纯结晶化合物	SRM 919b,氯化钠(临床标准)	99.835%	0.02%(k=2)
氯	冷冻人血清	NIM CRM GBW09124,冷冻人血清中的电解质	3 499 μg/g	86 μg/g(k=2)
氯	冷冻人血清	NIM CRM GBW09125,冷冻人血清中的电解质	3 915 μg/g	102 μg/g(k=2)
氯	冷冻人血清	NIM CRM GBW09126,冷冻人血清中的电解质	4 372 μg/g	98 μg/g(k=2)
钙	人血清	BCR-304,人血清中的钙、镁和锂	2.201 mmol/L	0.019 mmol/L
钙	10% 硝酸溶液	SRM 3109a,钙标准溶液	9~11 mg/g	0.01~0.04 mg/g(k=2)
钙	冷冻人血清	HRM-2002A,冷冻人血清中的钾、钙和钠	2.23~2.71 mmol/L	0.07 mmol/L(k=2)
钙	冷冻人血清	NIM CRM GBW09124,冷冻人血清中的电解质	123 μg/g	4 μg/g(k=2)
钙	冷冻人血清	NIM CRM GBW09125,冷冻人血清中的电解质	104 μg/g	3 μg/g(k=2)
钙	冷冻人血清	NIM CRM GBW09126,冷冻人血清中的电解质	82.1 μg/g	2.1 μg/g(k=2)
α-淀粉酶	纯化的人胰腺α-淀粉酶在含人血清白蛋白的缓冲溶液中	ERM-AD456/IFCC,缓冲液中的胰腺 α-淀粉酶	4.58 μKat/L 274 U/L	0.12 μKat/L 7 U/L(k=2)
α-淀粉酶	冷冻人血清	GBW(E)091046,α-淀粉酶	268.1 U/L	9.4 U/L(k=2)
碱性磷酸酶	冷冻人血清	GBW(E)091042,碱性磷酸酶	4.47 μkal/L 267.0 U/L	0.14 μkal/L(k=2) 8.5 U/L
丙氨酸氨基转移酶(ALT)	在含有牛血清白蛋白和多糖等的缓冲液(pH 7.5)中人胞质ALT的重组形式	ERM-AD454k/IFCC,缓冲液中的丙氨酸氨基转移酶(ALT)	1.73 μKat/L 103.8 U/L	0.05 μKat/L(k=2) 2.6 U/L
γ-谷氨酰基转移酶(GGT)	γ-谷氨酰基转移酶(GGT)	γ-谷氨酰基转移酶(GGT)	γ-谷氨酰基转移酶(GGT)	γ-谷氨酰基转移酶(GGT)
从猪肾脏中纯化的 γ-谷氨酰基转移酶	从猪肾脏中纯化的 γ-谷氨酰基转移酶	从猪肾脏中纯化的 γ-谷氨酰基转移酶	从猪肾脏中纯化的 γ-谷氨酰基转移酶	从猪肾脏中纯化的 γ-谷氨酰基转移酶
17β-雌二醇	人血清	BCR-576,人血清中的 17β-雌二醇	0.114 nmol/L	0.005 nmol/L(k=2)
17β-雌二醇	人血清	BCR-577,17β-雌二醇,人血清中	0.689 nmol/L	0.032 nmol/L(k=2)
17β-雌二醇	人血清	BCR-578,人血清中的 17β-雌二醇	1.34 nmol/L	0.07 nmol/L(k=2)
17β-雌二醇	17β-雌二醇结晶物质	NMIJ CRM 6004-a,17β-雌二醇	0.984 kg/kg	0.003 kg/kg(k=2)
17α-羟基孕酮	纯物质	S041,17α-羟基-孕酮	98.6%	0.8%(k=2)

附录 C　国家标准物质列表

编　号	中文名称	英文名称	规　格	特　性　量
GBW09203b	胆固醇纯度标准物质	cholesterol	0.3 g	99.7%, $U=0.1\%$
GBW09202	尿酸纯度标准物质	uric acid	0.4 g	99.8%, $U=0.3\%$
GBW09201	尿素纯度标准物质	urea	2 g	99.9%, $U=0.2\%$
NIM-RM3453	尿素氮溶液标准物质	nitrogen content (urea) in water	20 mL	1 000 mg/L, $U=3\%$; 10 mg/L, $U=3\%$
GBW 09223	17-雌二醇纯度标准物质	purity of 17β-estradiol	100 mg	99.2%, $U_{rel}=0.3\%$
GBW(E)090947	甲醇中 17α-羟基孕酮溶液标准物质	17α-OHP in methanol	1 mL	1.0 mg/mL, $U=2.0\%$
GBW(E)090948	甲醇中 17β-雌二醇溶液标准物质	17β-estradiol in methanol	1 mL	1.0 mg/mL, $U=3.0\%$
GBW(E)090952	甲醇中雌激素混合溶液标准物质	17β-estradiol, estriol and estrone in methanol	1 mL	17β-雌二醇 1.00 mg/mL, $U=2.0\%$; 雌三醇 1.00 mg/mL, $U=3.0\%$; 雌酮 1.00 mg/mL, $U=3.0\%$
GBW(E)090953	甲醇中孕激素混合溶液标准物质	17α-OHP and cortisol in methanol	1 mL	17α-OHP 1.00 mg/mL, $U=3.0\%$; 氢化可的松 1.00 mg/mL, $U=3.0\%$
NIM-RM3698	冰冻人血清中 25-羟基维生素 D 标准物质(I)	25-hydroxy vitamin D in frozen human serum	1 mL	$25(OH)D_3$: (27.8 ± 1.9) ng/mL; $25(OH)D_2$: (1.51 ± 0.11) ng/mL; 3-epi-$25(OH)D3$: (1.39 ± 0.13) ng/mL
GBW(E)091142	人血清中葡萄糖标准物质	glucose in human serum reference material	每瓶 1.0 mL	9.78 mmol/L±0.23 mmol/L $k=2$
GBW(E)091144	人血清中葡萄糖标准物质	glucose in human serum reference material	每瓶 1.0 mL	19.06 mmol/L±0.41 mmol/L $k=2$
GBW(E)091145	人血清中葡萄糖标准物质	glucose in human serum reference material	每瓶 1.0 mL	28.12 mmol/L±0.58 mmol/L $k=2$

注：数据来源于国家标准物质资源共享平台，更新于 2023 年 7 月。详尽的信息可参见下列网址：https://www.ncrm.org.cn/。

附录 D　危险化学品分类表

序号	品名	别名	英文名	CAS号	危险性类别	备注
1	盐酸	氢氯酸	hydrochloric acid; muriatic acid	7647-01-0	皮肤腐蚀/刺激，类别 1B 严重眼损伤/眼刺激，类别 1 特异性靶器官毒性——一次接触，类别 3(呼吸道刺激) 危害水生环境——急性危害，类别 2	

续表

序号	品名	别名	英文名	CAS号	危险性类别	备注
2	硝酸		nitric acid	7697-37-2	氧化性液体,类别3 皮肤腐蚀/刺激,类别1A 严重眼损伤/眼刺激,类别1	
3	氢氧化钠	苛性钠;烧碱	sodium hydroxide; caustic soda; sodium hydrate	1310-73-2	皮肤腐蚀/刺激,类别1A 严重眼损伤/眼刺激,类别1	
4	乙酸 [含量> 80%]	醋酸	acetic acid (more than 80%)	64-19-7	易燃液体,类别3 皮肤腐蚀/刺激,类别1A 严重眼损伤/眼刺激,类别1	
5	叠氮化钠	三氮化钠	sodium azide	26628-22-8	急性毒性—经口,类别2* 危害水生环境—急性危害,类别1 危害水生环境—长期危害,类别1	剧毒
6	乙腈	甲基氰	acetonitrile; methyl cyanide; cyanomethane	75-05-8	易燃液体,类别2 严重眼损伤/眼刺激,类别2	
7	甲醇	木醇;木精	methanol	67-56-1	易燃液体,类别2 急性毒性—经口,类别3* 急性毒性—经皮,类别3* 急性毒性—吸入,类别3* 特异性靶器官毒性——次接触,类别1	
8	2-丙醇	异丙醇	2-propanol; isopropanol; isopropyl alcohol	67-63-0	易燃液体,类别2 严重眼损伤/眼刺激,类别2 特异性靶器官毒性——次接触,类别3(麻醉效应)	
9	丙酮	二甲基酮	acetone; propanone; dimethyl ketone	67-64-1	易燃液体,类别2 严重眼损伤/眼刺激,类别2 特异性靶器官毒性——次接触,类别3(麻醉效应)	
10	硫酸		sulphuric acid	7664-93-9	皮肤腐蚀/刺激,类别1A 严重眼损伤/眼刺激,类别1	
11	氢氧化钾	苛性钾	potassium hydroxide; caustic potash; caustic potassium	1310-58-3	皮肤腐蚀/刺激,类别1A 严重眼损伤/眼刺激,类别1	
12	正己烷	己烷	n-hexane; hexane	110-54-3	易燃液体,类别2 皮肤腐蚀/刺激,类别2 生殖毒性,类别2 特异性靶器官毒性——次接触,类别3(麻醉效应) 特异性靶器官毒性—反复接触,类别2* 吸入危害,类别1 危害水生环境—急性危害,类别2 危害水生环境—长期危害,类别2	
13	乙醇[无水]	无水乙醇	alcohol anhydrous; ethanol; ethyl alcohol	64-17-5	易燃液体,类别2	

续 表

序号	品名	别名	英文名	CAS号	危险性类别	备注
14	乙酸乙酯	醋酸乙酯	ethyl acetate; acetic acid ethyl ester	141-78-6	易燃液体,类别2 严重眼损伤/眼刺激,类别2 特异性靶器官毒性——一次接触,类别3(麻醉效应)	
15	吡啶	氮杂苯	pyridine	110-86-1	易燃液体,类别2	
16	乙酸酐	醋酸酐	acetyl oxide; acetic anhydride	108-24-7	易燃液体,类别3 皮肤腐蚀/刺激,类别1B 严重眼损伤/眼刺激,类别1 特异性靶器官毒性——一次接触,类别3(呼吸道刺激)	
17	甲苯	甲基苯;苯基甲烷	toluene; methylbenzene	108-88-3	易燃液体,类别2 皮肤腐蚀/刺激,类别2 生殖毒性,类别2 特异性靶器官毒性——一次接触,类别3(麻醉效应) 特异性靶器官毒性—反复接触,类别2* 吸入危害,类别1 危害水生环境—急性危害,类别2 危害水生环境—长期危害,类别3	
18	氨溶液 [含氨> 10%]	氨水	ammonia solution (more than 10%)	1336-21-6	皮肤腐蚀/刺激,类别1B 严重眼损伤/眼刺激,类别1 特异性靶器官毒性——一次接触,类别3(呼吸道刺激) 危害水生环境—急性危害,类别1	
19	二氯甲烷	亚甲基氯;甲撑氯	dichloromethane; methylene chloride; methylene dichloride	75-09-2	皮肤腐蚀/刺激,类别2 严重眼损伤/眼刺激,类别2A 致癌性,类别2 特异性靶器官毒性——一次接触,类别1 特异性靶器官毒性——一次接触,类别3(麻醉效应) 特异性靶器官毒性—反复接触,类别1	
20	甲酸	蚁酸	methane acid; formic acid; methanoic acid	64-18-6	皮肤腐蚀/刺激,类别1A 严重眼损伤/眼刺激,类别1	
21	氰化钾	山奈钾	potassium cyanide	151-50-8	急性毒性—经口,类别2 急性毒性—经皮,类别1 严重眼损伤/眼刺激,类别2 特异性靶器官毒性——一次接触,类别2 特异性靶器官毒性—反复接触,类别1 危害水生环境—急性危害,类别1 危害水生环境—长期危害,类别1	剧毒
22	氟化铵		ammonium fluoride	12125-01-8	急性毒性—经口,类别3* 急性毒性—经皮,类别3* 急性毒性—吸入,类别3*	

续 表

序号	品名	别名	英文名	CAS号	危险性类别	备注
23	三氧化铬[无水]	铬酸酐	chromium(Ⅵ)trioxide；chromic anhydride	1333-82-0	氧化性固体,类别1 急性毒性—经口,类别3* 急性毒性—经皮,类别3* 急性毒性—吸入,类别2* 皮肤腐蚀/刺激,类别1A 严重眼损伤/眼刺激,类别1 呼吸道致敏物,类别1 皮肤致敏物,类别1 生殖细胞致突变性,类别1B 致癌性,类别1A 生殖毒性,类别2 特异性靶器官毒性—一次接触,类别3(呼吸道刺激) 特异性靶器官毒性—反复接触,类别1 危害水生环境—急性危害,类别1 危害水生环境—长期危害,类别1	
24	正磷酸	磷酸	phosphoric acid；orthophosphoric acid	7664-38-2	皮肤腐蚀/刺激,类别1B 严重眼损伤/眼刺激,类别1	
25	三氟乙酸	三氟醋酸	trifluoroacetic acid solution；trifluoroethanoic acid solution	76-05-1	皮肤腐蚀/刺激,类别1A 严重眼损伤/眼刺激,类别1 危害水生环境—长期危害,类别3	
26	盐酸羟胺	羟基氯化铵	Hydroxylamine hydrochloride	5470-11-1	金属腐蚀物,类别1 皮肤腐蚀/刺激,类别2 严重眼损伤/眼刺激,类别2 皮肤致敏物,类别1 特异性靶器官毒性—反复接触,类别2* 危害水生环境—急性危害,类别1	

1. 本表所列英文名为化学品的常用英文名。命名是按国际纯粹化学和应用化学联合会(IUPAC)推荐使用的命名原则进行的。
2. 危险性分类说明
   (1) 根据《化学品分类和标签规范》对化学品进行物理危险、健康危害和环境危害分类,限于目前掌握的数据资源,难以包括该化学品所有危险和危害特性类别,企业可以根据实际掌握的数据补充化学品的其他危险性类别。
   (2) 化学品的危险性分类限定在《目录》危险化学品确定原则规定的危险和危害特性类别内,化学品还可能具有确定原则之外的危险和危害特性类别。
   (3) 分类信息表中标记"*"的类别,是指在有充分依据的条件下,该化学品可以采用更严格的类别。
   (4) 对于危险性类别为"加压气体"的危险化学品,根据充装方式选择液化气体、压缩气体、冷冻液化气体或溶解气体。

注：本表格中仅为本书中列举的实验方法使用的危险化学品,详尽的信息可参见下列网址：https://www.mem.gov.cn/fw/cxfw。